山西名医名派经验传承资源库

中医名家临证实录丛书（第二辑）

中医皮肤病临证经验集

师建梅 主编

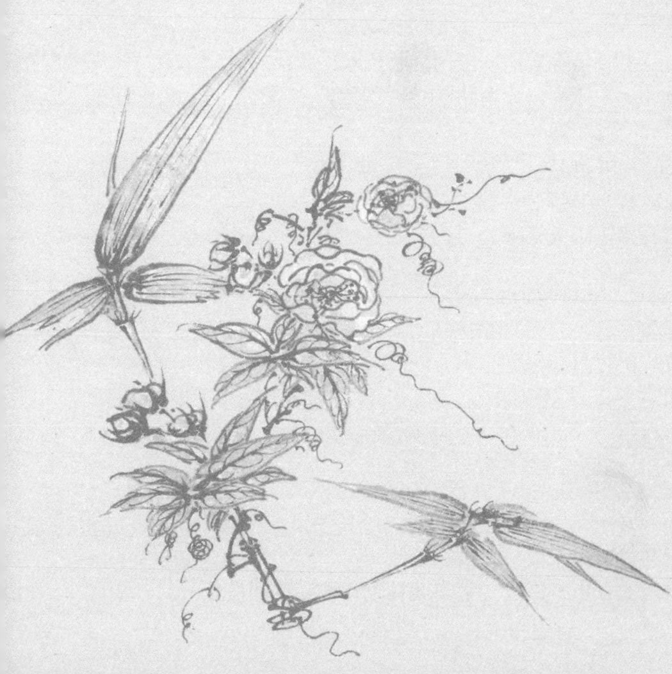

山西出版传媒集团
山西科学技术出版社
·太原·

图书在版编目（CIP）数据

中医皮肤病临证经验集 / 师建梅主编 . -- 太原 : 山西科学技术出版社 , 2024.3
ISBN 978-7-5377-6341-7

Ⅰ . ①中… Ⅱ . ①师… Ⅲ . ①皮肤病—中医临床—经验—中国—现代 Ⅳ . ① R275

中国国家版本馆 CIP 数据核字 (2023) 第 245158 号

中医皮肤病临证经验集
ZHONGYI PIFUBING LINZHENG JINGYANJI

出 版 人	阎文凯
主　　编	师建梅
策划编辑	翟　昕
责任编辑	杨兴华
助理编辑	文世虹
封面设计	杨宇光
出版发行	山西出版传媒集团 · 山西科学技术出版社 地址：太原市建设南路 21 号　邮编　030012
编辑部电话	0351-4922078
发行部电话	0351-4922121
经　　销	各地新华书店
印　　刷	山西海德印务有限公司
开　　本	880mm × 1230mm　1/32
印　　张	12.5
字　　数	270 千字
版　　次	2024 年 3 月第 1 版
印　　次	2024 年 3 月山西第 1 次印刷
书　　号	ISBN 978-7-5377-6341-7
定　　价	68.00 元

内容提要

温象宽老中医是山西首届名中医，在六十年的临床生涯中，集中医各家之长而成自身学术体系，在治疗皮肤科常见疾病如银屑病、痤疮、湿疹等方面积累了丰富的经验。本书主要总结了温象宽六十年临证及科研的学术成就，阐发了其对皮肤病的辨治理论大法及辨治要略。而临证特色是本书的核心内容，通过对温象宽老中医六万余例临床资料进行整理研究，提炼形成其临床思想，并且根据所选病例，将其常用的内外治方药附列于书后，以供医者参考。以临床常见皮肤病为纲目，结合典型病案展示了温象宽老中医独特的辨证思路及用药方法，突出实用性、指导性的原则。

出版者的话

1. 本书用药配伍和药物剂量为作者个人的临床经验，读者一定要在专业医生的指导下辨证应用，不可盲目照搬书中内容。

2. 本书中涉及的贵重药或野生动物类药，如犀角、斑蝥、穿山甲等，请注意使用替代品。

山西科学技术出版社

编委会名单

主　编　师建梅

主　审　温象宽

编　委　（以姓氏笔画为序）

王　艳　刘　琳　朱　军

师建梅　秦亚莉　秦　琴

雷文婷

序

温象宽主任医师，1961年毕业于天津医科大学，参加工作后曾两次脱产在省办西医离职学习中医研究班系统学习中医理论三年。后专攻中西医结合治疗皮肤病的临床研究与科研开发，独辟蹊径，提出“病证并举，以证统病”的皮肤病诊治思想，著有《皮肤病辨证论治简编》一书。他还研制出中草药保健品，获两项国家发明专利，其中中草药保健香皂投放市场三十余年来颇受消费者青睐，并且在痤疮、扁平疣等常见皮肤病患者身上显示出很好的治疗和养护效果。为了继承和发扬温氏特色与临床经验，山西中医药大学（原山西中医学院）专门开设了“皮肤病研究所”，并对外开放门诊，积累了温氏6万多患者的资料。山西省卫生健康委员会授予其“山西省名老中医”荣誉称号，并开设了“温象宽名老中医工作室”。本书即由师建梅教授等工作室部分成员摘取一部分典型病例整理编写，总结了温氏诊治经验及其感悟，内容翔实可靠，可供皮肤科医师临证参考与借鉴，爰为之序。

国医大师 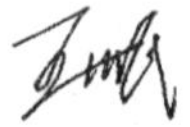

前言

温象宽老中医是山西首届名中医，始终坚持临床及科研工作，其集中医各家之长而成自身学术体系，在治疗皮肤科常见疾病如银屑病、痤疮、湿疹等方面积累了丰富的经验。为了更好地继承并传扬温象宽的医学精髓，我们组织温象宽学术传承人员跟师学习、实践，对其临床经验与学术思想进行了系统的整理和总结，汇集、编著了《中医皮肤病临证经验集》一书。全书分为皮肤病辨治理论大法、皮肤病辨治要略、常见皮肤病临证治验、学术成就四大部分。

皮肤病辨治理论大法是温教授结合皮肤病的特殊性，有针对性地将皮肤病的病因及发病机理做了系统的阐述。而对皮肤病的症状辨析，则是根据皮肤的局部症状分为自觉症状和他觉症状，进行中医的整体辨析。

皮肤病辨治要略本着“治外必本诸内，治内亦即治外”的基本原则，局部与整体并重，外治与内治并举。根据患者的致病因素、自觉症状和皮损形态的不同，分别采用内治、外治或内、外治并用的治疗方法。

以上两方面的内容将温教授治疗皮肤病六十年的临证思路做了整体的梳理和回顾总结。

常见皮肤病临证治验是本书的核心内容，通过对温象宽老中医六万余例临床资料进行整理研究，提炼形成其临床思想。本章以临床常见皮肤病为纲目，结合典型病案展示了温象宽老中医独特的辨证思路及用药方法，突出实用性、指导性的原则。

学术成就总结了温象宽在皮肤病的临床治疗和研究过程中学术思想的形成及其学术观点、学术成果。

中医皮肤病学是一门复杂的临床学科，温象宽六十年的临床经验极为丰富，因此在整理总结的过程中可能会有很多不足和疏漏之处，也请同仁和读者多提宝贵意见，以便今后进一步修改。

我们编写此书的目的是继承和推广名中医学术思想和临床经验，探索名中医诊疗疾病的经验和学术思想传承的有效方法和创新模式，从选题的确立到本书的编写过程，得到了山西中医药大学领导、专家的大力支持。本书在工作室成员的共同努力下完成了，编写过程中史俊芳、韩城老师参与了部分文稿的校订工作，18级一体化班刘懿蝉、宋秋参与了病案的整理工作，18级师承班田丽琴提供了部分图片，在此一并表示感谢。

师建梅

目 录

第一章

皮肤病辨治理论大法

第一节　皮肤病的常见病因

中医认为，临床上没有无原因的证候，任何证候都是在某种原因的影响和作用下机体所产生的一种病态反映。中医认识病因，除了解可能作为致病因素的客观条件外，主要是以病证的临床表现为依据，通过分析疾病的主、客观症状来推求病因，为治疗和预防提供依据。这种方法可称为“审证求因”“审因论治”。皮肤病无论是全身症状，还是局部症状，在中医临床诊断中都体现了这一特点。

导致皮肤病发生的病因可归纳为外部因素和内部因素两大类。外部因素包括外风、外寒、暑、外湿、外燥、外火（热）诸外感六淫和虫、毒共八种，内部因素包括七情内伤、饮食所伤、劳逸失常、痰饮、瘀血、禀性不耐和禀赋不足七个方面。

一、外部因素

（一）外风

1. 风邪善动而不居，具有向上、向外发散的特性，易使腠理疏泄而开张。风邪侵袭，常伤及人体的上部（头、面）、阳经和肌表，正如《素问·太阴阳明论》中说："故犯贼风虚邪者，阳受之""伤于风者，上先受之。"由风邪引起的皮肤损害往往发生在人体的头面、躯干、四肢的上部和体表，尤其是阳经所经过的部位，如头面部接触性皮炎及斑秃（油风）。后者正如《诸病源候论》所说："人有风邪在头，有偏虚处，则发秃落……故谓之鬼舐头。"风胜则燥，故风邪引起的皮肤病多为干燥性的损害，可见脱屑、皮肤粗糙、皲裂等。

2. 风邪致病具有病位游走、行无定处和变幻无常、发病迅速的特性。如荨麻疹（风瘖瘤、瘾疹）引起的风团起落迅速、发无定处、此起彼伏、皮表瘙痒。正如《诸病源候论》中所说："人皮肤虚，为风邪所折，则起瘾疹。"又如银屑病（白疕、松皮癣）性关节炎，即系风、寒、湿三气杂至而引起的"痹证"。若见游走性关节痛，痛无定处，便属于风邪偏盛的"行痹"或"风痹"。药疹（中药毒）可泛发全身，发无定处。

3. 风邪为六淫病邪的主要致病因素，寒、湿、燥、热诸邪多依附于风而侵犯人体，如外感风寒、风热、风湿、风湿热等均为皮肤病常见的病因。如《诸病源候论》中说："夫人阳气外虚则多汗，汗出当风，风气搏于肌肉，与热气并，则生瘖瘤。"

总之，外风多因卫阳不固，或汗出当风，或脾肾阳虚而乘虚而入。由风引起的皮肤病的主要症状是浅表性的干燥、瘙痒，主要皮损有风团、丘疹、疣、脱屑和皲裂等。

最后将外风证候概括如下：发病速、消退快，游走不定，泛发全身，瘙痒无度，多为干性。如皮损色白，遇寒易发，苔薄白，脉‘·浮紧者为“风寒”；皮损色红，遇热易发，苔薄黄，脉浮数者为“风热”。

（二）外寒

1. 寒为阴邪，易伤阳气，阳气受损，失其正常的温煦气化作用，则可出现阳气衰退的寒证。如外寒侵袭肌表，卫阳被遏，就会见到恶寒、恶风等症状；寒邪阻于经络而气血凝滞，致使肢端气血运行失常，可引起疼痛、肢体冷热不对称或无名肿胀等症状；寒邪直中肠胃可致脘腹冷痛、呕吐、腹泻等症状。可见于某些急性荨麻疹（瘾疹、风痦瘤）、过敏性紫癜与血管炎的患者。

2. 寒性凝滞，一旦阴寒之邪偏盛，阳气受损，则“寒气入经而稽迟，泣而不行，客于脉外则血少，客于脉中则气不通，故卒然而痛”（《素问·举痛论》）。气血阻滞不通，不通则痛，故寒邪伤人多见疼痛症状。正如《素问·痹论》中说：“痛者，寒气多也，有寒故痛也。”由于气血阻滞，故局部皮肤多紫暗而冷，这种情况常见于冻疮、血栓闭塞性脉管炎（脱疽）等疾患。

3. 寒性收引，寒邪可使人体气机收敛，腠理、经络、筋脉收缩而挛急。正如《素问·举痛论》中所说：“寒则气收”“寒气客于脉外则脉寒，脉寒则缩踡，缩踡则脉绌急，绌急则外引小络，故卒然而痛。”

由外寒所引起的皮肤病是由于寒邪侵袭肌表，毛窍腠理闭塞，卫阳被郁不得宣泄所致，可见恶寒、发热、无汗；如寒客血脉，则气血凝滞，血脉挛缩，可见头身疼痛、脉紧；如寒客经络关节，脉拘急收引，则可致肢体伸屈不利，或冷厥不仁。

总之，外寒证候为恶寒无汗，腹痛吐泻，手足厥冷，筋脉拘急，关节疼痛，皮损色白或紫滞而冷，脉迟或紧或微细，舌苔白滑。

（三）暑

1. 暑为夏季之主气，其性炎热，易耗气伤津。暑邪伤人，多出现一系列阳热及伤津证候，如壮热、心烦、面赤、口渴、脉象洪大等，皮损赤热，且多发于日晒暴露部位。

2. 暑多夹湿，暑季多雨而潮湿，湿为热蒸，使空气中湿度增加，故暑湿常相合为病。临床所见，既有发热、烦渴等暑热症状，又常有四肢困倦、胸闷呕吐、便溏不爽等湿阻症状。皮损多红肿热湿（可见水疱糜烂、渗液等）。由暑湿引起的皮肤病有夏季皮炎、日光性皮炎（日晒疮）、日光性荨麻疹（瘾疹、风瘖瘟）、暑疖、痱子、汗疱疹（田螺疱）、掌跖湿疹、足癣感染（臭田螺）等。同时，暑湿往往使浅部真菌病如股癣（阴癣）、手癣（鹅掌风）、足癣（脚湿气）和花斑癣（紫白癜风）等症状加重。

总之，暑病证候为壮热心烦，面赤汗出，口渴喜冷饮，肢倦乏力，胸闷呕恶，尿赤便溏，皮损红肿热湿，好发于日晒暴露部位，脉象洪大。

（四）外湿

湿为长夏主气。夏秋之交，阳热下降，氤氲熏蒸，水汽上腾，潮湿充斥，为一年中湿气最盛的季节。外湿多由于气候潮湿，或涉水淋雨、居处潮湿等外在湿邪侵袭人体所致。

1. 湿性重浊，故感受湿邪，常可见头重如裹，周身困重酸懒。湿邪致病还可见各种分泌物和排出物秽浊不清的症状，如面垢眵多，大便溏泻，下痢黏液脓血，尿混浊，白带过多，若有皮损则可见浸淫滋水，如水疱、大疱、肿胀、水肿甚至浸润肥厚等现象。

2. 湿邪侵袭人体，留滞于脏腑经络，最易阻遏气机，导致气机升降失常，经络阻滞不畅，出现胸闷脘痞、小便短涩、大便不爽等症。脾为运化水湿的主要脏器，喜燥而恶湿，故湿邪外感，留滞体内，常先困脾，使脾阳不振，运化无权，水湿停聚，发为腹泻、尿少、水肿、腹水等症。

3. "伤于湿者，下先受之。"(《素问·太阴阳明论》)湿邪引起的皮肤病多见于人体的下部和阴经所在的部位。如水肿多以下肢较明显，足癣（脚湿气）见于足部。湿邪下注可导致淋浊、带下、泻痢等病证。

4. 湿性黏滞有两重含义，一指症状多黏滞而不爽，如分泌物及排出物的性质和状态就往往如此；二指湿邪为病，多病程绵长，或反复发作而缠绵难愈。多见于慢性皮肤病，如慢性湿疹等。

临床上，湿之为病主要分湿热和寒湿两种。湿热者，皮损发红，怕热，汗出，或遇热则瘙痒加重，病起急剧，伴口渴、尿赤，苔黄腻，脉濡数或滑数；寒湿则往往兼见脾肾阳虚的症状，如怕冷、手足不温、肢体沉重、胃脘胀痛、腹泻、尿清长，遇冷则瘙痒加重，冷饮冷食可使皮损加重，苔白腻滑，脉沉缓滑或濡细等。

总之，外湿的证候为皮损有水疱、糜烂、滋水浸淫，缠绵难愈。伴有胸闷、纳呆、乏力等全身症状，苔腻、脉濡缓。

（五）外燥

燥与温热结合而侵犯人体，则多见温燥病证，多见急性皮肤病或慢性皮肤病于急性发作之时。症见发热、头痛、少汗、鼻咽干燥、口渴心烦、皮肤干燥，可出现红斑、肿胀，舌质光红少津。

燥与寒邪结合侵犯人体，亦可见凉燥病证，多见于慢性皮肤病，症见发热恶寒、头痛、无汗、口干咽燥，皮肤干燥、脱屑、皲裂，舌苔薄白而干。

1. 燥性干涩，易伤津液，可见口鼻干燥、咽干口渴，皮损则以瘙痒、干涩为主症，可见红斑、丘疹、风团、鳞屑，甚则皲裂、毛发干枯不荣、小便短少、大便干结等症。正如《素问·阴阳应象大论》说的“燥胜则干”。

2. 燥易伤肺，燥邪伤人多从口鼻而入，故最易伤及肺津，使肺的宣发肃降功能失常。故不论温燥、凉燥，均可出现干咳少痰，或痰液胶黏难咳，或痰中带血，以及喘息胸痛等症。

总之，外燥的证候为口鼻干燥，咽干口渴，皮肤干燥，瘙痒不适，毛发干枯，尿少便结，干咳无痰或痰黏带血、苔燥脉细。

（六）外火（热）

外热之为病，多是直接感受温热邪气之侵袭，如长期日晒、高温操作、水火烫伤、放射线照射等。另外，感受风、寒、暑、湿、燥等各种外邪后，在一定条件下皆可化火，故有“五气皆能化火”之说。

1. 火热为阳邪，其性炎上，火热伤人，临床上火热引起的皮肤病亦多发生在人体的上部，尤其是头面部和暴露部位。如水火烫伤、日光性皮炎（日晒疮）及红斑性狼疮等。且多为急性发作，皮损红肿明显（色鲜红）、怕热，遇热则瘙痒或疼痛加重。

2. 火易耗气伤津，火热之邪最易迫津外泄，消灼阴液，故往往伴有口渴喜饮、咽干舌燥、小便短赤、大便秘结等津液耗伤之症。火热不但伤津，且能耗气。《素问·阴阳应象大论》所说的“壮火食气”即指阳热亢盛的实火，最能损伤人体的正气。

3. 火热之邪可迫血妄行，而致各种出血如吐血、衄血、便血、尿血、皮肤发斑（包括瘀斑和瘀点）及妇女月经过多、崩漏等病证。

4. 火易致肿疡，火热之邪入于血分，可聚于局部，腐蚀血肉发为痈肿疮疡。正如《灵枢·痈疽》中所说：“大热不止，热胜则肉腐，肉腐则为脓。”《医宗金鉴·痈疽总论歌》中说：“痈疽原是火毒生，经络阻隔气血凝。”临床辨证，即以疮疡局部红肿高突灼热者，属阳属火。常见于化脓性皮肤病，表现为红肿热痛痒、糜烂脓疮等。

总之，外火（热）的证候为：皮损色红，糜烂脓疱，灼热作痒作痛（“热微则痒，热甚则痛”）伴身热口渴，便秘尿赤，舌红、苔黄，脉数。

（七）虫

中医认为湿热生虫，虫生湿热。故虫邪所致的皮肤病包括：

1. 虫直接致病。如疥虫引起疥疮，昆虫叮咬后引起皮肤损伤和皮炎。蛲虫引起肛门湿疹等。

2. 虫毒致病。即由虫的毒素或毒毛所致的皮肤病。如《诸病源候论·蚝虫螫候》说：“此则树上蚝虫耳，以其毛刺能螫人，故名蚝虫，此毒盖轻，不至深毙，然亦甚痛，螫处作疹起者是也。”桑毛虫、松毛虫等叮螫人 体后均可致病。

3. 中医把具有湿热证候，皮损奇痒、遇热加重，传染性强的皮肤病均归属于虫病，包括由真菌感染引起的各种癣病和肠道寄生虫所致的脾胃湿热、积聚肌肤所发的皮肤病等。

总之，虫的证候为皮损奇痒，状如虫行，水疱糜烂、滋水流汁，遇热加重，传染性强，伴有纳呆、腹痛、腹泻或面有虫斑等。

（八）毒

毒邪致病有两重含意，其一是机体禀性不耐，对外来的食物、药物、虫毒及漆毒等化学物质过敏而引起的皮肤病。其中对药物过敏所致的皮肤病称为“中药毒”，对漆过敏所致者称作“漆疮”。其二是邪盛谓之毒，如火毒、热毒、湿毒、风毒等即代表火、热、湿与风邪过盛而引致的皮肤病，其中有的为药物过量或毒物直接引起的中毒。毒常常代表某些严重的皮肤病，如丹毒、疔毒等，或顽固反复发作的皮肤病，如小腿部慢性湿疹，中医称为“湿毒疮”。

毒邪的证候为皮肤出现红肿、丘疹、水疱、糜烂、风团等多形性损害，局限一处，或泛发全身，瘙痒或疼痛。病起突然，也可反复发生，苔黄腻，脉滑数。

二、内部因素

（一）七情内伤

七情即喜、怒、忧、思、悲、恐、惊七种情志变化，代表机体的精神状态，本来是人体对外界事物的一种生理反应。但过激或过于持久的异常精神情志变化不仅会使人体气机紊乱，内在脏腑阴阳气血失调，还会引发多种皮肤病，如银屑病、荨麻疹、黄褐斑、痤疮等。正如《三因极一病证方论·三因篇》中所言：“七情，人之常情，动之则先自脏腑郁发，外形于肢体。”情志异常波动，常会使原有皮肤病的病情加重，或迅速恶化，如斑秃（油风）、神经性皮炎（牛皮癣）、瘙痒症（风瘙痒）等。

对于由明显情志因素引发或使其加重的皮肤病，不仅要考虑其皮损的特征，更重要的是要了解情志所伤的致病特点：

1. 情志所伤的病证以心、肝、脾三脏和气血失调多见。情志内伤还可化火，所谓“五志化火”，可致阴虚火旺等证，或导致湿、食、痰诸郁而为病。

2. 影响脏腑气机。正如《素问·举痛论》中所说：“怒则气上，喜则气缓，悲则气消，恐则气下……惊则气乱……思则气结。”

（二）饮食所伤

饮食为维持人体营养所必需，但饮食不节，往往成为一些皮肤病的致病因素。其特点为：

1. 饥饱无度，饮食不洁。过食生冷或偏食均可损伤脾胃。脾阳不振，水湿停滞，是皮肤病的常见病因。特别是慢性湿疹、瘙痒症（风瘙痒）与痒疹（粟疮）等皮肤病常由脾湿所致。

2. 过食膏粱厚味，易生内热和痰湿，也是某些红斑皮炎类皮肤病的病因。

3. 长期偏食成性，可造成某些营养缺乏性皮肤病，如各种维生素缺乏病等。

4. 禀性不耐者对某些食物常常过敏而引起过敏性皮肤病。

凡性味辛散与温热的食物，如酒、辣椒、牛羊肉、狗肉等，往往会加重风、湿、热邪所致的皮肤病的症状；而性味寒凉的食物，如螃蟹、虾、海鱼、猪肉等，往往会使虚寒或寒湿所致的皮肤病症状加重。

（三）劳逸失常

正常的劳动和体育运动，有助于气血的流通，能增强体质（正气）。必要的休息可消除疲劳，恢复体力和脑力。若过度劳累，包括体力劳动、脑力劳动和房劳过度，则可积劳成疾。鞋不合适，长期摩擦，易患生理性皮肤病，如胼胝鸡眼。长期站立工作者，易致静脉曲张和坠积性皮炎。“劳则气耗”，思虑过度，劳伤心脾，可出现心脾两虚的证候；房劳过度伤肾，可引起肾虚的证候，可见于一些慢性的严重皮肤病。过度安逸，则易使人体气血不畅，如《素问·宣明五气论》中所说的“久卧伤气”，可引起脾胃虚弱，而致虚胖臃肿、动则气短汗出等，也可引起某些代谢障碍性皮肤病。保持皮肤的卫生可减少传染性皮肤病的发生。皮肤不卫生，易患寄生虫性皮肤病，如虱病。常与猫、狗等接触，或洗澡、理发时不注意卫生，易患传染性皮肤病，如头癣、足癣、体癣、传染性软疣、疥疮等。

（四）痰饮

痰饮既是水液代谢障碍所形成的病理产物，也是某些皮肤病的致病因素。一般将较稠浊的称为“痰”，将较清稀的称为“饮”，二者常相提并论。

痰饮多由外感六淫、饮食或七情内伤，使肺、脾、肾及三焦等脏腑气化功能失常，水液代谢障碍，以致水津停滞而成。痰饮形成后，饮多留积于肠胃、胸胁及肌肤，而痰则随气升降流行，内而脏腑，外至筋骨皮肉，形成多种病证，故有“百病多由痰作祟”之说。如儿童异位性皮炎（四弯风），可并发慢性气管炎、过敏性鼻炎，有的即属于“寒饮”，用小青龙汤治疗，可使诸病同时见效。各种皮肤结核往往与痰有关。

痰饮的症状随所在脏腑组织的不同而有所不同，表现在皮肤上为痰核瘰疬、水肿等，舌苔多为滑腻，脉象多滑或弦。

（五）瘀血

瘀血指体内有血液停滞，包括离经之血积存体内或血运不畅，血液阻滞于经脉及脏腑。所以瘀血既是疾病过程中形成的病理产物，也是某些皮肤病的致病因素。

瘀血的形成，一是因气滞、气虚、血寒、血热等原因使血行不畅而凝滞于经脉；二是由内、外伤，或气虚失去摄血之功能或血热迫血妄行，造成血离经脉，积存于体内。因此瘀血可致多种皮肤病。

瘀血的证候为皮损色暗红、青紫，皮肤瘀点、瘀斑、白斑、色素沉着，毛细血管扩张，静脉曲张，结节、肿瘤、皮肤干燥、肥厚变硬，或呈疣状增生，毛发萎黄，肌肤甲错，慢性复发性溃疡及固定性刺痛性皮肤病，或一切疑难、顽固性皮肤病，伴有口唇青紫、舌有瘀斑、舌下青筋怒张，或月经不调，脉象细涩、沉弦或结代者。

（六）禀性不耐

禀性不耐为一种特殊的致病因素，是先天所受或后天获得，相当于现代医学所称的过敏体质。具有这种体质的人，如再感受某些毒邪（致敏物质），可引起许多变态反应性皮肤病。病情轻重不等，轻者仅局限于一处，如接触某些毒邪之物（油漆、染料、化纤织物等）时，可于接触部位发生炎症性皮肤损害；较重则皮肤暴肿，如进食某些毒邪之物（灰菜、红花草、海味泥螺）后，复经风吹日晒而发；更常见者为应用某些毒邪药物之后，皮肤出现各种形态的损害，与很多皮肤病相似，甚至全身皮肤黏膜起疱糜烂，或层层剥脱，若抢救不及时，可致死亡，故应引起足够的重视。以上由食物和药物毒邪所致者，中医总称为“风毒肿”，简称“风毒”。见于面部者，又称“面游风毒”。正如明代《疡医准绳》中所说：“或问面游风毒何如？曰：此积热在内，或多食辛辣厚味，或服金石刚剂太过，以致热壅上焦，气血沸腾而作，属阳明经。初觉微痒，如虫蚁行，搔损则成疮，痛楚难禁。”

（七）禀赋不足

禀赋不足是先天所受父母之精不足所致，故多属肾虚。见于现代医学所称的遗传性皮肤病和自身免疫性皮肤病，如鱼鳞病（蛇皮癣）、毛囊角化病、腋臭、汗孔角化症（鸟啄疮）、干燥综合征、大疱性表皮松解症、环状肉芽肿、皮肤黑变病、眼上颌部褐青色痣（青斑）、盘状红斑狼疮（鬼脸疮）、系统性红斑狼疮、坏疽性脓皮病（蜒蚰疮）等。

第二节　皮肤病症状辨析

皮肤病的症状有全身症状和局部症状。全身症状的辨证同内科一致（从略）。局部症状又可分为自觉症状和他觉症状，自觉症状是患者自己感觉到的皮肤不适，他觉症状是皮肤上客观存在的、能看到或摸到的各种损害。

一、自觉症状

自觉症状的程度与皮肤病的性质和严重性同患者个体的特殊性有关。主要有痒、痛、烧灼、麻木、蚁走感等感觉。其中最常见的是痒，其次为痛。由于患者的个体特殊性，因此对痒和痛的感受力因人而异。如带状疱疹（蛇串疮、缠腰火丹），在小孩不一定疼痛，而在老年人，其疼痛可达到难以忍受的程度，当然老年人也有个体的差异，痛感轻重不同。又如同一种瘙痒性皮肤病，由于患者敏感程度不同，因此可引起不同程度的痒感。轻者仅微痒，可以不抓，而重者可使患者寝食不安，给其精神上带来很大痛苦。

中医对痒和痛的认识是：热之微则痒，热之极则痛；痒为痛之微，痛为痒之极。可见痒和痛是有着内在联系的。

（一）痒的辨析

1. 风痒。风邪为引起皮肤瘙痒最常见的因素，其症状体现了风为阳邪，其性向上，善行而数变，风胜则燥的特性。故遍体作痒，痒无定处，多倾向于人体的上部和浅表，时作时休，皮损干燥，粗糙或肥厚，发病急，变化快，多发于春季。舌质红，苔薄黄，脉象多弦细，常见于荨麻疹（风痞瘟、瘾疹）、脂溢性皮炎（面油风、白屑风）、神经性皮炎（牛皮癣）等。

2. 湿痒。湿痒体现了湿为阴邪，其性重浊、黏滞、趋下的特点。故起疱甚多，滋水淋漓，浸淫四窜，好发于人体下部，痒在深处，反复发作，缠绵难愈，多发于夏秋季。舌苔白腻或黄腻，脉象多滑数，如湿疹（浸淫疮、血风疮）等。

3. 热痒。热痒体现了热为阳邪，热为火之微，热无形，主开泄，热胜则肉腐的特点。故灼热刺痒，皮损色红，糜烂作痛，遇热加重，遇冷减轻。舌红苔黄，脉数，如丘疹性湿疹（血风疮）、急性接触性皮炎等。

4. 虫痒。痒如虫行，瘙痒无度，遇热尤甚，传染性强，如疥疮、各种癣等。

5. 血虚风燥痒。多为老年体虚，病程长久者，其特点为皮损色淡，皮肤干燥、粗糙、脱屑、肥厚革化而干痒。舌质淡而少苔，脉细弦，见于神经性皮炎（牛皮癣）、静止期银屑病（白疕、松皮癣）、老年性皮肤瘙痒症（风瘙痒）等。

6. 血热风燥痒。多见于青壮年，皮损色红，瘙痒，抓破血痕累累，夏重冬轻，遇热加重，遇冷减轻，常伴心烦口干。脉弦数或滑数，舌绛或舌尖红，苔薄黄。见于进行期银屑病（白疕、松皮癣）、青壮年皮肤瘙痒症（风瘙痒）等。

（二）痛的辨析

疼痛虽也有虚实之分，但在皮肤病中以实痛较为多见。其病机多为“不通则痛”。痛的主要病理变化是机体受热和气血壅塞不通。表现为灼痛、刺痛、跳痛而拒按，按则痛重。大致可分为两类。

1. 热痛。多为心肝之火所致。皮肤焮红、灼热、刺痛或跳痛，如带状疱疹（蛇串疮、缠腰火丹）及各种化脓性疼痛。

2. 瘀血痛。多为气滞血瘀。初起隐痛，微肿微热，皮色暗红，继则青紫胀痛，或有结节，或如条索，痛处不移，如结节性红斑（瓜藤缠）、血栓性静脉炎（恶脉）、皮肤血管炎等。

（三）麻木的辨析

麻为血不运，木为气不行，或痰湿败血所致。故麻者木之轻，木者麻之甚，凡是肌肤已死，气血不行而凝滞，经脉失养则皮肤肌肉麻木不仁。如麻风、顽固性神经性皮炎（顽癣）等，日久皮肤顽厚如同枯木，感觉迟钝，抓不知痛。

二、他觉症状

皮肤病的他觉症状，指的是皮肤损害，简称“皮损”或“皮疹”，是诊断皮肤病的重要指征，对皮肤病的辨证论治最为重要。通常将皮肤病的皮损分为原发皮损和继发皮损两大类。

（一）原发皮损

即在发病过程中直接发生的，而且是初次出现的皮肤损害。

1. 斑。既不高凸，也不凹陷，而仅有皮肤颜色明显的改变。色红者称“红斑”，色紫者称“紫斑”，色白者称“白斑”。

（1）红斑：属热。红斑稀疏为热轻，密集为热重。红而带紫者为热毒炽盛。红斑压之褪色者属血热，压之不褪色者为血热夹瘀。因热邪易与风、湿二邪相合为病，故红斑也可由风热或湿热引起。此外，红斑也可由阴虚火旺引起。临床上常见的红斑有以下四种。

①血热风燥型红斑：发病较急，多见于身体的阳侧，如头皮、躯干、四肢的伸侧。初起为红色斑点，可逐渐扩大，融合成片。斑上可见银白鳞屑叠起，易剥脱，剥脱后可见点状出血，自觉瘙痒。常伴有心烦、口干、便秘、尿赤、舌红、苔黄、脉弦滑数等表现。多因情志所伤，饮食不节，嗜食酒肉鱼腥发物，外受风邪客于肌肤，内外合邪，热壅血络所致。常见于进行期银屑病（白疕、松皮癣）。

②风热伤营型红斑：多发于春秋多风季节，多见于颜面、手足背，为蚕豆大、圆形虹膜样红斑，中心可有水疱，形似猫眼，自觉疼痛微痒，往往伴有身热、口干、便干、尿黄、舌红绛、苔薄黄、脉弦滑数等症状。多因血热内蕴，外感风热，内外合邪所致。多见于多形性红斑（猫眼疮）和玫瑰糠疹（风热疮）。

③湿热瘀滞红斑：常见于小腿伸侧，为皮下杏核大结节，表面皮肤鲜红，自觉灼痛，触痛明显，甚至踝部浮肿。可伴口黏、纳呆、大便不爽、小便黄赤、舌苔黄腻、脉滑数等现象。多因素体蕴湿，郁久化热，湿热下注，使血脉凝滞而发为结节红斑。常见于结节性红斑（瓜藤缠）。

④阴虚火旺红斑：斑色鲜红如妆，呈钱币形或蝴蝶形对称分布于颜面两侧或鼻两侧、耳、口、唇、头皮、手背等处。兼有五心烦热，咽干口燥，头昏，耳鸣目眩，头发稀疏脱落，午后潮热，盗汗，腰酸腿软，关节疼痛，便干尿黄，舌红少苔无津，脉象细数等。多因禀赋不足，五志化火，耗

伤营血，或因日晒，热毒入里，燔灼营血，瘀阻经脉，外发为斑。可见于盘状红斑狼疮（鬼脸疮）和系统性红斑狼疮。

（2）紫斑：属血瘀。初红后紫乃血分有热，溢于脉络而成，慢性紫斑多为脾不统血或脾肾阳虚所致。紫斑压之永不褪色，小如针尖，大如榆钱。临床上常见的紫斑有以下三种。

①血热妄行型紫斑：多见于青少年，骤然发病，紫斑发无定处，但多见于双侧小腿伸侧，分布对称。可有轻度瘙痒或不痒，早期可轻度隆起于皮肤表面，呈粟粒至榆钱大，或融合成片，分批出现，重者可周身青紫斑块，牙龈糜烂出血，伴有身热心烦，咽痛口渴，舌红绛、苔薄黑，脉滑数或细数。常见于过敏性紫癜和血小板减少性紫癜初期。

②脾不统血型紫斑：病程慢性，反复发作，紫斑色暗平塌，伴面色萎黄或苍白无华，食少倦怠，短气懒言，亦可兼衄血、便血、妇人经期延长，舌淡，脉细，关脉弱。多因思虑劳倦，久病体弱所致。常见于过敏性紫癜及血小板减少性紫癜之后期。

③脾肾阳虚型紫斑：紫斑反复发生，以双下肢为多，粟粒至榆钱大小，色淡而互不融合，伴肢冷恶寒，便溏或泄泻，面色萎黄，四肢末梢不温，腹部隐痛，喜温喜按，口中和，小便清长，每因寒冷或劳累后加重，舌质淡，脉沉细。多因脾气虚或肾阳虚损累及彼此而致。可见于过敏性紫癜或血小板减少性紫癜之晚期。

（3）白斑：大小不等，边界清楚，或与正常皮肤相间而呈花斑。多因风邪外搏，内里气滞、血虚或虫积而成。临床常见的白斑有以下三种。

①气血失和型白斑：突然发生圆形、乳白色、边界清晰的白斑，大小不等，逐渐扩大，边缘肤色加深，中心可有褐色斑点，日晒后灼热发红，斑内毛发亦变白，可伴有精神抑郁，或心烦易怒、失眠多梦、胁肋胀满、女子月经不调等，舌质可有瘀斑，舌苔薄白，脉弦微涩。多因七情内伤，气机失调，复感风邪，搏于肌肤，使气血凝滞所致。常见于白癜风（白驳风）。

②湿热郁肤型白斑：多见于夏季，好发于颈腋胸背，呈淡白色或灰白色斑点，椭圆形或不规则形，西瓜子大小，与正常皮肤相间呈花斑。白斑表面微亮、微痒，上有细薄糠状鳞屑，舌脉正常。多由夏令湿热交蒸侵袭肌肤郁而不泄所致。常见于花斑糠疹（花斑癣、紫白癜风）。

③虫积型白斑：常发于春季，多见于儿童面部，钱币大小，圆形白斑，颜色粉白或灰白，边缘明显，表面干燥，有灰白色细糠状鳞屑，轻痒或不痒。常伴面色萎黄，形体消瘦，脐腹时痛，舌苔花剥，脉细滑。多由饮食不洁，虫积体内所致。常见于单纯糠疹（吹花癣、桃花癣）。

2. 丘疹。为直径在 0.5 厘米以下之高出皮面的实质性损害。主要累及表皮和部分真皮浅层，界限明显。红色丘疹，灼热瘙痒，多为血热、风热或湿热；血痂性丘疹，瘙痒较甚，多属血虚阴亏；若丘疹皮色不变，则多属脾虚湿盛。临床上常见的丘疹有以下五种。

（1）风湿郁肤型丘疹：多见于成人，好发于四肢或躯干，也可发生于口腔黏膜。丘疹紫红色，扁平或多角形，表面有蜡样光泽，逐渐融合成片，呈苔藓状，剧烈瘙痒，舌红，苔薄黄或微腻，脉弦滑。多因风湿外侵，失于疏散，阻于肌肤，气滞血瘀引起。如扁平苔藓（紫癜风）。

（2）痰热蕴阻型丘疹：多见于成人，好发于颜面，粟粒大，质地坚实，表面光滑，可融合成堤状，呈红褐色，有轻微灼热感，伴潮热盗汗，腰背酸软，舌红少津，苔黄或腻，脉细数。多因肺肾阴虚生内热，热灼津液为痰，痰热交凝而成。如颜面播散性粟粒性狼疮。

（3）湿热壅阻型丘疹：发于定处，多见于四肢屈侧，丘疹呈皮色或浅红，往往与水疱、红斑同时存在，瘙痒明显，伴身热口渴或渴不欲饮，尿黄，舌红，苔黄腻，脉弦滑数。多由禀性不耐，湿热内蕴，再外受湿热浸淫或嗜食鱼腥发物，使内外湿热搏结，壅阻肌肤而成。如丘疹性湿疹（血风疮）、泛发性湿疹（浸淫疮）。

（4）血热郁肤型丘疹：发病突然，疹色鲜红，针头至粟粒大，常与红斑、水疱同时出现，皮损灼热微痒，潮红，可伴有发热、口渴、头痛，舌红、苔薄少，脉滑数。多由禀性不耐，阳热偏盛，内服或外用过敏药物，致营血蕴热，郁于肌肤所致。如湿疹皮炎样型药疹（中药毒）。

（5）肺胃郁热型丘疹：多见于青年男女，丘疹好发于颜面，亦可累及胸背，粟粒至绿豆大小，正常皮色或微红，中心常有黑头、可挤出乳白色粉刺，可夹杂结节、脓疱或囊肿，皮肤油腻，口干欲饮，便干，舌红、苔薄黄，脉滑数。系素体阳热偏盛，肺胃郁热，上蒸于面所致。常见于痤疮（肺风粉刺）。

3. 疱疹。包括水疱和血疱，为有腔隙而高出皮面的损害。腔内含有水样或血样液体。水疱呈白色，血疱呈淡红色，小如针头，大如鸽卵或更大（直径大于1厘米的水疱称“大疱”）。发生于红斑上之水疱，或水疱周围有红晕者及血疱，多属湿热或热毒；大疱多属湿盛（湿重于热）；单纯深在性水疱而周围无红晕者多因脾虚蕴湿不化或寒湿所致。临床上常见的水疱有以下两种。

（1）湿热蕴结型水疱：大小不一，小而晶莹清亮，散在或成片，多见于夏季出汗多的部位，如痱子。水疱或稍大，疱色红润，周边有红晕，破后滋水淋漓，形成潮红糜烂面，最后干燥结痂，往往伴有红斑，轻者无全身症状，舌脉正常，重者可有发热，舌质红、苔黄腻，脉濡或滑数。多因外界气温湿热，汗出不畅，郁肤而发，如汗疱症（田螺疱）。或内有心火脾湿，再外受湿热侵袭，内外湿热搏结而发，如急性湿疹（浸淫疮）。或由肝胆湿热所致，往往沿经络分布，疼痛较甚，常见于带状疱疹（蛇串疮、缠腰火丹）。

（2）脾虚蕴湿型水疱：多为表浅大疱，疱液先清后浊，疱壁薄而松弛易破，破后疮面色淡，不易愈合，结痂慢，可发生在正常皮肤上，兼有面色㿠白、肢倦、纳呆、便溏等症，舌质淡、舌体胖、舌苔白厚腻，脉濡缓。多因脾胃虚弱，运化失职，水湿外发肌肤而成，见于大疱性皮肤病。

（3）虫毒浸淫型水疱：水疱针头至绿豆或黄豆大，边界清楚、略隆起，疱液先清后浊，群集发生，伴有奇痒。由虫毒侵袭所致，如足癣、体癣、虫咬皮炎。

4. 脓疱。状如疱疹，但疱内容物为脓液，其色黄白浑浊，周围常有红晕，多因热毒炽盛所致。临床常见的为热毒性脓疱或湿毒性脓疱，皆以毒为主，只不过有热偏盛或湿偏盛之分。常见于脓疱病（黄水疮）等一切化脓性皮肤病及无菌性脓疱病，如脓疱性银屑病等。

5. 结节。为较丘疹深在的大小不一的界限清楚的实质性损害，或高出皮面，或隐没于皮下。红色结节常因湿热蕴结与血瘀所致，皮色结节多属气血凝滞、寒湿、痰湿凝聚。临床上常见结节有以下四种。

（1）湿热血瘀型结节：好发于小腿，蚕豆、樱桃大小，初起表面鲜红，渐变暗红，自觉疼痛，触痛明显，伸侧者不破溃，屈侧者可破溃，久不愈合。可伴有局部肿胀、关节疼痛，舌苔少，脉弦涩或沉弦。多因内有湿热下注经脉致气血运行不畅，气滞血瘀所致。见于结节性红斑（瓜藤缠）、硬结性红斑（腓腨发）等。

（2）痰火凝结型结节：多见于颈项，初起如豆大，可移动，渐增大，相互粘连，推之不动，累累如珠，日久皮色变红，质地变软，破溃流稀薄脓液，久不收口，可兼见午后潮热，纳呆消瘦，舌红或绛、苔少，脉沉细而数。多因肺肾阴虚，灼津为痰所致。见于淋巴结核（瘰疬）。

（3）痰湿凝聚型结节：多见于下肢，初为散在稀疏的芝麻大小结节，逐渐增大如黄豆，浅褐色，质地较硬，表面粗糙，剧烈瘙痒，不破溃，兼有大便溏泄、纳呆，舌质淡，舌体胖，边有齿印，脉弦滑或沉濡。多因脾虚聚湿生痰所致。见于结节性痒疹（马疥）等。

（4）疫气浸淫型结节：多发于面部，新结节红色、黄色或皮色，旧结节深红色或红褐色，晚期颜面满布大小不等的结节，凹凸不平，多伴有冷觉、热觉、痛觉、痒觉等感觉减退或消失，舌红苔少，脉细数。多因素体虚弱，感染疫气，内侵血脉所致。见于瘤型麻风。

6. 风团。俗称“风疹块”。为一过性的皮肤局限性水肿性隆起，扁平且高出皮面。突然发生，又迅速消退，时起时消，此起彼伏，游走不定。风团色白者多属风寒或血虚受风，风团色红者多属风热，色深红或其上有血疱者属血热；风团紫暗者属血瘀。临床常见的风团有以下六种。

（1）风热型风团：为红色或粉红色，融合成片，有灼热感，泛发全身，遇热加剧，遇冷减轻。舌质红、苔薄黄，脉浮数。若夹湿，皮疹形似豆瓣，周边红晕，中心可有水疱，痒甚，破后脂水渗出。因风热或风热夹湿之邪侵袭肌肤所致。见于急性荨麻疹（风痦瘰、瘾疹）和丘疹性荨麻疹（水疥）。

（2）风寒型风团：呈粉白色或瓷白色，大小不等或融合成片，多发于暴露部位，遇冷加重，遇热减轻，苔白，脉浮紧。若兼表虚，则见恶风自汗，脉浮缓。多因风寒之邪郁闭腠理所致。见于急、慢性荨麻疹（风痦瘰、瘾疹），寒冷性荨麻疹等。

（3）血热型风团：疹色鲜红，散在发生，很快融合成片，瘙痒甚，或先有皮肤灼热、刺痒，抓处随起红色条状风团（皮肤划痕征），舌红苔少，脉数。多因五志化火，或禀性不耐，对药物过敏，而致血热生风所致。见于荨麻疹型药疹（中药毒）和人工荨麻疹。

（4）血瘀型风团：疹色暗红，呈块状，多见于臀部、腰部等受压部位，兼见面色晦暗，唇色紫红，舌有瘀斑，脉涩。多因风邪久羁，搏于营血，变生血瘀所致。见于压力性荨麻疹。

（5）肠胃湿热型风团：疹色红而痒，粟粒大小，或成块连片，状如云头，兼见脘腹胀满，便秘尿赤，舌质红、苔黄厚或腻，脉滑数有力。多因饮食失节，恣食鱼腥发物，使肠胃内生湿热，不得疏泄，郁于肌肤所致。见于急性荨麻疹（风痦瘟、瘾疹）、胆碱能性荨麻疹等。

（6）气血两虚型风团：病程日久，风团反复发作，色淡，劳累后加重。兼见面色苍白、心悸气短、神疲乏力、纳呆，舌质淡，脉沉细无力。多因脾胃虚弱，气血不足，复感风邪所致。见于慢性荨麻疹（风痦瘟、瘾疹）。

7. 肿瘤。为发生于皮内或皮下组织的新生物。大小不一，呈圆形、卵圆形、蒂形或不规则形，或硬或软，或高出皮面，或仅可触及。一般为正常肤色，可逐渐增大，有良性与恶性两种，一般良性形态规则，质地软，生长慢，与周围组织不粘连，故可活动，附近淋巴结不肿大，不影响健康状况；恶性则相反，形态多不规则，质地硬，生长快，往往与周围组织粘连，故而固定，甚至附近淋巴结肿大，健康状况恶化。肿瘤辨证一般多属气滞血凝，痰火或痰气凝结，甚至毒火蕴结，临床当具体辨析。

8. 囊肿。为真皮或皮下组织内圆形或椭圆形的囊状结构，有一定的囊壁和内容物，可隆起或仅可触知，触之有弹性。可由汗腺或皮脂腺分泌物潴留，小块表皮埋入皮内或皮下，以及寄生虫等引起。辨证多为经脉不和，气血不运，阻滞络道。

（二）继发皮损

继发皮损是在原发皮损的基础上出现的或由机械损伤所致的皮肤损害。

1. 鳞屑。为死亡的皮肤角质层残片积于皮损处而成，容易脱落。急性病后见之，多为余热未清。慢性病见之，干性者，若基底红而起屑，为血热风燥；若基底淡而屑多，属血虚风燥；油腻性鳞屑属湿热。临床常见的鳞屑有：

（1）血热风燥型鳞屑：屑白而干燥，层出不穷，发生在鲜红斑疹之上，鳞屑刮除后可见点状出血，且不断有新的红斑鳞屑发生，兼见心烦口渴、便干尿黄，舌红苔黄，脉滑数或弦滑。多因素体阳热偏盛，血热生风化燥所致。常见于进行期银屑病（白疕、松皮癣）等。

（2）血虚风燥型鳞屑：屑白而干燥，层出不穷，发生在浅红色斑疹上，病程较长，一般无新的皮损发生，皮肤干燥，面色无华，时有头晕目眩，舌质淡、苔少或净，脉沉细。多因久病血虚生风化燥所致。常见于静止期银屑病（白疕、松皮癣）等。

（3）风热外袭型鳞屑：为糠秕状鳞屑，附着于黄红色指肚大椭圆形斑疹上，多见于躯干和四肢近心端。初期可见发热咽干，舌红、苔薄黄，脉浮数。多因血热受风，闭塞肌肤所致。常见于玫瑰糠疹（风热疮）等。

（4）风湿热浸淫型鳞屑：为细薄油腻性鳞屑，多附于黄红色边界不清之斑片上，多见于头皮、颜面、胸背、腋下及鼠蹊等处，舌质可如常、苔薄，脉濡缓。多因湿热内蕴，外受于风，阻于肌肤所致。常见于脂溢性皮炎（面游风、白屑风）等。

（5）毒热炽盛型鳞屑：全身皮肤潮红，表面有大量落叶状鳞屑，手足部如破手套、烂袜子样脱屑，伴高热心烦、口干欲饮，舌红、苔黄燥，脉洪数。多因内热偏盛，复受药毒等炽盛之毒热外壅肌肤所致。见于各种急性剥脱性皮炎。

2. 痂。为渗液、渗血或脓液干燥后凝结而成。由血浆渗出后形成的称“浆痂”，也叫“滋痂”，色淡黄，有光泽，属湿热；由血液干燥后形成的称“血痂”，色红黑，属血热；由脓汁形成的称“脓痂”，色黄灰，浑浊，为热毒未清。

3. 糜烂。为局限性的表皮缺损，继发于疱疹、脓疱破裂后，或痂脱落后，又或丘疹的表皮抓破后，露出的红润潮湿面，即为糜烂。因为仅系表皮的损伤，故愈合后不留瘢痕。急性糜烂多属湿热，糜烂而结脓痂者为湿毒，慢性糜烂多属寒湿或脾虚湿盛。临床上常见的糜烂有以下三种。

（1）湿毒浸淫型糜烂：多见于小儿，好发于夏秋湿热季节，疮面鲜红、湿润，渗出淡黄色脓液，流至他处，可发生新脓疱，干后形成褐黄色脓痂，也可伴见发热、恶寒等，舌质红、苔黄或黄腻，脉滑数。多因外受湿热与毒邪浸淫肌肤所致。见于脓疱疮、传染性湿疹样皮炎（黄水疮）等。

（2）脾湿内蕴型糜烂：疮面色淡或微红潮湿，滋水淋漓，渗液较稀，浸淫成片，干燥后结成淡黄色浆痂，兼见胃脘不适、纳呆、面色萎黄或肢肿便溏，舌淡苔白或白腻，脉缓。因脾胃虚弱，湿从内生，蕴蒸肌肤所致。见于亚急性湿疹等。

（3）阴伤湿恋型糜烂：疮面色淡或暗红，渗水少而不易干燥，同时在他处可见水疱、痂皮与渗液反复交替，兼有口干渴而不思饮，舌红绛少津、苔净或根部稍腻，脉细滑或弦细。多因湿热久恋伤阴所致。见于亚急性湿疹等。

4. 溃疡。比糜烂深在，系表皮层以下组织（深达真皮和皮下组织）的缺损。修复时由于结缔组织修补填充，故愈合后有瘢痕形成。急性溃疡，红肿疼痛，为热毒；慢性溃疡，平塌不起，疮面晦暗者，属气血虚弱之阴寒证；疮面肉芽水肿者为湿盛。

5. 抓痕。为搔抓所引起的线条状皮肤损害，常表面覆以痂，多发生于原有皮损处，也可见于正常皮肤上。抓痕愈后浅者不留瘢痕，深者可留瘢痕。辨证时常以瘙痒来辨。多由风盛、血热或血虚风燥等因素所致。

6. 皲裂。为发生于皮肤的线形裂缝。多见于运动部位，如掌跖和指趾间，多因血虚风燥，肌肤失养，复受牵拉而致，或由寒邪引起。故古人曰："燥盛则干，寒盛则裂。"临床常见的皲裂有：

（1）血虚风燥型皲裂：多见于用手足操作的体力劳动者，皮损常发生于手掌、手背、指端、足跟等处，皲裂常在肥厚坚硬干燥的皮肤上发生，可伴有出血和疼痛。病程缓慢，寒冷季节加重，气候转暖时减轻。舌质淡白，脉细弱。多因经常摩擦、破伤、浸渍、外受风寒所致。

（2）血热风燥型皲裂：多发生于肘、膝伸侧及腰背骶部，在红色斑块银屑的皮损上发生，常伴有瘙痒。皲裂较深，甚则出血，自觉疼痛。舌红绛少苔，脉细数。多因素体血热，外受风热而致。常见于斑块进行期银屑病（白疕、松皮癣）等。

（3）脾虚湿恋型皲裂：多对称发生于掌跖、手背、耳后、乳房下、阴囊、腹股沟等处，多原有多形性皮损和渗出性炎症，日久皮损变暗、增厚、干燥而出现皲裂，痒且痛，舌质暗红、舌苔光剥，脉弦细。多因饮食失当，脾虚湿蕴，外湿浸渍，郁结肌肤所致。见于慢性湿疹等。

（4）湿毒浸淫型皲裂：多见于掌跖、趾指缝、足跟、足侧。原有奇痒之水疱，水疱吸收后局部皮肤逐渐粗糙、肥厚而发生皲裂。可伴有灰指甲，舌红、苔白腻，脉滑数。多因湿热虫毒郁于皮肤所致。见于手癣（鹅掌风）、足癣（脚湿气）等。

7. 色素沉着。有原发性和继发性两种，局部皮肤呈褐色或黑褐色。原发性色素沉着多属肾虚（包括肾阴不足、肾阳不足）或脾肾阳虚，或为肝郁气滞，郁久化热，伤阴灼血所致，同时可见肝脾失调之证。继发性色素沉着，往往见于慢性皮肤病之后期，多由气血不和所致。临床常见的色素沉着有以下五种。

（1）肝郁气滞型色素沉着：呈褐色或黑色斑片，对称分布于颜面、目周、前额、两颊，边界清楚，边缘不整。可伴胁肋胀痛、烦躁易怒等，舌红、苔白或薄黄，脉弦。多因情志所伤所致。见于黄褐斑（黧黑斑）、黑变病等。

（2）湿热内蕴型色素沉着：多为褐色斑点片，见于前额颜面、口唇、鼻部，边界不清，自边缘向中心逐渐加深，伴身重胸闷，渴不欲饮，舌苔黄腻，脉滑数。多因饮食所伤，脾胃受损，湿热内蕴，熏蒸头面所致，见于黄褐斑（黧黑斑）、黑变病等。

（3）瘀血内停型色素沉着：多为黑色斑片，多发于单侧眼睑、颊、颈，边缘色淡而中心色深，并可累及目睛，或初生儿腰背、臀部呈蓝色斑片，无自觉症状，舌苔薄或舌边有瘀点，脉细缓。乃瘀血内停所致，见于太田痣（青斑）、蒙古斑及各种继发性色素沉着。

（4）脾虚不运型色素沉着：多为灰黑色斑片，见于面颊、前额、耳后、前臂、腋窝，伴有纳呆、神疲、腹胀、便溏，舌质淡，边有齿痕，苔薄白，脉濡弱。由于脾胃虚弱，运化失司所致，见于黄褐斑（黧黑斑）。

（5）肾阴不足型色素沉着：多为针尖至粟粒大小斑点或黑褐色斑片，大小不定，见于面颊、前额、颈、手背、前臂、脐等处，可伴腰膝酸软、头晕耳鸣、五心烦热、遗精早泄等，舌红少苔，脉细数，见于雀斑、黑变病等。

8. 皮肤萎缩。为皮肤退行性变引起的皮肤变薄。有表皮萎缩、真皮萎缩或两者同时萎缩，甚至连皮下组织也可萎缩。表皮萎缩者表皮变薄柔软、捏之易皱，外观呈半透明，皮纹消失，毛细血管清晰可见；真皮萎缩者真皮结缔组织退化变性而减少，常伴有皮肤附属器萎缩，皮肤变薄、凹下，皮纹正常；表皮和真皮同时萎缩为暗红色而兼有上述两者的特点。皮肤萎缩多为气血不足或寒凝血瘀，肌肤失养所致。临床常见的皮肤萎缩有以下三种。

（1）寒凝血瘀型萎缩：皮肤萎缩多呈带状，皮肤变薄，光滑，色淡灰或灰暗，摸之较硬，开始于四肢末端，逐渐向上累及前臂或小腿伸侧，兼见四肢不温，舌淡紫或暗红，苔薄白，脉沉迟。多因寒邪外袭，经脉瘀滞，气血不行所致。常见于硬皮病（皮痹）等。

（2）气血虚弱型萎缩：多见于一侧面部，萎缩可累及肌肉甚至骨骼，患处塌陷，可较健侧缩小。萎缩之皮肤色淡且失去正常纹理。可兼有纳呆、便溏、舌淡苔腻、脉细弱等征象。

（3）肝肾阴虚型萎缩：多见于面部，呈线条形，皮肤变薄、松弛而容易起大的皱褶，色灰褐或褐红，皮肤干燥有细碎脱屑，面容显出未老先衰状态，舌体干瘦，红而少津，脉沉细，易合并毛发脱落。见于营养障碍者。

9. 苔藓样变。又称“皮肤革化”。为边界清楚的大片或小片的皮肤增厚、粗糙，皮纹增宽、加深，呈席纹状。多由血虚风燥，肌肤失养而成。也可由气滞血瘀或痰湿阻于肌肤而成。常见于慢性瘙痒性皮肤病，临床常见的苔藓样变有以下四种。

（1）脾虚血燥型苔藓样变：皮肤粗糙肥厚，瘙痒明显，呈暗红色或褐色。多发生于手掌或手背，可有脱屑，偶有轻度渗出，舌质淡、舌体胖、苔白，脉沉缓或滑。多因禀赋不足，脾失健运，蕴湿化燥所致。见于掌跖角化症、慢性湿疹等。

（2）血虚风燥型苔藓样变；呈斑块样粗糙肥厚，多发生在颈项两侧或眼睑，呈淡褐色，阵发性瘙痒，可伴有心悸怔忡、失眠健忘，舌质淡，脉沉细。多因血虚生风化燥所致。常见于顽固性神经性皮炎（牛皮癣）等。

（3）风湿蕴阻型苔藓样变：呈暗褐色斑块状或融合成片，表面粗糙肥厚，多发于四肢，有阵发性剧痒，夜间尤甚，舌苔薄白或腻，脉濡缓。多因风湿之邪郁于肌肤所致。见于异位性皮炎（四弯风）、皮肤淀粉样变等。

（4）气滞血瘀型苔藓样变：呈暗红或紫红色，皮损增厚，皮嵴、皮沟明显、瘙痒，抓后可有轻度渗血，多发生于易受压部位。常伴忧郁或易怒，舌质暗，有瘀斑，或舌边尖红，脉涩滞。多因肝气不舒，气滞血瘀，凝滞于肌肤所致。见于神经性皮炎（牛皮癣）、扁平苔藓（紫癜风）等。

10. 瘢痕。是深在的皮肤缺损（如溃疡等）愈合后所形成的新生的结缔组织。缺少正常皮肤所具有的纹理，表面光滑发亮。可分两种：一种为增生性瘢痕，为较硬的隆起，表面呈红色，多由体质特异，气血凝滞所致；另一种为萎缩性瘢痕，表面光薄柔软，不隆起，呈白色，除有气血凝滞外，可有肝肾亏损。

（秦琴整理）

第二章

皮肤病辨治要略

此部分内容根据温教授的临证讲授及过往发表的资料整理而成。温教授认为皮肤病发于外，而其病理变化则多涉及内。本着“治外必本诸内，治内亦即治外”的基本原则，局部与整体并重，外治与内治并举。根据患者的致病因素、自觉症状和皮损形态的不同，分别采用内治、外治或内外治并用的治疗方法。

第一节　内治法辨治要略

本着辨证求因，审因论治的宗旨，内治法可归纳为以下三十八法：

1. 祛风清热法。用于风热证。常用荆防汤，药物有荆芥、防风、蝉蜕、升麻、黄芩、连翘、生石膏、苦参、白鲜皮、黄柏、甘草等。

2. 祛风散寒法。用于风寒证。常用麻桂各半汤，药物有麻黄、桂枝、赤（白）芍、杏仁、甘草、生姜、红枣等。

3. 祛风利湿法。用于风湿证。常用全蝎方加减，药物有全蝎、皂角刺、防风、刺蒺藜、苦参、白鲜皮、当归、夜交藤等。

4. 祛风清热除湿法。用于风湿热证。常用消风散，药物有荆芥、防风、牛蒡子、蝉蜕、苍术、木通、苦参、生石膏、知母、当归、生地黄、胡麻仁、甘草等。

5. 祛风散寒除湿法。用于风寒湿证。常用独活寄生汤，药物有独活、桑寄生、杜仲、牛膝、细辛、秦艽、防风、当归、白芍、生地黄、川芎、党参、茯苓、甘草、肉桂心等。

6. 祛风清热解毒法。用于风毒证。常用普济消毒饮，药物有黄芩、黄连、陈皮、甘草、玄参、柴胡、桔梗、连翘、板蓝根、马勃、牛蒡子、薄荷、僵蚕、升麻等。

7. 消导疏风法。用于食积受风证。常用防风通圣散，药物有荆芥、防风、连翘、麻黄、薄荷、当归、川芎、白芍、白术、大黄、芒硝、石膏、黄芩、焦栀子、桔梗、滑石、甘草等。

8. 清热利湿法。用于湿热证。常用萆薢渗湿汤合二妙丸，药物有萆薢、赤茯苓、通草、泽泻、滑石、生薏苡仁、苍术、黄柏、牡丹皮等。

9. 清暑利湿法。用于暑湿证。常用清暑汤，药物有连翘、天花粉、赤芍、滑石、车前子、金银花、泽泻、淡竹叶、甘草等。

10. 凉血清热解毒法。用于热毒炽盛、火毒结聚、血热风燥证。常用清瘟败毒饮，药物有生石膏、知母、生地黄、犀角、赤芍、牡丹皮、黄连、黄芩、栀子、玄参、连翘、淡竹叶、甘草等。

11. 除湿解毒法。用于湿毒证。常用除湿解毒汤，药物有大豆黄卷、生薏苡仁、土茯苓、木通、滑石、栀子、牡丹皮、金银花、连翘、紫花地丁、甘草等。

12. 解毒滋阴润燥法。用于燥毒证、毒热伤阴证。常用犀角地黄汤加味，药物有犀角、生地黄、赤芍、牡丹皮、紫草、丹参、大黑豆、玄参、沙参、麦冬、鳖甲、龟甲、金银花、连翘、甘草等。

13. 益气解毒法。用于气虚毒盛证。常用托里透脓汤加减，药物有生黄芪、党参、白术、当归、炮甲珠、炒皂角刺、升麻、白芷、金银花、蒲公英、紫花地丁、甘草等。

14. 杀虫驱虫法。用于虫积证。常用化虫丸，药物有鹤虱、槟榔、苦楝皮、铅粉、枯矾等；或用乌梅丸，药物有乌梅、细辛、干姜、黄连、当归、党参、附子、川椒、桂枝、黄柏等。

15. 化痰软坚法证。用于痰湿结聚、痰火凝滞及痰瘀证。常用海藻玉壶汤，药物有青皮、陈皮、半夏、贝母、海藻、昆布、海带、当归、川芎、独活、连翘、甘草等。

16. 活血软坚法。用于血瘀结块证。常用活血软坚方，药物有当归、川芎、桃仁、红花、三棱、莪术、海藻、昆布等。

17. 活血化瘀法。用于瘀血阻络、心血瘀阻证。常用血府逐瘀汤，药物有桃仁、红花、当归、川芎、赤芍、生地黄、柴胡、枳壳、甘草、牛膝、桔梗等。

18. 清热化瘀法。用于瘀热证、湿热瘀滞证。常用凉血五根汤加味，药物有板蓝根、瓜蒌根、紫草根、茜草根、白茅根、丹参、牡丹皮、红花、丝瓜络等。

19. 理气活血法。用于气滞血瘀证。常用通络活血方，药物有青皮、香附、归尾、赤芍、桃仁、红花、茜草、泽兰、牛膝等。

20. 补虚化瘀法。用于气血虚滞证。常用补阳还五汤加味，药物有黄芪、当归、川芎、赤芍、桃仁、红花、地龙等。

21. 调和气血法。用于气血不和证。常用白驳丸加减，药物有当归、赤芍、川芎、红花、鸡血藤、夜交藤、防风、蒺藜、陈皮、黄芪等。

22. 益气补血法。用于气血两虚、心脾两虚证。常用八珍汤，药物有党参、白术、茯苓、炙甘草、当归、川芎、白芍、熟地黄、生姜、红枣等。

23. 养血润燥法。用于血虚风燥证、风热血燥证。常用当归饮子，药物有当归、川芎、白芍、生地黄、何首乌、黄芪、蒺藜、荆芥、防风、甘草等。

24. 益气温阳通络法。用于阳虚内寒、寒凝阻络、心阳虚证。常用附子理中汤加味，药物有附子、党参、白术、干姜、炙甘草、巴戟天、补骨脂、桂枝、细辛、路路通等。

25. 益气养阴法。用于气阴两虚、胃阴虚证。常用生脉散加味，药物有人参、麦冬、五味子、西洋参、南北沙参、石斛、玄参、佛手参、玉竹、黄芪、丹参等。

26. 滋阴养血法。用于阴虚血燥证。常用滋阴除湿汤加减，药物有生地黄、熟地黄、玄参、当归、白芍、丹参、茯苓、泽泻、白鲜皮、蛇床子等。

27. 滋阴降火法。用于肺阴虚、肾阴虚、肺肾阴虚、肝肾阴虚证。常用知柏地黄丸，药物有黄柏、知母、熟地黄、山药、山茱萸、牡丹皮、茯苓、泽泻等。

28. 阴阳平补法。用于阴阳两虚证。常用还少丹加减，药物有熟地黄、山药、山茱萸、枸杞子、楮实子、牛膝、五味子、杜仲、小茴香、巴戟天、肉苁蓉、茯苓、远志、石菖蒲、红枣等。

29. 养血平肝法。用于血虚肝旺证。常用地黄饮子加味，药物有生地黄、熟地黄、当归、白芍、何首乌、玄参、牡丹皮、红花、蒺藜、僵蚕、珍珠母、生牡蛎、代赭石、甘草等。

30. 平肝潜镇法。用于肝阳化风、热极生风、痰迷心窍证。常用天麻钩藤饮，药物有天麻、钩藤、生石决明、山栀、黄芩、夜交藤、茯神、牛膝、杜仲、益母草、桑寄生等。

31. 疏肝解郁法。用于肝气郁结、肝脾不和证。常用逍遥散，药物有当归、白芍、白术、茯苓、柴胡、薄荷、甘草、生姜等，若肝郁化热则加牡丹皮、栀子。

32. 健脾除湿法。用于脾虚湿阻证、寒湿证。常用除湿胃苓汤，药物有苍术、厚朴、陈皮、甘草、猪苓、赤茯苓、泽泻、白术、肉桂、滑石、防风、栀子、木通、灯心草等。

33. 健脾益气法。用于脾肺气虚、心脾两虚、脾不统血证。常用归脾汤，药物有党参、白术、茯苓、炙甘草、当归、黄芪、龙眼肉、木香、远志、炒酸枣仁等。

34. 健脾和胃法。用于脾胃虚弱、脾胃不和、脾不布津证。常用参苓白术散，药物有党参、白术、茯苓、炙甘草、山药、炒白扁豆、薏苡仁、砂仁、莲子肉、桔梗等。

35. 温补脾肾法。用于脾肾阳虚、肾阳虚证。常用实脾饮，药物有厚朴、白术、木瓜、木香、草果仁、大腹皮、炮附子、炮干姜、茯苓、炙甘草、生姜、红枣等。

36. 健脾补肺益肾法。用于肺脾肾阴阳两虚证。常用阳和汤加减，药物有肉桂、白芥子、附子、麻黄、鹿角胶、黄芪、黄精、茯苓、车前子、鸡血藤、当归、僵蚕、白术等。

37. 凉血清心法。用于心经郁热、心脾积火证。常用导赤散加味，药物有生地黄、木通、淡竹叶、甘草、黄连等。

38. 调摄冲任法 。用于冲任失调证。常用四物汤合二仙汤，药物有当归、川芎、生地黄、白芍、仙茅、淫羊藿、黄柏、知母、巴戟天等。

温教授在具体的内治法中，体现了其对疾病的病因、病位的综合考虑。

一、病因辨证论治

（一）风热证

【诊断要点】皮损为潮红之肿胀、红斑、风团、丘疹或结节，触之焮热或有瘀点，瘙痒难忍，遇热加重，遇冷减轻，可伴微热恶风，心烦口渴或便干尿赤，舌边尖红，舌苔薄黄，脉象浮数。

【证候分析】本证发作急骤，系风热之邪袭于肌肤，与卫气相搏，郁于肌肤，故出现风团、丘疹或结节，风热在表，则微热恶风；搏于营血，营血热盛，则充盈于肌肤络脉，故皮损潮红，触之焮热，或热迫血妄行而出现瘀点；遇热助长热邪，故症状加重；遇冷则减轻；风盛则痒，热微则痒；热扰津伤则心烦口渴，或便干尿赤；舌边尖红、苔薄黄、脉浮数均为风热之象。

【常见皮肤病】荨麻疹（风㾦瘟、瘾疹）、丘疹性荨麻疹（水疥）、血管神经性水肿（赤白游风）、药物性皮炎（中药毒）、接触性皮炎、单纯糠疹（吹花癣）、谷痒症、玫瑰糠疹（风热疮）、传染性红斑、神经性皮炎（牛皮癣）等。

【治法】祛风清热。

【参考方药】荆防汤。

荆芥 9g、防风 9g、蝉蜕 6g、升麻 3g、黄芩 9g、连翘 12g、生石膏 15～30g、苦参 9～30g、白鲜皮 9g、甘草 6g、黄柏 9g，水煎服。

方解：荆芥、防风、蝉蜕祛风解表止痒，黄芩、连翘清上焦之热，生石膏清中焦之热，黄柏清下焦之热，苦参、白鲜皮清热利湿止痒，升麻解毒透表，甘草和中。其中黄芩、黄柏苦寒，生石膏辛寒，脾胃虚寒者慎用。

（二）风寒证

【诊断要点】皮损色淡，为白色风团或皮色丘疹或肿胀，遇风吹、着凉或接触冰水后加重；得暖则减，自觉瘙痒，全身有紧束感，伴恶风畏寒无汗，口不渴，舌质淡红、舌苔薄白，脉象浮紧或缓。

【证候分析】本证发病较急，多因风寒外袭或冷水刺激肌表以致营卫失和，故恶风畏寒；寒主收引，故无汗，全身有紧束感，受寒部位络脉收缩，故皮损色淡或发白，且遇冷加重；得暖则络脉舒张复原，故症状减轻；津未伤，故口不渴；风盛则痒，痒在浅表；舌淡红、苔薄白、脉浮紧或缓均为风寒表证之象。

【常见皮肤病】荨麻疹（风瘖瘟、瘾疹）、血管神经性水肿（赤白游风）、冬季皮肤瘙痒症（风瘙痒）、痒疹（粟疮）、寒冷性多形性红斑（猫眼疮）、冬季皮炎等。

【治法】调和营卫，祛风散寒。

【参考方药】麻桂各半汤。

麻黄 4.5g、桂枝 6g、赤芍 9g、杏仁 9g、甘草 6g、生姜 3 片、红枣 5 枚，水煎服。

方解：麻黄宣肺解表散寒，桂枝温阳解表散寒，杏仁宣肺化痰，赤芍活血通络，桂枝、生姜、红枣、甘草有健脾胃、调和营卫的作用。

（三）湿热证

【诊断要点】皮损灼热红肿，有丘疹、水疱、脓疱、糜烂、流水、女阴溃疡，疼痛或剧烈瘙痒、痒在深处。伴头身沉重，胸闷纳呆，大便溏或干结，小便黄赤，带下色黄，舌质红、舌苔黄腻，脉象滑数或濡数。

【证候分析】本证因湿热蕴郁肌肤而发。湿热之邪浸淫肌肤，则见红斑、丘疹、水疱、脓疱、糜烂、流水等多形态的皮肤损害同时出现，红肿而灼热疼痛或湿热作痒，痒在深处；湿热困扰脾胃，运化失职，则见头身沉重、胸闷纳呆；湿热下注则可致女阴溃疡、带下色黄；湿热流注肠胃则便溏；热伤津液则大便干结、小溲黄赤；舌红、苔黄腻、脉滑数或濡数均为湿热蕴结之象。

【常见皮肤病】临床上湿热证最为多见，如急性湿疹（浸淫疮等）、婴儿湿疹（胎敛疮）、自身敏感性皮炎、脓疱疮、带状疱疹（蛇串疮，缠腰火丹）、丘疹性荨麻疹（水疥）、结节性痒疹（马疥）、异位性皮炎（四弯风）、掌跖脓疱病、多形性日光疹、癣菌疹、初期结节性红斑（瓜藤缠）、红斑性肢痛症、急性女阴溃疡（阴蚀）、滴虫性阴道炎（阴䘌）、白塞氏病（狐惑）、湿疹皮炎样型药疹（中药毒）、擦烂红斑（汗淅疮）、尿布皮炎（淹尻疮）、阴部皮肤瘙痒症（阴痒）、脂溢性皮炎（面游风）、寻常性天疱疮（天疱疮）、头部乳头状皮炎（肉龟）、毛囊炎（发际疮）等。

【治法】清热利湿。

【参考方药】萆薢渗湿汤合二妙丸。

萆薢12g、赤茯苓10g、通草5g、泽泻10g、滑石15g、生薏苡仁30g、黄柏10g、苍术10g、牡丹皮10g，水煎服。

方解：萆薢、赤茯苓、泽泻、通草、滑石、生薏苡仁清热利湿，苍术、黄柏清热燥湿，牡丹皮凉血清热活血。

加减：应视湿、热二邪孰轻孰重而处方用药各有所侧重。发于上部或弥漫全身者，多夹有风邪，应加祛风清热之桑叶、菊花、苍耳子、蝉蜕，去黄柏、赤茯苓；属于湿热上蒸者，宜清热燥湿，用芩连平胃散（黄芩10g、黄连5g、苍术10g、厚朴10g、陈皮10g、甘草6g）；发于中部或流水黄黏、结黄痂者，系湿热并重，宜清利肝经湿热为主，加龙胆草、生山栀、黄芩或用龙胆泻肝汤［黄芩10g、龙胆草10g、生山栀10g、木通10g、柴胡6g、车前子（包）10g、泽泻12g、当归尾3g、生地黄10g、甘草6g］；发于下部者，多属湿热下注，湿邪为重者，加川牛膝、车前子；热痒甚者，视症选加徐长卿、苍耳子、蒺藜、白芷、苦参、白鲜皮、地肤子祛风清热、利湿止痒；皮损焮红灼热者，宜凉血清热法，加生地黄、赤芍、牡丹皮；大便干者，加大青叶15g，既可通便，又不太苦寒，为治热秘之良药；脓疱者，加金银花、连翘、蒲公英、清热解毒。

（四）风湿证

【诊断要点】皮损为皮色不变或暗色丘疹而成片，粗糙肥厚，或无原发皮损，因剧痒而有抓痕、血痂或色素沉着、苔藓样变等继发性皮肤损害，或肌肉疼痛或关节疼痛而功能受限，汗出恶风。舌体胖，舌苔薄而微腻，脉濡缓。

【证候分析】体内素有蕴湿，外感风邪，风湿蕴阻皮肤而出现皮色或暗色丘疹而成片，因风湿盛而剧痒，并导致抓痕、血痂或色素沉着、苔藓样变等继发性皮肤损害。风湿相搏于肌肉或关节，痹阻经络则肌肉或关节疼痛，功能受限。早期风湿在表则汗出恶风，病久肌肤失养而变得粗糙肥厚。

【常见皮肤病】神经性皮炎（牛皮癣）、皮肤瘙痒症（风瘙痒）、扁平苔藓（紫癜风）、皮肤淀粉样变、痒疹（粟疮）、系统性红斑狼疮，以及皮肌炎有肌肉、关节疼痛者、关节病型银屑病（白疕）等。

【治法】祛风利湿，养血润肤。

【参考方药】全蝎方加减。

全蝎 6g、皂角刺 6g、防风 10g、刺蒺藜 15g、苦参 10g、白鲜皮 10g、当归 10g、夜交藤 30g，水煎服。

方解：全蝎、皂角刺、防风、刺蒺藜祛风止痒，苦参、白鲜皮利湿止痒，当归、夜交藤养血润肤。

加减：肌肉关节疼痛视症选加伸筋草、千年健、桑寄生、羌活、独活、老鹳草、鬼箭羽、秦艽、豨莶草、威灵仙、松节、桑枝、桂枝、木瓜、乳香、没药、延胡索、鸡血藤、蝉蜕、乌梢蛇、蜈蚣等。

（五）寒湿证

【诊断要点】皮损呈暗红斑块或结节，颜色较暗。或小腿青筋怒张，伴发溃疡与色素沉着，经久不消，可伴有肌肉、关节疼痛；手足发凉，诸症遇寒加重，大便不干或溏，小便清长，舌质淡、苔薄白或腻，脉沉迟或缓。

【证候分析】脾湿内蕴，复感寒邪，或寒湿之邪侵于肌肤，寒湿凝聚于关节及手足，而致皮损颜色紫暗，肌肉、关节疼痛，手足发冷；遇寒更助长寒邪，故使病情加重；寒湿皆属阴邪，不但不伤津，还可流注大肠与膀胱，故大便不干或溏，小便清长；舌质淡、苔白腻、脉沉迟或缓均为寒湿之象。

【常见皮肤病】多形性红斑（猫眼疮）、后期结节性红斑（瓜藤缠）、小腿静脉曲张性溃疡（臁疮）、冻疮、皮肌炎（肌痹）、结节性血管炎、硬结性红斑（腓腨发）、网状青斑等。

【治法】健脾除湿，温散寒邪。

【参考方药】当归四逆汤加减。

桂枝10g、吴茱萸10g、干姜6g、当归10g、白芍10g、茯苓10g、白术10g、鸡血藤15g、陈皮6g，水煎服。

方解：桂枝、吴茱萸、干姜温经散寒，当归、白芍养血活血，茯苓、白术健脾除湿，鸡血藤活血通络，陈皮理气和中。

加减：气虚者加黄芪、党参，关节疼痛者加秦艽、老鹳草；上肢发病者加姜黄；下肢发病者加川牛膝、木瓜。

（六）风湿热证

【诊断要点】皮损为多形性损害，风热偏盛者，发无定处或多发生于上半身，为鲜红斑，红色或紫红色丘疹，间见水疱。湿热偏盛者，为成群之小水疱，或出现大疱，甚至浸淫成片，口糜、二阴湿烂，瘙痒无度，可兼见肢节重痛，口干尿黄，舌质红，舌苔黄腻，脉象滑数、濡数或浮数。

【证候分析】湿热内蕴，外感风邪，风邪与湿热相搏，内不得疏泄，外不得透达，郁于肌肤、腠理之间而成本证。风热偏盛，则斑、丘疹发红，发无定处或上半身较多，瘙痒无度；湿热偏盛，则现成群水疱或大疱，湿热上壅则口糜，湿热下注则二阴溃蚀，浸淫湿烂，湿热阻于肢节则重痛，风湿热郁久伤阴则口干尿黄。舌质红，舌苔黄腻，脉象滑数、濡数或浮数，均为湿热或夹风之象。

【常见皮肤病】多形性红斑（猫眼疮）、扁平苔藓（紫癜风）、疱疹样皮炎（蜘蛛疮）、汗疱症（田螺疱）、神经性皮炎（牛皮癣）、白塞氏病（狐惑）、药物性皮炎（中药毒）、湿疹（浸淫疮）、自身过敏性皮炎（风湿疡）、荨麻疹（风瘔瘰、瘾疹）、水痘、环形红斑等。

【治法】疏风清热，祛湿止痒。

【参考方药】消风散。

荆芥9g、防风9g、牛蒡子9g、蝉蜕9g、苍术9g、木通6g、苦参9g、生石膏9g、知母9g、甘草6g、当归9g、生地黄9g、胡麻仁9g，水煎服。

方解：风自外来，止痒必先疏风，故方中以荆芥、防风、牛蒡子、蝉蜕开发腠理，透解在表之风邪；湿热相搏，滋水流溢，故以苍术散风祛湿、苦参清热燥湿、木通渗利湿热；以生石膏、知母清热泻火；并以当归和营活血、生地黄清热凉血、胡麻仁养血润燥、甘草调药和中兼能解毒。

加减：若见风毒盛者，加金银花、连翘疏风清热解毒；血热盛者，加赤芍、紫草、牡丹皮以清热凉血；湿热盛者，加土茯苓、地肤子、白鲜皮、车前子以清热利湿。

（七）风寒湿证

【诊断要点】颈、项、背、肩皮肤硬肿如木，或胸部、四肢皮肤不仁，捏之板硬，形状成点、片、条状，色泽淡紫或似象牙色，面无表情，如戴面具，遇冷则肢端发绀甚至溃疡，或皮损为点滴状或钱币状暗红斑，上覆较厚之银白鳞屑，伴有肢体关节肿痛、僵硬，重则关节变形、腹胀便溏、吞咽发噎，舌质淡红、苔白腻，脉细弱。

【证候分析】外受风寒湿邪，以致气血不调，营卫不和，肌肤失润，故皮肤硬肿如木，捏之板硬，面无表情，如戴面具，鳞屑白厚或皮损色如象牙；络脉瘀阻则皮损颜色暗红或淡紫，遇冷则致瘀阻加重，故肢端发绀甚至溃疡；经络筋骨痹阻，肝肾受损，故关节肿痛、僵硬甚至变形；寒湿困脾，则腹胀便溏；胃气失降，则吞咽发噎；风寒湿邪痹着日久，耗伤气血，故舌质淡红、舌苔白腻，脉象细弱。其中，白腻舌苔乃寒湿之象。

【常见皮肤病】硬肿病、硬皮病（皮痹）、关节病型银屑病（白疕、松皮癣）等。

【治法】祛风散寒除湿，益肝肾补气血。

【参考方药】独活寄生汤。

独活 9g、桑寄生 18g、杜仲 9g、牛膝 9g、细辛 3g、秦艽 9g、防风 9g、当归 12g、白芍 9g、生地黄 15g、川芎 6g、党参 12g、茯苓 12g、甘草 6g、肉桂心 1.5g，水煎服。

方解：独活、秦艽、防风可祛风湿、止痹痛，更加细辛，发散阴经风寒，搜剔筋骨风湿，且能止痛。用杜仲、牛膝、桑寄生补益肝肾兼祛风湿；以当归、生地黄、白芍养血和血润肤，党参、茯苓、甘草补益正气；再加川芎、肉桂心温通血脉，并助祛风。全方扶正祛邪，标本同治。

加减：若关节疼痛较甚，可酌加白花蛇舌草、制川乌、地龙、红花等以助搜风通络、活血止痛之效；寒邪偏重者，酌加附子、干姜；湿邪偏重者，酌加防己、苍术等；正虚不甚者，可酌减生地黄、白芍、党参等；正虚明显者，加黄芪补气、桂枝化气助阳，且与白芍一起调和营卫。上肢为甚加姜黄、海风藤，下肢为甚加防己，关节变形加穿山甲、透骨草，或加全蝎、蜈蚣、蝉蜕等驱风之品。腹胀便溏加广木香、陈皮、厚朴；肢端溃疡，疼痛剧烈加乳香、没药。

（八）暑湿证

【诊断要点】见于夏秋炎热季节，皮损多见于暴露部位或多汗部位，表现为皮肤潮红，出现细小丘疹或丘疱疹，或出现脓疱或疖肿，轻痒或剧痒，甚或灼热刺痛。可伴有身热、心烦、胸闷、纳呆等症。症状与气候变化密切相关，即气温高时加重，气温低时减轻或消退。舌苔白腻或黄腻，脉象濡数。

【证候分析】夏秋之交，气候炎热，暑湿交蒸，熏蒸肌肤，故皮损潮红，气机受困，汗出不畅而出现细小丘疹或丘疱疹，如兼热毒外受则现脓疱或疖肿，“热微则痒，热甚则痛”，故现轻重不同程度之瘙痒、灼热刺痛。暑湿之邪弥漫三焦，困遏气机，故出现身热、心烦、胸闷、纳呆等症。气温高，邪盛，症状亦重；气温低，邪轻，症状亦随之减轻。舌苔白腻或黄腻、脉象濡数均为暑湿郁蒸之表现。

【常见皮肤病】痱子、夏季皮炎、脓疱疮（黄水疮）、单纯性毛囊炎（发际疮）、红癣、多形性日光疹、日光皮炎（日晒疮）。

【治法】清暑利湿解毒。

【参考方药】清暑汤。

连翘15g、天花粉30g、赤芍15g、甘草3g、滑石18g、车前子（包）10g、金银花30g、泽泻10g、淡竹叶6g，水煎服。

方解：暑多夹湿，暑为阳热之邪，暑气通于心，暑易伤津。《明医杂著》说：“治暑之法，清心利小便最好。”本方即以金银花、连翘、淡竹叶清心（热）解毒，以天花粉、赤芍清热凉血养阴生津，以六一散、车前子、泽泻清暑利湿。

加减：暑热甚，加生地黄、芦根、荷叶、牡丹皮、黄连；热毒甚，加野菊花、紫花地丁、蒲公英；湿重加苍术、白术、薏苡仁、茯苓皮、冬瓜皮、西瓜翠衣、黄柏、马齿苋；气虚，加生黄芪；若身热，口不渴或渴不多饮，加藿香、佩兰、淡竹茹以芳香化湿。

（九）热毒炽盛证

【诊断要点】皮损为全身皮肤弥漫潮红灼热，或起大疱、脓疱，糜烂腥臭难闻，或发斑，或大片脱屑，瘙痒，口腔部黏膜大片糜烂、疼痛，或咽喉肿痛、唇舌肿大溃痛，甚则头面肿，伴头痛、骨节烦痛，高热，口干渴，甚至狂躁、谵妄，四肢厥逆。舌质绛，干黑无苔，或焦黑起刺，或黑苔起瓣，脉浮大而数或沉数。

【证候分析】热毒之邪内侵脏腑，外犯经络、肌肤，气血两燔，故出现全身皮肤潮红弥漫、灼热痒痛，伴高热干渴，谵狂厥逆。“热盛则肉腐”，故出现大疱、脓疱，皮肤黏膜大片糜烂剥脱，唇舌溃烂，臭气难闻。热迫血妄行而皮肤发斑。血热风燥，不能濡润肌肤，故见大量脱屑，热微则痒，热甚则痛，故皮肤瘙痒灼痛，咽喉肿痛，唇舌肿痛，头痛，骨节烦痛。舌绛，干黑无苔或焦黑起刺，又或黑苔起瓣，脉浮大而数或沉数，均为热毒炽盛，入血伤阴之象。

【常见皮肤病】系统性红斑狼疮、皮肌炎（肌痹）、天疱疮、脓疱型银屑病、红皮病、重症药疹（中药毒）、接触性皮炎、植物日光性皮炎（风毒肿）、重症多形性红斑、多形性日光疹、须疮（羊胡疮）、丹毒、脓癣（赤秃疮）、深脓疱疮（脓窠疮）、连续性肢端皮炎（镟指疳）、掌跖脓疱病、疱疹样脓疱病等。

【治法】清热凉血解毒。

【参考方药】清瘟败毒饮。

生石膏（先煎）30g、知母10g、生地黄30g、犀角

（另炖）1.5～3.0g、牡丹皮10g、黄连10g、黄芩10g、栀子10g、玄参30g、赤芍15g、连翘30g、甘草10g、淡竹叶6g，水煎服。

方解：犀角、生地黄、赤芍、牡丹皮、玄参清热解毒，凉血散瘀；黄连、黄芩、栀子、连翘、淡竹叶泻火解毒；生石膏、知母、甘草清热生津。

加减：若血热损络，血溢成斑，酌加紫草、凌霄花、红花、炒槐花以清血分伏火；若毒热攻心，昏谵抽搐，分别加服安宫牛黄丸以清热解毒，或服紫雪丹以息风镇痉，或服至宝丹以芳香醒脑；皮损以脓疱为主者，加五味消毒饮（金银花15g、野菊花15g、蒲公英15g、紫花地丁15g、紫背天葵子6g）。

（十）湿毒证

【诊断要点】或自幼发病，于易受压和摩擦部位，摩擦即起水疱或大疱，疱液先清后浊，破后糜烂流液，兼见腹胀、纳呆、便溏、恶心、吐乳、神疲等症状；或急性女阴溃疡，覆盖淡黄色脓性分泌物；或慢性下肢溃疡，表面有脓性分泌物；或因接触异物后，局部肿胀起疱流液而痒痛。舌质较淡、苔薄白，脉沉缓。

【证候分析】胎儿于母体内感受遗湿、遗毒，蕴阻于脾肺，生后即可发病，脾经蕴湿，故见水疱糜烂、腹胀、恶心、吐乳诸症，脾虚不能散精归肺，则肺亦虚，肺虚受湿毒之侵，皮肤即易受擦起疱。湿毒下注可致女阴急性溃疡或下肢慢性溃疡，且表面有脓性分泌物，湿毒遗留局部，可使局部肿胀起疱而痒痛。舌质淡、脉沉缓均为湿毒困脾之象。

【常见皮肤病】大疱性表皮松解症、急性女阴溃疡（阴蚀）、急性自身过敏性皮炎、急性接触性皮炎、下肢溃疡合并感染等。

【治法】除湿解毒。

【参考方药】除湿解毒汤。

白鲜皮 15g、大豆黄卷 12g、生薏苡仁 12g、土茯苓 12g、木通 6g、滑石 15g、生甘草 6g、山栀子 6g、牡丹皮 10g、金银花 15g、连翘 12g、紫花地丁 10g，水煎服。

方解：本方适用于湿毒为患而湿盛于毒者，方中白鲜皮、大豆黄卷、生薏苡仁、木通、滑石、生甘草可清热除湿、散风止痒，其中大豆黄卷又名清水豆卷，是由黑豆泡水出芽而成，取其分利湿热之功；土茯苓、山栀子、金银花、连翘、紫花地丁、牡丹皮解毒清热凉血，本方利中有清，二者相辅相成。

（十一）风毒证

【诊断要点】食用某些光敏性植物后，复受日光照射而发生，多在暴露部位，皮损对称，发病突然，浮肿显著，自觉皮肤绷紧，灼热瘙痒，可见红斑、瘀点、瘀斑，口干尿黄，舌红、苔薄黄或腻，脉濡滑。

【证候分析】由于禀性不耐，腠理不密，食用某些“毒”性（光敏性）植物后，脾胃运化失职，湿热内生，外受风邪与阳光之毒，风毒侵袭，故病起急骤，迅速焮肿，风毒由表入里，化热而伤血络，故血溢成瘀斑、瘀点，风邪引起瘙痒，毒热导致灼热之感，故皮肤灼热瘙痒。风毒乃阳邪，易伤阴津，故口干尿黄。舌红、苔黄或腻，脉濡滑皆为热与湿象。

【常见皮肤病】植物－日光性皮炎（风毒肿）等。

【治法】散风清热解毒。

【参考方药】普济消毒饮。

黄芩15g、黄连15g、陈皮6g、甘草6g、玄参6g、柴胡6g、桔梗6g、连翘3g、板蓝根3g、马勃3g、牛蒡子3g、薄荷3g、僵蚕2g、升麻2g，水煎服。

方解：风宜疏散，毒宜清解，故以解毒透邪立法，而以清热解毒为主。方中重用黄芩、黄连清泄上焦热毒，为主药；牛蒡子、连翘、薄荷、僵蚕轻清疏散上焦风热，为辅药；玄参、马勃、板蓝根、桔梗、甘草轻剂清解咽喉头面热毒，陈皮理气而疏通壅滞，共为佐药；升麻、柴胡疏散风热，并引药上行，共为使药。诸药合用，共奏清热解毒、疏风散邪之效。

加减：便秘加生大黄（后下）。

（十二）湿痰结聚证

【诊断要点】皮下结核，软滑活动，皮色如常，皮温不变，终不破溃，不痛或压之疼痛，舌苔薄白、舌边有齿痕，脉濡。

【证候分析】气机不畅，痰湿停结于皮里膜外，结聚成核。故表现为皮下结核，软滑活动。无热象，故皮色如常，皮温不变，终不溃破，不痛。若有气血瘀滞则压之疼痛。舌苔薄白、舌边有齿痕、脉濡均为脾虚而生痰湿之证。

【常见皮肤病】猪囊虫病、脂肪瘤、粉瘤、肌纤维瘤、多发性神经纤维瘤等诸多皮下良性肿瘤。

【治法】健脾益气，化痰软坚。

【参考方药】六君子汤加味。

党参10g、白术10g、茯苓10g、甘草6g、陈皮10g、半夏10g、海藻10g、昆布10g、牡蛎10g、贝母10g、瓦楞子10g，水煎服。

方解：党参、茯苓、白术、甘草健脾益气，陈皮、半夏理气燥湿化痰，海藻、昆布、贝母软坚化痰，牡蛎、瓦楞子软坚散结。其中甘草与海藻相反相成，化痰解毒，又能调和药性。

（十三）痰火凝滞证

【诊断要点】颈部、耳前后、锁骨窝中出现皮下结核，与周边粘连，或数枚结核相互粘连。皮色暗红，皮肤微热，触之应指。全身可出现低热、潮热、咳嗽、盗汗等症状。舌红少苔，脉细数。

【证候分析】肺肾阴虚，虚火内灼，炼液为痰，凝结于少阳、阳明之络，故在颈部、耳前后、锁骨窝中出现粘连之结核，触之应指。阴虚生内热，故出现低热、潮热、皮肤微热，皮色暗红、咳嗽、盗汗、舌红少苔、脉细数等征象。

【常见皮肤病】淋巴结核（瘰疬）。

【治法】滋肾补肺，化痰软坚。

【参考方药】六味地黄丸与内消瘰疬丸加减。

生地黄 10g、山药 10g、山茱萸 10g、牡丹皮 10g、茯苓 10g、泽泻 10g、夏枯草 15g、海藻 10g、浙贝母 10g、玄参 10g、海蛤粉 10g、甘草 6g、天花粉 10g、白蔹 10g，水煎服。

方解：前六味为六味地黄汤滋肾补肺，夏枯草泻火软坚散结，海藻、天花粉、浙贝母、海蛤粉、白蔹化痰散结、破坚消积，玄参滋阴泻火，甘草配海藻相反相成，化痰解毒，又能调和药性。

（十四）燥毒证

【诊断要点】目赤而涩，口干喜饮，唇焦皲裂，关节、肌肉酸痛，毛发干燥稀疏、易脆易落，兼身热，偶见高热，舌红少苔，脉细数。

【证候分析】凡禀赋阴虚液燥者，加之阴津亏耗，首损肝肾，次及脾肺。肝开窍于目，内寄相火，其性易动易升，故易于化燥化热。燥热偏胜则化毒。毒热波及气营，以致身热；毒热熏灼上炎，故目赤而涩；口为脾之外窍，毒热灼津，故口干唇燥；肺主皮毛，肺阴被灼，不能润泽皮毛，故毛发干枯易落。肝主筋，脾主肌肉，关节、肌肉失去津液濡润，故而酸痛；舌红少苔、脉细数，均为燥毒伤阴之象。

【常见皮肤病】干燥综合征等。

【治法】清营解毒润燥。

【参考方药】犀角地黄汤加味。

犀角 1.5～3.0g（冲）、生地黄 30g、赤芍 15g、牡丹皮 15g、紫草 15g、丹参 15g、大黑豆 30g、玄参 15g、绿豆衣 15g，水煎服。

方解：前四味系犀角地黄汤，清营凉血解毒；加紫草、丹参，加重凉血活血之功；大黑豆、玄参、绿豆衣可滋阴补肾、解毒润燥。

（十五）火毒结聚证

【诊断要点】体表局部结肿如钉，中心有一脓头，根深坚硬，皮肤红肿热痛，前臂或小腿内侧等部位出现一条纵行红丝，远端红肿破溃，疼痛明显。伴有恶寒发热、头痛、纳呆、身乏，舌苔黄或黄腻，脉数实。

【证候分析】《黄帝内经》曰："膏粱之变，足生大疔。"由于饮食膏粱厚味、醇酒辛辣炙煿，以致脏腑积热，火毒结聚，或皮破染毒蕴蒸肌肤，致气血凝滞，故皮肤局部结肿如钉、红肿热痛；火毒内侵而致恶寒发热、头痛、纳呆、身乏。苔黄腻、脉数实皆为火毒实证之候。

【常见皮肤病】见于一切皮肤急性化脓性疾患，如疖、痈、瘭疽（疔疮）、淋巴管炎（红丝疔）、甲沟炎（蛇眼疔）等。

【治法】清热解毒。

【参考方药】五味消毒饮加味。

金银花30g、野菊花30g、蒲公英30g、紫花地丁30g、天葵子10g、炮甲珠10g、皂角刺10g、赤芍15g、生甘草10g，水煎服。

方解：前五味为五味消毒饮，清热解毒。加炮甲珠、皂角刺，透脓外托，赤芍凉血活血，生甘草解毒、调和诸药。

加减：脓成气虚者，加生黄芪30g以托里消毒，透脓外出。

（十六）虫积证

【诊断要点】颜面出现圆形淡白斑，有细粉状白屑（虫斑）或皮肤发生风团而伴有腹痛、吐虫、便虫或晚上肛门瘙痒而有蛲虫爬出，或大便化验有虫卵者。

【证候分析】由于肠道寄生蛔虫、蛲虫等而致腹痛、吐虫、便虫，颜面出现虫斑，蛲虫晚上自肛门爬出而致局部瘙痒，化验大便有虫卵即可证实诊断。

【常见皮肤病】单纯糠疹（吹花癣、桃花癣），以及由肠寄生虫引起的荨麻疹（风痦瘰、瘾疹）、由蛲虫引起的肛门瘙痒症等。

【治法】杀虫驱虫。

【参考方药】化虫丸。

鹤虱、槟榔、苦楝根皮、铅粉各30g，枯矾8g，共为细末，面糊为小丸，每日1次，每次6g，1岁小儿服1.5g，米汤送下。

方解：本方各药单用即有驱虫作用，合用则驱虫之力更强，对肠内诸寄生虫如蛔虫、蛲虫、绦虫、姜片虫等均有驱杀作用。方中鹤虱驱诸虫，苦楝根皮杀蛔虫、蛲虫，槟榔杀绦虫、姜片虫，枯矾、铅粉均具杀诸虫之效。其中铅粉杀虫力最大，但毒性大，宜慎用，且不宜久用。去虫后，当调理脾胃，扶助正气，以资巩固。

二、脏腑经络辨证论治

（一）肺胃湿热证

【诊断要点】颜面及口鼻周围可见红斑、丘疹、粉刺（有白头粉刺和黑头粉刺两种）、脓疱，甚至结节、囊肿，并可扩展至颈项和肩背、前胸，口周可出现重叠小水疱。或痛或痒，皮肤多油腻，伴有便干尿黄或二便不爽，舌红、苔黄腻，脉滑数。

【证候分析】肺主皮毛，开窍于鼻，颜面为足阳明胃经所过之部位，故肺胃湿热熏蒸，则颜面多油腻，起红斑、丘疹、粉刺，口周起小水疱；热胜则肉腐而成脓疱；血遇热则凝结成结节、囊肿。热微则痒，热甚则痛。热伤津则便干尿黄，湿性黏滞故二便不爽。舌红、苔黄腻、脉滑数均为湿热之象。

【常见皮肤病】痤疮（肺风粉刺）、酒渣鼻、须疮（燕窝疮）、脓疱病、单纯疱疹（热疮）等。

【治则】清热解毒利湿。

【参考方药】枇杷清肺饮与黄连解毒汤加减。

野菊花30g、桑白皮10g、枇杷叶10g、黄连6g、黄芩10g、黄柏10g、赤芍15g、牡丹皮10g、生甘草10g、土茯苓30g、白花蛇舌草30g，水煎服。

方解：野菊花、白花蛇舌草清热解毒，野菊花轻清向上更合此证，白花蛇舌草现代研究有去脂作用，切合病情；土茯苓利湿解毒；桑白皮、枇杷叶、黄芩清肺热；黄连清胃热；

黄柏清下焦热，三黄苦寒燥湿，对肺胃湿热最为适合；再加赤芍、牡丹皮凉血活血，生甘草解毒、调和诸药。

加减：有结节、囊肿者，加皂角刺以软坚散结。

（二）肺阴虚证

【诊断要点】四肢、面部起丘疹、结节、斑块或肿瘤，触之坚硬，皮色正常或暗红，鼻、耳、指、趾等处形似冻疮，可有发颐（腮腺肿大）。伴周身乏力，低热盗汗，干咳少痰或黄痰，胸闷气短，胁下疼痛，肝脾肿大。舌红少津、苔薄黄，脉细数。

【证候分析】久病劳损，灼津耗液，使肺阴亏损，虚火蒸灼，炼液为痰，瘀热蕴结肌肤而发生丘疹、结节、斑块或肿瘤，皮色正常。阴虚肺热，故出现周身乏力，低热盗汗，干咳少痰或黄痰；肺气不利，则胸闷气短；肺病及肝，肝失疏泄，气滞血瘀则肝脾肿大，胁下疼痛，皮损触之坚硬，颜色暗红或如冻疮；少阳经气不利，故有发颐。舌质红少津、舌苔薄黄、脉细数均系阴虚内热之象。

【常见皮肤病】结节病等。

【治法】滋阴降火。

【参考方药】养阴清肺汤加减。

生地黄18g、麦冬12g、生甘草6g、玄参12g、贝母10g、牡丹皮10g、薄荷3g、炒白芍6g，水煎服。

方解：生地黄、玄参、麦冬、炒白芍养阴润燥，清肺解毒；牡丹皮凉血活血而消结肿，退低热；贝母润肺止咳，清化热痰，合玄参又能软坚散结；薄荷宣肺利咽；生甘草泻火解毒，能和诸药。

加减：咳嗽痰黄、胸闷气急盛者，加桑白皮、枇杷叶、黄芩、橘红、紫菀；发颐、肝脾肿大者，加青皮、赤芍、桃仁、夏枯草、生牡蛎。

（三）肺肾阴虚证

【诊断要点】颜面粟粒大紫红色丘疹或黄豆大结节，性质光滑柔软，以玻片压之而不褪色，呈苹果酱色，丘疹顶端可结痂脱落，遗留小的萎缩性瘢痕，或结节互相融合成片，可溃烂，愈后成为萎缩性瘢痕，在瘢痕上又可发生新结节。或小腿屈侧出现硬结性红斑，可破溃，流溢清稀脂水。病程较长，缠绵难愈。可伴有低热、盗汗、乏力、腰背酸困，舌红、苔薄黄，脉细数。

【证候分析】素体虚弱，肺肾阴亏，阴虚生内热，灼津为痰，痰热蕴阻而发为紫红色丘疹或结节；热甚则肉腐，故易溃烂流脂；体质虚弱，肺肾皆虚，故愈合时形成萎缩性瘢痕，且病程缓慢，缠绵难愈。而低热、盗汗、乏力、腰背酸困、舌红、苔薄黄、脉细数等均属肺肾阴虚之象。

【常见皮肤病】寻常性狼疮（鸦啗疮）、颜面播散性粟粒性狼疮、硬红斑（腓腨发）等。

【治法】养阴清热，化痰软坚。

【参考方药】增液汤加味。

生地黄30g、玄参15g、麦冬10g、天冬10g、黄芩10g、百部10g、夏枯草10g、海藻10g、生甘草6g、皂角刺10g、生牡蛎（先煎）30g、黄柏10g，水煎服。

方解：生地黄、玄参、麦冬、天冬滋补肺肾之阴；黄芩清上焦（肺）之热；黄柏清下焦（肾）之热；百部、海藻化痰；夏枯草、皂角刺、生牡蛎软坚散结；生甘草与海藻相反相成、解毒化痰，并调和诸药。

（四）脾肺气虚证

【诊断要点】皮损呈斑块状或条索状，表面光滑如涂蜡，皮损局部变硬、萎缩呈板样，色素加深或脱失，舌质淡，或舌边有齿痕，脉沉缓或迟。

【证候分析】肺主皮毛，脾主肌肉，脾肺气虚，卫外不固，腠理不密，易感风寒湿邪，经络阻隔，气血瘀滞，不能濡养肌肤，故皮损呈斑块状或条索状变硬、萎缩，色素加深或色素脱失。肺脾气虚，不能帅血和运化水湿，故舌质淡，舌边有齿痕，脉沉缓或迟。

【常见皮肤病】局限性硬皮病（皮痹）等。

【治则】健脾益气，温通经络，活血软坚。

【参考方药】生黄芪 30g、山药 30g、茯苓 12g、鸡血藤 30g、鬼箭羽 30g、当归 10g、白芥子 15g、伸筋草 30g、全丝瓜 15g、贝母 10g、刘寄奴 10g、僵蚕 10g，水煎服。

方解：生黄芪、山药、茯苓健脾益气，白芥子、伸筋草、全丝瓜温经通络，当归、鸡血藤、鬼箭羽、刘寄奴养血活血软坚，贝母化痰软坚，僵蚕散风通络。

按：肺属金，脾属土，脾、肺系母子关系，根据“虚则补其母”的法则，本证虽为肺脾同病，然以补脾论治，并无缺陷。

（五）肺脾肾阴阳两虚证

【诊断要点】初起皮损为实质性水肿，以后萎缩、变硬，自觉疲懒，畏寒，肢端发凉，关节疼痛，甚而活动受限，口干舌燥，纳呆，腹痛，腹泻。妇女常有月经滞涩或停经。舌质淡，胖嫩，或边有齿痕，脉沉伏或沉紧。

【证候分析】肺、脾、肾三脏阴阳俱虚，卫外不固，腠理不密，复感风寒湿邪，气不化水，故初起为实质性水肿；以后经络阻隔，气血凝滞，不能濡养肌肤，故皮损出现萎缩、变硬；阳气虚，生外寒，故疲懒畏寒，肢端发凉；复受风寒湿邪痹阻，故关节疼痛，活动受限，内中肠胃，则腹痛、腹泻；阴虚口干舌燥；脾虚则纳呆；冲任经络阻隔，气血凝滞，故月经滞涩或停经。舌质淡肿嫩，或舌边有齿痕，脉沉伏或沉紧，皆为阳气虚不能运转气血水湿与感受寒湿之象。

【常见皮肤病】系统性硬皮病（皮痹）等。

【治法】健脾补肺益肾，温阳化水，活血软坚。

【参考方药】阳和汤加减。

肉桂10g、白芥子30g、附子6g、麻黄6g、鹿角胶10g（烊化）、黄芪30g、黄精15g、茯苓12g、车前子（包）15g、当归10g、鸡血藤30g、僵蚕10g、白术10g，水煎服。

方解：黄芪、白术、黄精健脾补肺，肉桂、附子、鹿角胶温经益肾散寒；麻黄、白芥子宣肺散寒行水；茯苓、车前子健脾利水；当归、鸡血藤养血活血通络；僵蚕散风软坚。

加减：累及肢端者，加红花、桂枝、片姜黄；气短乏力明显者，加人参、太子参。

（六）大肠湿热证

【诊断要点】肛门周围剧痒，痒如虫行，或肛门灼热，久之局部皮肤糜烂、皲裂间杂出现，往往合并痔或蛲虫，舌苔黄腻，脉象弦滑。

【证候分析】大肠湿热蕴结生虫，下注肛门，故肛门周围剧痒或痒如虫行，或肛门灼热；湿热浸渍肌肤而致局部糜烂、皲裂。苔黄腻、脉弦滑皆为湿热蕴结之象。

【常见皮肤病】肛门瘙痒症等。

【治法】清热利湿，杀虫止痒。

【参考方药】清热除湿汤加减。

龙胆草 10g、白茅根 30g、生地黄 15g、大青叶 15g、黄芩 10g、六一散 15g、苦参 10g、蛇床子 15g，水煎服。

方解：龙胆草、大青叶、黄芩、苦参、蛇床子清热燥湿、杀虫止痒，白茅根、生地黄凉血清热止痒，六一散清热利湿止痒。

（七）心经郁热证

【诊断要点】皮损为红色斑丘疹或风团，灼热刺痒，或于正常皮肤上搔抓后起条索状风团，颜色鲜红。斑丘疹或风团可大片融合，晚间痒甚，伴心烦不寐，或兼口舌糜烂，舌红尖赤，脉细数或滑数。

【证候分析】本证多因情志不遂等精神因素所致。盖心主神明，主血脉，心绪烦扰，致心火偏盛而血热，故皮损红而灼热，热微则痒，故刺痒。神舍不安，故见心烦难眠。舌为心之苗，故口舌糜烂。舌红尖赤及脉滑均属心火上炎之象，脉细数者往往合并有伤阴情况。

【常见皮肤病】荨麻疹、人工荨麻疹（风疙瘩、瘾疹）等。

【治法】凉血清心安神。

【参考方药】导赤散加味。

生地黄30g、木通10g、淡竹叶6g、甘草6g、黄连6g、赤芍12g、牡丹皮10g、僵蚕10g，水煎服。

方解：生地黄、赤芍、牡丹皮清热养阴凉血散血；木通降火利水，与生地黄合用清热利水而不伤阴；黄连清心泻火；淡竹叶清心利水，引热下行，从小便而出；僵蚕清热搜风止痒；甘草清热导火，调和诸药。

（八）心脾积火证

【诊断要点】口舌生疮，疮面白屑堆积，或口腔黏膜白斑。伴面红唇赤，烦躁不安，失眠，便干尿赤，口干口臭，舌红苔黄，脉滑数或细数。

【证候分析】心开窍于舌，脾开窍于口，心、脾二经积火，熏灼口舌，故口舌生疮、口臭，疮面白屑堆积或口腔黏膜白斑。火性炎上，致面红唇赤。热扰心神，故烦躁不安。热伤津液，而致便干尿赤，口干。舌红苔黄、脉滑数均为一派实热之象。若系心脾虚火上炎，则心烦不眠，舌红少苔，脉细数。

【常见皮肤病】口腔念珠菌病（鹅口疮）、口腔黏膜白斑等。

【**治法**】清泄积热。

【**参考方药**】清热泻脾散。

栀子10g、生石膏（先煎）30g、黄连6g、黄芩10g、生地黄30g、茯苓10g、灯心草3g，水煎服。

方解：栀子、黄连、黄芩、生石膏清热泻火；生地黄清热凉血养阴；茯苓、灯心草利水而导热下行，使热从小便而解。

加减：心脾虚火上炎者，宜养阴清热安神，用天王补心丹（生地黄、五味子、当归、天冬、麦冬、柏子仁、酸枣仁、人参、丹参、玄参、茯苓、远志、桔梗）。

（九）心火脾湿证

【**诊断要点**】全身皮肤弥漫潮红肿胀，而后表皮大量剥脱，灼热瘙痒，或起燎浆大疱，或原来化脓性病灶附近出现红斑、丘疹、水疱、脓疱、糜烂、滋水、浸淫、结黄色脓痂。可伴有口舌糜烂，便秘尿赤，舌红苔黄，脉弦滑数。

【**证候分析**】心火脾湿内蕴，复感风湿热邪，内外湿热相搏，阻于皮肤，故见遍身弥漫潮红肿胀，而后表皮剥脱，灼热瘙痒，或起燎浆大疱，或局部起红斑、丘疹、水疱、脓疱，糜烂、滋水、浸淫、结黄痂。湿热熏蒸口舌，则致口舌糜烂。湿热伤津，则便秘尿赤。舌红苔黄、脉弦滑数均为心火脾湿之象。

【**常见皮肤病**】红皮病、天疱疮、传染性湿疹样皮炎（黄水疮）等。

【**治法**】泻心凉血，清脾除湿。

【参考方药】清脾除湿饮加减。

赤苓皮15g、生白术10g、黄芩10g、泽泻10g、栀子10g、茵陈6g、枳壳10g、生地黄12g、淡竹叶6g、灯心草3g、甘草10g、麦冬10g，水煎服。

方解：赤苓皮、生白术健脾渗湿，黄芩、栀子苦寒泻热，泽泻、茵陈清热利湿，枳壳理气宽胸，淡竹叶、灯心草、甘草清心利水，生地黄、麦冬养阴清热凉血。

加减：高热者，加生玳瑁、生石膏、连翘；心火炽盛者，加莲子心、黄芩；口腔糜烂者，加藏青果、金果榄；大便干燥者，加大黄。化脓者，合五味消毒饮。

（十）心阳虚证

【诊断要点】面色㿠白，可见蝶形水肿性红斑，颜色暗淡，肢端怕冷，指趾尖可见暗红斑或瘀点、瘀斑，疼痛甚至脱疽，伴心悸气短，动则气促，形寒肢冷，胸闷疼痛，少气懒言，畏风自汗，舌质淡而胖，舌苔薄白而润，脉细弱或结代，心电图异常。

【证候分析】此为毒邪已退，正气受伤而致心阳不足，鼓动无力，气血不能正常运行，温煦失职，而致心悸气短，形寒肢冷、胸闷疼痛、少气懒言，面色㿠白，红斑颜色暗淡或指趾尖端出现瘀点、瘀斑，甚至脱疽、疼痛。阳气虚弱，不敛心液，故畏风自汗。舌为心之苗，心阳不足，故舌淡胖嫩而苔白。心合于脉，心阳虚则脉亦虚而见细弱脉，心脉阻滞见结代脉，并出现心电图的异常。

【常见皮肤病】系统性红斑狼疮等病累及心脏者。

【治法】益气温阳，养心安神。

【参考方药】炙甘草汤加减。

炙甘草12g、人参6g、生地黄30g、桂枝10g、阿胶（烊化）6g、麦冬10g、火麻仁20g、生姜10g、红枣10枚，水煎服。

方解：炙甘草甘温益气，缓急养心；配人参、红枣、生地黄、麦冬、火麻仁、阿胶甘润之品益心气而养心血；桂枝、生姜温阳通脉。全方共奏益心气、养心血、振心阳、复血脉之效。

加减：胸闷疼痛者，加冠心苏合香丸；四肢厥冷，脉微欲绝者，加附子、干姜。

（十一）胸阳不通，心血瘀阻证

【诊断要点】四肢及周身皮肤顽硬，颜面如假面具状，或四肢发生结节，颜色淡红或紫红，触之疼痛，常有网状青斑，也可有瘀斑、坏死、溃疡及肌痛、麻木、骨节肿痛，甚则面青、唇甲青紫或肢端冷紫，伴有心前区疼痛，胸闷心悸短气。舌质暗红，脉微细或涩。

【证候分析】由于胸阳不通，心脉痹阻，故心前区痛、胸闷心悸短气。阳气不能外达皮肤和四肢，故出现皮肤顽硬、颜面如假面具状，或面青、唇甲青紫，或肢端冷紫。气虚血瘀，故四肢出现痛性结节或瘀斑、坏死、溃疡及肌痛、麻木、骨节肿痛。舌质暗红、脉微细或涩皆为心血瘀阻之象。

【常见皮肤病】系统性硬皮病（皮痹）、结节性多动脉炎

（脉痹）等。

【治法】宣痹通阳，活血化瘀。

【参考方药】瓜蒌薤白白酒汤加减。

瓜蒌 12g、薤白 9g、干姜 9g、丹参 15g、红花 10g、赤芍 10g、川芎 6g、白酒 30ml，水煎服。

方解：瓜蒌开胸祛痰散结；薤白通阳行气止痛；丹参、红花、赤芍、川芎活血化瘀；干姜温经散寒。再借白酒行气活血之力，更加强诸药之效力。

（十二）心脾两虚证

【诊断要点】面颊暗红色蝴蝶斑，或眼睑水肿性紫红斑，手足掌跖皮肤有大小不等的红斑、瘀斑，四肢肌肉酸软无力或肌肉疼痛，面色皖白或萎黄，伴心悸怔忡，失眠健忘，食少倦怠，腹胀便溏，形体消瘦，舌质淡嫩，苔少或薄白，脉细无力。

【证候分析】劳倦思虑过度，或久病失养，损伤心脾气血，而脾胃为气血生化之源，脾虚则气衰血少，心失所养，故见心悸怔忡，失眠健忘，面色皖白或萎黄。气虚血郁，则见面颊、眼睑水肿性暗红斑或紫红斑。脾不统血，可致手足掌跖末端出现瘀斑。脾主肌肉，脾气虚弱，故肌肉酸软无力或肌痛，且食少倦怠，腹胀便溏，形体消瘦。舌质淡嫩、苔少或薄白，脉细无力均为心脾气血虚弱之象。

【常见皮肤病】系统性红斑狼疮、皮肌炎（肌痹）等。

【治法】养心健脾，益气补血。

【参考方药】归脾汤。

白术 9g、茯神 10g、黄芪 12g、龙眼肉 10g、酸枣仁 10g、党参 12g、木香 5g、远志 10g、生姜 6g、红枣 3 枚、炙甘草 5g、当归 10g，水煎服。

方解：黄芪、党参补气健脾；辅以当归、龙眼肉养血和营；白术、木香健脾理气，使补而不滞；茯神、远志、酸枣仁养心安神；炙甘草、生姜、红枣和胃健脾，以资生化。

（十三）肝气郁结证

【诊断要点】肝经循行部位如双颧、耳郭、头皮、口唇等处出现暗红斑，框廓清晰，肌肤甲错，叠起皮屑倒刺，或颜面有大小、深浅不等之褐斑，色如尘垢。颈项部阵发性剧痒，抓后出现红色扁平丘疹，或出现发早白，伴有胁痛、少腹胀痛，月经不调或涩少，有暗红血块，经前皮损处色素加深。舌红、苔薄白，脉象弦滑或沉涩。

【证候分析】情志不遂，肝失条达，疏泄失职，气机不畅，肝血瘀滞，故肝经所在部位出现暗红斑、褐斑或黑斑，肌肤甲错、叠起白屑，或面如尘垢，或出现白发。并伴胁肋胀痛，心烦易怒，精神抑郁，胸闷、善太息，经前乳房胀痛，月经不调等肝郁气滞的症状，若郁而化热则可见红色丘疹，阵发性剧痒，舌红，脉弦滑等征象。若兼肝血瘀滞，则见月经涩少或有暗红血块，脉象沉涩。

【常见皮肤病】慢性盘状红斑狼疮（鬼脸疮）、黄褐斑（黧黑斑）、黑变病、早老性白发、神经性皮炎（牛皮癣）等。

【治法】疏肝解郁，健脾养血。

【参考方药】逍遥散加减。

当归 10g、白芍 10g、白术 10g、茯苓 10g、炙甘草 5g、柴胡 10g、生姜 1 片、薄荷（后下）1.5g，水煎服。

方解：柴胡疏肝解郁，当归、白芍养血补肝，三药配合，补肝体而助肝用，又根据“见肝之病，知肝传脾，当先实脾”之理论，配伍入脾之茯苓、白术，以达补中理脾之用，加入少许薄荷、生姜，协助疏散条达，炙甘草协助健脾，并调和诸药。

加减：肝郁化热者，加牡丹皮、栀子；气滞明显者，加青皮、枳壳；血瘀者，加茜草根、丹参、郁金；瘙痒者，加蒺藜。

（十四）肝胆湿热证

【诊断要点】全身皮肤弥漫潮红肿胀或黄染，或沿肝胆经起带状疱疹，疼痛难忍。女阴瘙痒溃烂，男子包皮肿胀、龟头糜烂、疼痛，有脓性分泌物，或眼睑皮肤见黄色柔软斑块，可伴目黄胁痛，肝大腹胀，口苦呕恶，大便不爽，尿少而黄赤，舌红、苔黄腻，脉弦滑。

【证候分析】湿热蕴阻，肝胆疏泄功能失常，致胁痛肝大腹胀，口苦呕恶，大便不爽，尿少而黄赤；湿热熏蒸肌肤，致周身皮肤红肿或黄染；湿热流注肝胆经络则起带状疱疹，热凝血瘀故疼痛难忍；湿热上蒸肝窍，则见目黄、眼睑黄疣；湿热下注阴器，则局部瘙痒、糜烂、溃疡、疼痛，并出现脓性分泌物。舌红、苔黄腻、脉弦滑数均为肝胆湿热之象。

【常见皮肤病】红皮病、带状疱疹（蛇串疮）、急性女阴溃疡（阴蚀）、糜烂性龟头炎（袖口疳、臊疳）、睑黄疣等。

【治法】清热利湿。

【参考方药】龙胆泻肝汤加减。

龙胆草 10g、柴胡 6g、泽泻 12g、车前子（包煎）10g、木通 10g、生地黄 10g、当归尾 3g、栀子 10g、黄芩 10g、甘草 10g，水煎服。

方解：龙胆草、黄芩、栀子性味苦寒，清泄肝胆湿热；泽泻、木通、车前子清热利湿，引火从小便而出；肝藏血，肝有热则易伤阴血，故用当归尾活血，以生地黄养血益阴；柴胡疏畅肝胆；甘草解毒，并能调中和药。

加减：皮损化脓疼痛者，可合五味消毒饮。

（十五）肝经郁火证

【诊断要点】胸腹、腰背、胁肋、脐周等肝经循行部位起鲜红或紫红大片水肿性红斑，稍高出皮面，界限清楚，向四周扩展，灼热烫手，触之疼痛。伴恶寒壮热，头胀痛，口舌干渴，便秘尿赤，舌红苔黄，脉弦数。

【证候分析】肝火为甚，故恶寒壮热，于肝经循行部位出现鲜红或紫红斑，焮赤肿胀，灼热烫手，向四周扩展，触之疼痛；肝火冲逆而上，故见头胀痛；实火伤津，故口舌干渴，便秘尿赤。舌红苔黄、脉弦数皆系肝经郁火之象。

【常见皮肤病】丹毒等皮肤急性感染。

【治法】清肝利湿解毒。

【参考方药】柴胡清肝汤加减。

柴胡 10g、生地黄 30g、当归 10g、赤芍 15g、连翘 15g、

黄芩10g、栀子10g、天花粉30g、甘草10g、龙胆草10g、蒲公英30g、紫花地丁15g，水煎服。

方解：柴胡疏肝；黄芩、栀子、连翘、龙胆草、蒲公英、紫花地丁清泄肝火解毒；生地黄、当归、赤芍、天花粉凉血养阴清热；甘草解毒，调和诸药。

（十六）肝脾湿热证

【诊断要点】口腔、外生殖器溃疡，目内血丝红肿，皮肤刺破处起脓点，下肢结节性红斑，或腋下硬结，红肿疼痛，溃脓臭秽，或腰胯以下出现成片水肿性红斑，伴肿胀、疼痛；或阴部黏膜发生白斑、剧痒。可兼见恶寒发热，口气灼热，胸闷胁胀，恶心厌食，口苦或口中黏腻，舌苔黄腻，脉濡数或弦数。

【证候分析】肝经湿热下注于阴部，则外阴黏膜起白斑、剧痒，或成溃疡。脾胃湿热上蒸于口，则口气灼热，口中黏腻，口腔多处溃疡；湿热流注于腋部，则局部生硬结、溃脓臭秽。肝经热毒循经阻滞腰胯以下，则形成成片红斑肿痛；上攻于目，则见血丝红肿；毒热入血，走串肌肤，则起脓点；湿热下注，阻滞经络，气滞血瘀，则下肢发生结节红斑而痛；湿热之邪内伏，则恶寒发热，湿热中阻，脾胃失和，故恶心厌食；湿热蕴结于肝胆，则口苦，胸闷胁胀。舌苔黄腻、脉濡数或弦数均为肝脾湿热之象。

【常见皮肤病】白塞氏病（狐惑）、化脓性汗腺炎（漏液）、丹毒、急性女阴溃疡（阴蚀）、外阴黏膜白斑等。

【治法】清热解毒，安中化湿。

【参考方药】甘草泻心汤加减。

甘草12g、黄芩9g、人参9g、干姜9g、黄连6g、半夏6g、红枣12枚，水煎服。

方解：甘草、黄芩、黄连解毒清热；配干姜苦辛通降，使热消寒解；配人参、红枣、半夏健运中焦，清化湿热。

加减：以目赤肿痛或外阴溃疡为主者，合龙胆泻肝汤加减；目赤如鸠眼者，加菊花、密蒙花、青葙子；阴部溃疡者，加赤石脂、金樱子、煅龙骨、牡蛎；以红斑肿痛、皮肤脓点或腋下结节溃脓臭秽为主者，合五味消毒饮；下肢结节红斑者，加川牛膝、桃仁、牡丹皮。

（十七）肝脾不和证

【诊断要点】颜面出现暗红色蝶形红斑或栗皮色褐斑，或皮肤、巩膜黄染，或肢端暗红斑及瘀点，伴两胁胀痛，肝脾肿大，脘腹胀满，纳呆便溏，烦躁易怒或善太息，呕恶嗳气或肠鸣腹痛矢气，月经不调。舌红、苔白腻，脉弦缓。

【证候分析】肝气郁结，失于条达，气失疏泄，而致脾不健运；或饮食劳倦，先伤及脾，肝气乘之，而肝脾同病。肝主藏血、脾主统血，肝脾失和，气血悖逆，不能上华于面，乃生暗红色蝶形红斑或栗皮色褐斑；肝失疏泄，湿热蕴蒸于皮肤巩膜则生黄疸；肝气不舒，故烦躁易怒或善太息，并见两胁胀痛，月经不调；气滞血瘀则肝脾肿大，肢端暗红斑及瘀点，肝病及脾胃，则脘腹胀满，呕恶嗳气，肠鸣腹痛矢气，纳呆便溏。肝郁化热则见舌红。苔白腻、脉弦缓均系肝病及脾之象。

【常见皮肤病】系统性红斑狼疮、黄褐斑（黧黑斑）等。

【治法】疏肝健脾。

【参考方药】逍遥散加减（见肝气郁结证）。

加减：原方可加厚朴花、玫瑰花以疏达气机；食后腹胀，呕恶嗳气者，加姜半夏、刀豆子、鸡内金、炒麦谷芽以降逆扶脾健胃；黄疸者，加茵陈、栀子、白茅根、大小蓟以清热利湿退黄；月经不调者，加丹参、益母草；腹胀便溏者，加党参、炒山药；腹痛肠鸣矢气者，加防风、陈皮。

（十八）肝阳化风证

【诊断要点】四肢发生较硬之结节，单个或多个，颜色紫红，触之疼痛，或伴网状青斑、瘀斑、坏死、溃疡，并伴头痛眩晕，肢体麻木，突然惊厥或半身不遂。舌质红，脉弦细。

【证候分析】因肝肾阴亏，阴不制阳，肝阳亢逆，亢极生风，风痰阻于脉络，气血流通不畅而四肢发生较硬之结节，色紫红，触痛，或伴网状青斑、瘀斑、坏死、溃疡、肢体麻木；阴虚阳亢，故头痛、眩晕；肝阳上升太过，血随气逆，并走于上，阻塞经络或蒙蔽清窍，则致突然惊厥或半身不遂。舌质红、脉弦细均为阴虚阳亢之象。

【常见皮肤病】结节性多动脉炎（脉痹）等。

【治法】滋阴平肝，息风开窍，活血通络。

【参考方药】镇肝息风汤加减。

怀牛膝 30g、生代赭石（先煎）30g、生龙骨（先煎）15g、生牡蛎（先煎）15g、生龟甲（先煎）15g、生杭芍

15g、玄参15g、天冬15g、川楝子6g、生麦芽6g、茵陈6g、甘草4g，水煎服。

方解：怀牛膝引血下行，折其阳亢，并能滋养肝肾；代赭石降气镇逆，并与生龙骨、生牡蛎共同平肝潜阳；生龟甲、玄参、天冬、生杭芍滋养阴液，柔润息风；川楝子、生麦芽条达肝气之郁滞，以有利于肝阳之平降；甘草调和诸药，并与生麦芽和胃调中，以减少金石药物碍胃之弊。

加减：心中热甚者，加生石膏（先煎）以清热；头痛眩晕重者，加夏枯草、菊花以平肝泻火；痰多者，加胆南星、川贝母以化痰；尺脉重按虚者，加熟地黄、山茱萸以滋肝肾。

（十九）肝肾阴虚证

【诊断要点】皮肤白斑或女阴白斑及阴痒，皮肤（尤颜面）针尖至米粒大黄黑色斑点或网状青斑，颜面部黄褐色或污黑色斑片，或盘状红斑，或皮肤瘙痒性紫红色扁平丘疹，伴口腔黏膜乳白色点状或网状条纹，或口腔、外生殖器反复溃疡疼痛，或斑状圆形脱发或白发，或皮肤大小不等的红斑，压之褪色，伴反复发热，或皮肤坏死性丘疹，伴有头晕目眩，耳鸣如蝉，咽干口燥，五心烦热，腰膝疲软，关节痛，遗精盗汗。舌红少苔，脉象细数。

【证候分析】肝藏血，肾藏精，肝肾同源，精血互生，盛则同盛，衰则同衰。久病伤肝血或房劳损肾精，致精血亏损，肝肾阴虚，气血失和，不能濡养皮毛，风邪易袭，则生白斑、雀斑、黄褐斑、污黑斑，或大小不等的红斑、紫红色扁平丘疹、坏死性丘疹或脱发、白发等；虚火上炎则致头晕目眩、耳鸣及咽干口燥，口腔黏膜发生损害，易成溃疡；虚热下注，则致外生殖器溃疡或外阴白斑、阴痒。反复发热，五心烦热，腰膝酸软，关节疼痛，遗精盗汗，舌红少苔，脉细数均为肝肾亏损，阴虚内热之象。

【常见皮肤病】白癜风（白驳风）、扁平苔藓（紫癜风）、女阴白斑、阴痒、急性女阴溃疡（阴蚀）、白塞氏病（狐惑）、网状青斑、雀斑、黄褐斑（黧黑斑）、黑变病、斑秃（油风）、成人 still 病、丘疹坏死性结核疹、成人型色素性荨麻疹、慢性盘状红斑狼疮（鬼脸疮）、汗管角化病（鸟啄疮）等。

【治法】滋养肝肾。

【参考方药】杞菊地黄丸加减。

枸杞子 24g、菊花 10g、熟地黄 24g、山茱萸 12g、山药 12g、牡丹皮 9g、茯苓 9g、泽泻 9g，水煎服。

方解：此方系六味地黄丸加枸杞子、菊花而成。主要用来滋补肝肾，但补中有泻，寓泻于补。既有熟地黄之滋补肾水，又有泽泻之宣泄肾浊以济之；既有山茱萸之温涩肝经，又有牡丹皮之清泻肝火以佐之；既有山药之收摄脾经，又有茯苓之淡渗脾湿以和之。而枸杞子滋补肝肾，与菊花共奏清肝明目之功。

加减：若阴虚火旺，尺脉有力者，可加黄柏、知母以传相火；遗精盗汗者，加生龙骨、生牡蛎以收敛止遗；腰膝酸软者，加杜仲、牛膝以壮筋健骨；耳鸣耳聋者，加石菖蒲、磁石、五味子以滋阴通窍。

（二十）脾胃湿热证

【诊断要点】颜面（眼睑皮肤尤甚）紫红斑或黄褐斑，或以鼻为中心呈向心性红斑、丘疹、脓疱和毛细血管扩张，头皮、面颈胸背有黄红斑及油腻性鳞屑，或流液结痂，头发稀疏脱落，身体单侧起痛性带状疱疹，或口周起重叠小水疱，胡须部起脓疱，口唇肿胀，有裂纹及痂皮，反复剥脱，口腔溃疡，上覆白膜。可伴肌肉疼痛无力，身热起伏，多汗，脘腹痞闷懊恼，口苦而黏，呕恶厌食，便溏而臭，小便短赤。舌红、苔黄腻，脉滑数。

【证候分析】平素恣食肥甘酒酪，湿热内生，蕴于中焦脾胃，上蒸头面则生红斑或黄褐斑、丘疹、脓疱，毛细血管扩张，流滋结痂或生油腻性鳞屑，并致头发稀疏脱落。湿热熏蒸肌肤，则起带状疱疹，皮肤多汗。脾开窍于口，脾胃湿热，故口周易起小水疱及脓疱，口唇肿胀，结痂剥脱，口腔溃疡，上覆白膜。脾主肌肉，故肌肉疼痛无力。湿热缠绵，则身热起伏。湿热使脾胃升降失常，运化失司，则脘腹痞闷，懊恼，口苦而黏，呕恶厌食，便溏臭秽，小便短赤。舌红、苔黄腻、脉滑数均为典型的湿热之象。

【常见皮肤病】皮肌炎（肌痹）、酒渣鼻、脂溢性皮炎（白屑风、面游风）、脂溢性脱发（发蛀脱发）、单纯疱疹（热疮）、带状疱疹（蛇串疮）、口腔念珠菌病（鹅口疮）、须疮（燕窝疮）、剥脱性唇炎（唇风）、黄褐斑（黧黑斑）、多汗症等。

【治法】健脾和胃，除湿清热。

【参考方药】健脾除湿汤加减。

白术10g、茯苓10g、芡实10g、山药15g、枳壳10g、生薏苡仁15g、生白扁豆15g、大豆黄卷15g、萆薢10g、黄柏10g、金莲花10g，水煎服。

方解：白术、茯苓、芡实、山药健脾益气；枳壳醒脾和胃；生薏苡仁、生白扁豆、大豆黄卷、萆薢清脾除湿；黄柏、金莲花清利湿热解毒。

（二十一）脾虚湿困证

【诊断要点】皮损为大小不等的水疱、大疱，甚至表皮松解，摩擦触碰即起疱、渗液，多发生在身体屈侧，皮色暗淡，剧烈瘙痒，或口腔内或外阴发生溃疡，上覆白屑或女阴奇痒，白带多而黏白，伴面色黄晦，头身困重，神疲乏力，纳呆便溏，口黏乏味，口淡不渴，胸闷脘胀，或肢体浮肿。舌质淡胖，舌苔白腻，脉濡缓。

【证候分析】由于脾阳虚衰，寒湿内生，运化无权，故皮损出现水疱、大疱、渗液，伴肢体浮肿、皮色暗淡。皮肤或女阴因湿郁而发生深在性瘙痒或奇痒。脾虚不能化生气血，口腔或外阴黏膜失去濡养而生溃疡与白屑。寒湿下注而致白带多而黏。脾虚则面色黄晦，神疲乏力，湿困则头身困重。纳呆便溏，口黏乏味，口淡不渴，胸闷脘胀，舌淡胖、苔白腻、脉濡缓等皆系脾虚湿困之象。

【常见皮肤病】口腔念珠菌病（鹅口疮）、湿疹（浸淫疮）、疱疹样皮炎（蜘蛛疮）、类天疱疮、大疱性表皮松解症、家族性良性慢性天疱疮、异位性皮炎（四弯风）、阴痒、白塞氏病（狐惑）、带状疱疹（蛇串疮）等。

【治法】 健脾化湿。

【参考方药】 胃苓汤加减。

苍术10g、厚朴10g、陈皮10g、桂枝6g、茯苓10g、泽泻15g、白术10g、藿香10g、佩兰10g、猪苓10g，水煎服。

方解：苍术、白术、厚朴、陈皮健脾和胃，桂枝温化膀胱之气，泽泻、茯苓、猪苓淡渗利湿，藿香、佩兰芳香化湿。诸药药性温燥，共奏健脾化湿之功。

（二十二）脾胃虚弱证

【诊断要点】 颜面圆形白斑伴糠状白屑；或皮肤广泛变硬、萎缩、变薄，不能捏起；或周身皮肤硬肿如木；或全身（暴露部位尤甚）皮肤潮红、脱屑、干燥起刺，伴掌跖角化；或皮肤出现稀疏紫癜，颜色暗淡；或反复出现口腔溃疡、舌炎及阴囊炎。均可伴面色萎黄，神疲懒言，纳呆脘胀，呕吐清水，便溏等症状。舌质淡、舌苔薄白，脉沉细缓。

【证候分析】 由于脾胃气虚，升降运化功能失司，故肌肤黏膜失养而出现面色萎黄、白斑，皮肤变硬、萎缩、变薄，或硬肿如木，或干燥起刺、脱屑，掌跖角化，反复口腔溃疡、舌炎及阴囊炎。脾不统血则皮肤出现紫癜，因系虚证，故分布稀疏而颜色暗淡。而神疲懒言，纳呆脘胀，呕吐清水，便溏，舌淡、苔薄白、脉沉细缓等均系脾胃虚弱（或虚寒）之象。

【常见皮肤病】 单纯糠疹（吹花癣）、硬皮病（皮痹）、硬肿病、毛发红糠疹、过敏性紫癜、滤泡性口炎（口疮）、核黄素缺乏病、烟酸缺乏症等。

【治法】健脾和胃。

【参考方药】参苓白术散加减。

党参10g、白术10g、茯苓10g、炙甘草10g、山药10g、炒白扁豆10g、莲子肉6g、薏苡仁6g、砂仁6g、桔梗6g，水煎服。

方解：党参、山药、莲子肉益气健脾，和胃止泻；茯苓、薏苡仁、炒白扁豆渗湿健脾；炙甘草益气和中；砂仁和胃醒脾，理气宽胸；桔梗载药上行，宣肺利气，借肺之布精而养全身。

（二十三）脾胃不和证

【诊断要点】皮损为淡红色风团或白色风团，形如云片，常有剧痒，伴脘腹疼痛，腹泻，恶心呕吐，纳呆。舌质淡、舌苔白腻，脉缓或沉弱。

【证候分析】脾气主升，胃气主降，脾胃不和，升降失常，气机不利，若复感风邪，内不得疏泄，外不得透达，郁于肌肤之间，而发淡红或白色风团，剧痒。气机失畅，故脘腹疼痛，腹泻、恶心呕吐。纳呆、舌淡、苔白腻、脉缓或沉弱皆系脾虚之征象。

【常见皮肤病】荨麻疹（风瘩瘤、瘾疹）等。

【治法】健脾和胃祛风。

【参考方药】健脾祛风汤加减。

乌药10g、木香6g、苍术10g、陈皮10g、羌活10g、泽泻10g、荆芥10g、防风10g、茯苓10g，水煎服。

方解：苍术、茯苓、泽泻除湿健脾；乌药、木香、陈皮理气和胃；羌活、荆芥、防风祛风止痒。

（二十四）脾不布津证

【诊断要点】皮损为绿豆大丘疹，触之较硬，伴有脓样黏液而恶臭，或肌肤甲错，面色黧黑，偶有腮颊濡肿，掌跖皮肤肥厚坚硬如胼胝，或表皮反复剥脱或口眼干燥较甚，口臭、口渴不欲饮，口唇皲裂、结痂、糜烂；兼见身重懒言，食少、胸闷、腹胀、便溏，或关节肿胀疼痛，舌淡或红，或有齿痕，苔少，脉细或细数。

【证候分析】脾主运化水湿，输布津液，若中土受损，脾不能为胃行其津液，水谷精微不能达于肌肤，久而失养，则肌肤甲错，掌跖角化或表皮剥脱，面色黧黑，或皮肤出现较硬之丘疹。津液阻于肝则目燥；阻于脾则口干、口臭，渴不多饮，口唇皲裂；阻于筋则关节肿痛；阻于经络则可见腮肿。脾虚，故身重懒言，食少腹胀便溏，舌淡而有齿痕，脉细。若变生阴津损伤，则出现舌红、脉细数等征象。

【常见皮肤病】毛囊角化病、掌跖角化病、剥脱性角质松解症、干燥综合征等。

【治法】健脾助运。

【参考方药】参苓白术散加减（见脾胃虚弱证）。

加减：加苍术以加强健脾助运之功；皮损伴脓样黏液及恶臭者，加藿香、佩兰；皮损坚硬者，配服大黄䗪虫丸；有阴津损伤者，则合沙参麦冬汤（沙参10g、玉竹6g、生甘草3g、冬桑叶5g、麦冬10g、生白扁豆5g、天花粉5g），水煎服。

（二十五）脾不统血证

【诊断要点】皮肤反复出现瘀点或瘀斑，分布稀疏，颜色暗淡，伴面黄肌瘦，倦怠懒言，四肢不温，纳呆，脘胀便溏或慢性便血。衄血、月经过多或崩漏，舌淡苔白，脉濡细弱。

【证候分析】由于脾气虚损，气弱不能统摄血液，血不归经而外溢，故反复出现皮肤出血点或便血、衄血、月经过多或崩漏等出血现象。面黄肌瘦，倦怠懒言，肢末不温，纳呆，脘胀便溏，舌淡苔白，脉濡细弱等均系脾气虚的典型证候。

【常见皮肤病】过敏性紫癜等慢性出血。

【治法】补脾益气，引血归经。

【参考方药】归脾汤加减（见心脾两虚证）。

（二十六）脾肾阳虚证

【诊断要点】颜面浮肿，或出现水肿性蝶形暗红斑或黧黑斑，眼睑紫红斑，四肢水肿或发绀，或出现瘀点、瘀斑，皮肤出现浅表之大疱而松解，或皮肤变硬、萎缩、变薄或硬肿如木，口腔、外阴反复出现溃疡，或外阴白斑，肌肉疼痛无力伴自汗，腰膝或少腹冷痛，便溏、完谷不化或五更泻，形寒肢冷，面色㿠白，萎靡不振，小便不利，甚则腹满、膨胀。舌淡苔白，脉沉细。

【证候分析】本证多因病久耗气伤阳，以致肾阳虚衰不能温养脾阳。或脾阳久虚不能充养肾阳，而两者皆虚，运化失职，水液停滞，故见颜面浮肿，或出现水肿性暗红斑或紫红斑，皮肤水肿或硬肿如木，表皮形成大疱松解；阳气虚不能温煦肢末，故形寒肢冷，肢端发绀；阳气虚不能濡养肌肤黏膜，故皮肤萎缩，变硬变薄，肌肉疼痛无力，口腔、外阴反复出现溃疡；脾阳气虚不能统血，故皮肤出现瘀点、瘀斑；阳虚则自汗。面色㿠白或黧黑，腰膝或少腹冷痛，便溏、完谷不化或五更泻，萎靡不振，小便不利，甚则腹满膨胀，舌淡苔白，脉沉细则皆为脾肾阳虚之典型征象。

【常见皮肤病】系统性红斑狼疮、皮肌炎（肌痹）、硬皮病（皮痹）、硬肿病、肢端发绀症、过敏性紫癜、白塞氏病（狐惑）、重叠综合征、黄褐斑（黧黑斑）、女阴白斑、阴囊多汗症、大疱性表皮松解症、皮肤黏液性水肿等。

【治法】温补脾肾，行气利水。

【参考方药】实脾饮加减。

厚朴6g、白术6g、木瓜6g、木香6g、草果仁6g、大腹皮6g、炮附子6g、炮干姜6g、茯苓6g、炙甘草3g、生姜5片、红枣1枚，水煎服。

方解：炮附子、炮干姜温养脾肾，扶阳抑阴；配以厚朴、木香、大腹皮、草果仁下气导滞，化湿利水；茯苓、白术、木瓜健脾和中，渗湿利水；炙甘草、生姜、红枣调和诸药，益脾温中。

加减：尿少肿盛者，可加泽泻、猪苓、赤小豆以加强利水之功；尿中蛋白长期不消者，加黄芪、芡实、莲须、地肤子、蛇床子以益气摄精；胃浊上逆者，加姜半夏、灶心土、姜汁炒竹茹以降逆止呕。

（二十七）胃阴虚证

【诊断要点】急性发热性皮肤病之恢复期常见胃阴虚证。原有大疱糜烂渗液多数已结痂，或仍偶有少数水疱发生，伴消瘦疲软、不思饮食，甚则全无食欲，口渴欲饮，饥而不食，咽干，唇燥开裂，口角糜烂结痂，胃脘虚痞或隐痛、干呕，大便秘结，心烦潮热。舌质光红无苔，呈镜面舌，或舌红少苔、舌干少津，脉象细数。

【证候分析】急性热病，或全身大疱，渗液过多，灼伤胃津。胃喜润恶燥，胃失滋柔、濡润，则不思饮食，甚则全无食欲，口干欲饮，饥而不食；胃气失降，则胃脘虚痞或隐痛，干呕。胃无津液可被脾输布，故皮损多数结痂，偶有水疱也为数不多，并伴咽干，唇燥开裂，口角糜烂结痂，大便秘结。阴虚生内热，故心烦潮热。舌质光红无苔或舌红少苔，舌干少津，脉细数均系胃阴虚损之典型征象。

【常见皮肤病】重症药疹等急性发热性皮肤病之恢复期，以及天疱疮等全身大疱渗液性皮肤病之后期。

【治法】益气养阴，和胃降逆。

【参考方药】益胃汤加味。

生地黄30g、沙参15g、麦冬15g、玉竹15g、生黄芪15g、太子参30g、玄参15g、川楝子10g、竹茹6g、冰糖30g，水煎服。

方解：生地黄、玄参、沙参、麦冬、玉竹、冰糖养阴生津，生黄芪、太子参益气健脾，川楝子、竹茹疏肝和胃降逆。

（二十八）肾阴虚证

【诊断要点】颜面慢性盘状红斑伴鳞屑，焮红浮肿，或碎点淡黑斑点，或黄褐污黑色不规则斑片，皆框廓鲜明，以鼻为中心对称分布，夏日加重，冬季减轻。伴头眩耳鸣，腰膝酸软，五心烦热，潮热盗汗，男子遗精早泄，女子经少不孕，口燥咽干，尿黄便干。舌红少苔，脉象细数。

【证候分析】先天禀赋不足或久病耗伤肾阴，水亏则虚火郁于孙络血分，肾之本色显于外，故皮损多呈淡黑斑点或斑片，火性炎上，故好发于鼻面。夏日阳毒外袭，重伤肾阴，故症状加重，出现红斑焮红浮肿，冬日精血蛰藏于内，故暂减轻。肾阴不足，髓海空虚，故出现头眩耳鸣；腰为肾之府，肾主骨，故肾虚则腰膝酸软。阴虚生内热，故五心烦热，潮热盗汗，男子遗精早泄，口燥咽干，尿黄便干，舌红少苔，脉象细数。肝肾同源，肾阴虚则肝亦虚，二者不能充养冲任，则女子经少不孕。

【常见皮肤病】慢性盘状红斑狼疮（鬼脸疮）、雀斑、黄褐斑（黧黑斑）、黑变病等。

【治法】滋补肝肾。

【参考方药】六味地黄丸加减（见肝肾阴虚证）。

（二十九）肾阳虚证

【诊断要点】污黑色斑片分布于颜面、颈周、脐周、腰腹、腋下等处，皮损边界不清。或周身皮肤板硬、变薄，手足尤甚，面无表情，鼻尖耳薄，口唇缩小，舌短难伸。伴面色晦暗或㿠白，浮肿，畏寒肢冷，精神不振，腰膝冷痛，五更泄泻，下利清谷，小便清长，男子阳痿早泄，女子宫寒不孕，白带清稀。舌淡而胖嫩，苔白滑，脉沉迟无力。

【证候分析】禀赋不足，久病或房劳伤肾，命门火衰，水气上泛，或虚阳上越，故皮肤出现污黑斑而面色晦暗，皮损边界不清。阳虚无以温煦，故面色㿠白，面无表情及周身皮肤板硬、变薄，畏寒肢冷，腰膝冷痛，小便清长，阳痿早泄，宫寒不孕，白带清稀，下利清谷。五更阳气衰甚，故出现泄泻。阳虚水泛，故出现浮肿。舌淡而胖嫩、苔白滑、脉沉迟无力则为阳虚内寒之象。

【常见皮肤病】黑变病、硬皮病（皮痹）等。

【治法】温补肾阳。

【参考方药】金匮肾气丸加减。

附子3g、肉桂3g、熟地黄24g、山药12g、山茱萸12g、牡丹皮9g、茯苓9g、泽泻9g，水煎服。

方解：本方由六味地黄丸加附子、肉桂而成。正如《景岳全书》所说："善补阳者，必于阴中求阳，则阳得阴助而生化无穷。"本方补阴药与补阳药并用，以熟地黄滋阴补肾为主，辅以山茱萸、山药补益肝脾精血，并以少量附子、肉桂温阳暖肾，意在微微生火，取"少火生气"之义，以鼓舞肾气，佐以茯苓、泽泻、牡丹皮协调肝脾。诸药合用，共有温补肾阳之效。

加减：面色黧黑者，加鹿茸、五味子（"十补丸"）；虚冷便秘者，则加肉苁蓉、巴戟天；腹冷痛喜按者，加煨姜、草豆蔻、肉豆蔻；伴阳虚水泛者，则用真武汤化裁（茯苓9g、白芍9g、白术6g、附子9g、生姜9g），水煎服。

（三十）冲任失调证

【诊断要点】反复发生风团，瘙痒，皮损色淡，发无定处，常在月经来潮前出现，经后渐消失，或四肢伸侧皮肤散发硬性结节，或腋窝米粒大丘疹剧烈瘙痒，或顽固性阴部瘙痒，伴有月经不调、经行腹痛。舌质正常或色淡、苔薄，脉弦细或弦滑。

【证候分析】冲为血海，任主胞胎，若冲任失调，则血虚，肌肤失养，风邪易袭而起风团、硬性结节或丘疹，血虚故疹块色淡，血虚生风及外受风邪，故剧烈瘙痒，而阴部为肝经所过之处，故阴痒。因系冲任失调所致，故症状与行经密切相关，并常伴有月经不调、行经腹痛等症，血虚则舌淡苔薄、脉弦细。若系肝郁气滞，冲任失疏，则舌质正常而脉象弦滑。

【常见皮肤病】荨麻疹（风瘔瘰、瘾疹）、结节性痒疹（马疥）、大汗腺性痒疹、阴部瘙痒症等。

【治法】调摄冲任。

【参考方药】四物汤合二仙汤加减。

当归 10g、熟地黄 10g、白芍 12g、川芎 6g、仙茅 10g、淫羊藿 10g、黄柏 6g、知母 6g、巴戟天 10g，水煎服。

方解：冲任之根本在于肝、肾二脏，方中以当归、熟地黄、白芍养血补肝，熟地黄滋补肾阴，仙茅、淫羊藿、巴戟天温补肾阳，川芎活血行气，黄柏、知母泻相火。诸药以补为主，补中有泻，共奏补肝肾、调冲任之功。

加减：本方可加菟丝子（包）、枸杞子、女贞子、墨旱莲以加强滋补肝肾之力；月经不调，经色暗，有血块者，可加桃仁、红花、丹参、益母草等活血药；肝郁气滞，冲任失疏者，则可选用丹栀逍遥散（见肝气郁结证之逍遥散加牡丹皮、栀子）。

三、阴阳气血辨证论治

（一）阴虚证

【诊断要点】反复发作口周重叠小疱疹，灼热麻痛，口腔黏膜灰白色小丘疹，分散或融合成网带状，舌炎、阴囊炎，或皮肤潮红，干燥起刺，颜面蝶形红斑，四肢肩臂等处环形或半环形疱疹，剧烈瘙痒而有抓痕、血痂，皮肤肥厚、粗糙。色素沉着。伴潮热盗汗，五心烦热，午后颧红，形体消瘦，口燥咽干，尿少而黄，大便干结。舌红少苔，脉象细数。

【证候分析】由于久病精血耗伤，或津液亏损致阴虚而生内热，上熏面口则口周反复发生疱疹，灼热麻痛，口腔黏膜生灰白色小丘疹，或发生舌炎，颜面出现蝶形红斑；虚热外泛肌肤则致皮肤潮红、干燥起刺，或发生阴囊炎，或皮肤起疱疹，剧痒而出现抓痕、血痂；久之肌肤失养则变肥厚，粗糙，色素沉着。潮热盗汗，五心烦热，午后颧红，形体消瘦，口燥咽干、尿少便干，舌红少苔、脉细数均系阴虚内热的典型征象。

【常见皮肤病】单纯疱疹（热疮）、口腔黏膜扁平苔藓（紫癜风）、系统性红斑狼疮、疱疹样皮炎（蜘蛛疮）、毛发红糠疹、核黄素缺乏病等。

【治法】滋养阴液。

【参考方药】六味地黄丸加减（见肝肾阴虚证）。

（二）气阴两虚证

【诊断要点】全身皮肤潮红、大量脱屑，或泛发性鳞屑、红斑，或遍身松弛性大疱，渗液后期，或颜面蝶形红斑及肢端瘀点、瘀斑，躯干、四肢见散在性炎性丘疹或脓疱，或四肢起暗色触痛性结节，或口腔多处反复发生乳白厚膜，剥离后基底发红，容易出血，伴皮肤、口咽、眼睛干燥，呼吸气短，神疲乏力，纳呆便溏，午后潮热，五心烦热，自汗盗汗，舌质红，苔少而剥或有裂纹，脉虚细而数。

【证候分析】本证见于多种皮肤病的后期，由于全身皮肤潮红、大量脱屑或渗液，溢脓或久病重病后，使元气和真阴均受耗损，故同时出现皮肤黏膜干燥、午后潮热，五心烦热、盗汗、舌质红、苔少而剥或有裂纹、脉细数等阴虚症状和呼吸气短、神疲乏力、纳呆便溏、脉虚等气虚症状。

【常见皮肤病】红皮病、系统性红斑狼疮、天疱疮等大疱性皮肤病、结节性多动脉炎（脉痹）、干燥综合征、毛囊炎、口腔念珠菌病（鹅口疮）、重症药疹（中药毒）后期、类银屑病、烟酸缺乏症等。

【治法】益气培元，滋阴降火。

【参考方药】生脉散加味。

人参 10g、麦冬 15g、五味子 6g、西洋参（另煎兑服）3g、南北沙参 30g、石斛 6g、玄参 30g、佛手参 30g、玉竹

10g、生黄芪15g、丹参15g，水煎服。

方解：人参、生黄芪补肺益气以生津，西洋参、南北沙参、玄参、佛手参、麦冬、石斛、玉竹养阴清热以生津，五味子敛肺止汗而生津，丹参养血活血。

（三）阴虚血燥证

【诊断要点】皮损粗糙肥厚、干燥脱屑，剧烈瘙痒，抓痕累累，颜色灰暗，或偶起红粟、水疱，经年反复，伴五心烦热，口燥咽干，毛发干枯，尿少色黄，大便干结，舌红苔剥或舌淡苔净，干燥无津，脉象细数。

【证候分析】由于湿热等邪缠绵，久病伤津耗血，造成阴血亏损，肌肤黏膜、毛发失去濡润滋养，故出现皮肤粗糙肥厚、干燥脱屑、颜色灰暗、毛发干枯、口燥咽干等症状；湿热等邪未清，加之血虚风燥，故剧烈瘙痒，抓痕累累，并偶起水疱、红粟。阴虚生内热，故五心烦热，尿少色黄，大便干结，舌红苔剥，脉象细数。血虚则舌淡苔净，干燥无津。

【常见皮肤病】慢性湿疹（湿疮等）、干性脂溢性皮炎、（白屑风）、异位性皮炎（四弯风）、痒疹（粟疮）、慢性荨麻疹（风痦瘟、瘾疹）、色素性紫癜性皮肤病、毛囊角化病等。

【治法】滋阴养血润燥。

【参考方药】滋阴除湿汤加减。

生地黄30g、玄参15g、当归10g、丹参15g、茯苓10g、泽泻10g、白鲜皮15g、蛇床子15g、熟地黄10g、白芍10g，水煎服。

方解：生地黄、玄参滋阴润燥，当归、熟地黄、白芍、丹参养血润燥，茯苓、泽泻平淡利湿而不伤阴，白鲜皮、蛇床子清热燥湿止痒，后四味共去残余之湿热。

（四）阳虚内寒证

【诊断要点】舌中或舌根变生黑苔，薄而润，无朱点，无芒刺及罅裂，刮之明净，如水浸猪肤，兼有畏寒肢冷，倦怠乏力，少气懒言，自汗，小便清长，大便溏薄。脉象沉迟而微。

【证候分析】由于久病体虚致阳气不足，脏腑机能衰退，肾之本色暴露，故出现黑苔薄润，刮之明净。阳虚则生内寒，故畏寒肢冷，口不苦，唇不燥，小便清长，大便溏薄，脉沉迟而微。阳气虚，故倦怠乏力，少气懒言，自汗。

【常见皮肤病】黑毛舌、多汗症等。

【治法】温阳益气。

【参考方药】附子理中汤加味。

附子 6g、党参 9g、干姜 9g、白术 9g、炙甘草 9g、巴戟天 9g、补骨脂 9g，水煎服。

方解：阳虚主要累及脾、肾二脏，故本方以党参、白术、干姜、炙甘草温中健脾益气；附子、巴戟天、补骨脂温肾助阳祛寒。

（五）阴阳两虚证

【诊断要点】面色㿠白如假面具状，或现暗红斑，皮肤萎缩变硬，肌肉疼痛无力，关节疼痛，畏寒肢冷，形体消瘦，倦怠乏力，少气懒言，低热，五心烦热，自汗盗汗，饮食欠佳，男子遗精、阳痿，女子带下清稀。舌质胖嫩或皲裂呈阴囊状，苔薄或少，脉象沉迟或细数无力。

【证候分析】久病阴阳互损，故脏腑的机能与阴精均亏损，阴虚生内热，故颜面可见暗红斑，伴低热，五心烦热，盗汗、遗精，舌质皲裂呈阴囊状，脉象细数。阳虚生内寒，寒主收引，故面色㿠白如假面具状，皮肤萎缩变硬或肌肉疼痛无力，关节痛，畏寒肢冷。阳气虚则自汗，阳痿，带下清稀，舌质胖嫩，脉沉迟无力。脾阳气虚则形体消瘦，饮食欠佳，倦怠无力，少气懒言。

【常见皮肤病】重叠综合征等。

【治法】阴阳平补。

【参考方药】还少丹加减。

熟地黄20g、山药10g、山茱萸10g、枸杞子15g、楮实子15g、牛膝15g、五味子10g、杜仲15g、小茴香10g、巴戟天15g、肉苁蓉15g、茯苓10g、远志10g、石菖蒲10g、红枣10枚，水煎服。

方解：熟地黄、山药、山茱萸、枸杞子、楮实子、牛膝、五味子补阴；杜仲、小茴香、巴戟天、肉苁蓉补阳；茯苓、红枣、远志、石菖蒲健脾益气，交通心肾。

加减：脾阳偏虚者，加苍术、干姜以辛温助之；肾阳偏虚者，加仙茅、淫羊藿以温肾助阳；脾阴不足者，加鲜石斛、炒白芍、天冬、麦冬以健运脾阴；肾阴不足者，加鳖甲、龟甲以滋阴补肾。总之，在处方用药时不要忘记明代缪仲淳说的："治阴阳诸虚，当以保护胃气为急""胃气一败，则百药难施。"

（六）气血不和证

【诊断要点】皮肤出现色素的改变，或减退、消失变白，或加深、沉着变黑，或生疣赘、血痣、结节压痛，或遍身皮肤干燥起刺、脱屑瘙痒，而全身症状轻微，舌质淡或有瘀斑，苔薄白，脉缓。

【证候分析】情志内伤或风邪外袭，均可导致气机紊乱，气血违和，经脉循行蹇滞，肌肤失养，故出现色素改变，或增或减，或生疣赘结节，或遍身干燥起刺、瘙痒。气血虚则舌质淡，气血瘀则现瘀斑，因证轻尚未累及脏腑，故全身症状轻微。舌苔薄白、脉缓皆为正常之候。

【常见皮肤病】白癜风（白驳风）、皮肤异色症（疬疡风）、寻常疣（枯筋箭）、扁平疣（扁瘊）、传染性软壳（鼠乳）、小血管痣（血痣）、多发性神经纤维瘤病、脂膜炎、毛发红糠疹及各种色素沉着等。

【治法】调和气血，疏风通络。

【参考方药】白驳丸加减。

当归 10g、鸡血藤 15g、防风 10g、蒺藜 30g、红花 10g、陈皮 10g、黄芪 15g、川芎 10g、夜交藤 15g，水煎服。

方解：当归、川芎、红花养血活血；黄芪益气；鸡血藤、夜交藤养血通络；防风、蒺藜疏风止痒；陈皮理气和中。诸药共奏养血益气疏风调和气血之功。

加减：白斑者，加黑豆皮、补骨脂、黑芝麻补肾乌须；

疣赘、结节者，加生牡蛎、代赭石、磁石、珍珠母软坚散结，加大青叶、板蓝根清热解毒；血虚者，加生地黄、熟地黄、何首乌、阿胶养血；汗出恶风者，加桂枝、白芍调和营卫；瘀热者，加紫草根、茜草根凉血活血；瘙痒者，加白鲜皮清热燥湿、祛风止痒。

（七）气滞血瘀证

【诊断要点】本证几乎可见于各种慢性皮肤病经久不愈者。皮肤出现瘀点、瘀斑、白斑、网状青斑或血痣，以及各种形态之红斑、丘疹、风团、结节，只要其颜色呈暗红或紫暗，慢性皮损（或皮损消退后），局部胀痛、刺痛或压痛者，或皮损呈增殖变硬，或皮肤萎缩变薄失去弹性，或手足多汗而无虚象者，或顽固性脱发经久不长者，常伴有面色黧黑，口唇青紫，经少且经行腹痛，经血有块或闭经。舌青紫或有瘀点，舌下青筋怒张，脉弦涩或沉细。

【证候分析】气为血帅，血为气母。气行则血行，气滞则血瘀。血瘀于肌肤黏膜，则见面色黧黑，口唇青紫，皮肤瘀点、瘀斑、青斑、血痣等，皮肤颜色呈暗红或紫暗，皮损增殖变硬，偏于气滞者则局部胀痛，偏于血瘀者则局部刺痛和压痛。瘀血阻络，局部皮肤失养则呈白斑，或萎缩变薄而失去弹性。气血阻于四肢脉络，津液不行，可为手足多汗。发为血之余，血瘀于上，瘀血不去，新血不生，发不得血生，则久脱不长。血瘀于子宫，则见痛经、闭经、经血成块。舌青紫或有瘀点，舌下青筋怒张，脉弦涩或沉细均系血瘀之象。

【常见皮肤病】痤疮（肺风粉刺）、酒渣、扁平苔藓（紫癜风）、网状青斑、眼－上颌部褐青色痣（青斑）、小血管痣（血痣）、硬结性红斑（腓腨发）、结节性多动脉炎（脉痹）、结节病、手足多汗症、盘状红斑狼疮（鬼脸疮）、系统性红斑狼疮、斑秃（油风）、瘢痕疙瘩（蟹足肿）、带状疱疹（蛇串疮）、血管瘤、慢性荨麻疹（风痦㿗、瘾疹）、银屑病（白疕、松皮癣）、结节性血管炎、白癜风（白驳风）、硬皮病（皮痹）、药疹（中药毒）等。

【治法】行气活血祛瘀。

【参考方药】血府逐瘀汤加减。

桃仁12g、红花9g、当归9g、生地黄9g、川芎5g、赤芍6g、牛膝9g、桔梗5g、柴胡3g、枳壳6g、甘草3g，水煎服。

方解：当归、川芎、赤芍、桃仁、红花活血祛瘀；牛膝祛瘀血、通血脉，并引瘀血下行；柴胡疏肝解郁，升达清阳；桔梗、枳壳开胸行气，使气行则血行；生地黄凉血清热，配当归又能养血润燥，使祛瘀血而不伤阴血；甘草调和诸药。

加减：血瘀经闭痛经者，去桔梗，加香附、益母草、泽兰等以活血调经止痛；胁下有痞块，属血瘀者，可加郁金、丹参以活血祛瘀、消癥化积；若系气虚血瘀，则去柴胡、枳壳、桔梗，加黄芪以补气而助血行。

（八）血热证

【诊断要点】皮损为鲜红或紫红斑疹、丘疹、风团或出血斑点，可兼见内出血症状（衄血、便血、吐血等），或见水疱、血疱、脓疱等，或痒或痛，伴发热心烦，面红目赤、月经先期而量多色红，重者可出现神昏谵语。舌红绛，苔焦黄少津，脉弦数或细数。

【证候分析】内、外热毒均可侵入血分致血热炽盛，外泛肌肤则见鲜红或紫红斑疹、丘疹、风团，热迫血行，则现皮下出血斑点，月经先期而量多，以及内出血症状。夹湿则见水疱，热毒炽盛则成血疱、脓疱。热微则痒，热甚则痛，心主血，故血热则心烦，热扰心神时可见神昏谵语。发热，面红目赤，经血色红，舌红绛，苔焦黄，脉弦数均系血热炽盛的表现。热伤津则舌苔少津，脉象细数。

【常见皮肤病】药疹（中药毒）、丘疹性湿疹（血风疮）急性荨麻疹（风痦㿔、瘾疹）、血管神经性水肿（赤白游风）、过敏性紫癜、色素性紫癜性皮肤病、红斑性肢痛症、痤疮（肺风粉刺）、酒渣、多形性红斑（猫眼疮）、多形性日光疹等。

【治法】凉血清热，泻火解毒。

【参考方药】犀角地黄汤加减。

犀角（磨汁和服）1.5～3g、生地黄30g、赤芍12g、牡丹皮10g，水煎服。

方解：犀角清营凉血、清热解毒，若无犀角，可用水牛角15g代替；生地黄清热凉血养阴；赤芍、牡丹皮清热凉血、活血散瘀。四药合用，清热之中兼以养阴，使热清血宁而无耗血之虑；凉血之中兼以散血，使血止而无留瘀之弊。

加减：吐衄者，加白茅根、侧柏叶、墨旱莲以凉血止血；便血者，加地榆、槐花以清肠止血；尿血者，加白茅根、小蓟以利尿止血；心烦者，加黄连、黑栀子以泻心火；水疱者，加苍术、黄柏、生薏苡仁以燥湿清热利湿；脓疱者，合五味清毒饮以清热解毒；风团、瘙痒者，加苦参、白鲜皮或地龙、僵蚕、蝉蜕以清热燥湿、祛风止痒；疼痛者，加生蒲黄、五灵脂或丹参、乳香、没药等以活血止痛。

（九）血热风燥证

【诊断要点】红斑、红丘疹，伴较多鳞屑，周围可有红晕或潮红，瘙痒较甚，伴抓痕、血痂，脱发或生白发，伴心烦口渴，便干尿赤，唇红，舌质红、苔薄白或薄黄，脉弦滑或浮数。

【证候分析】本证系内蕴血热，外受风热或风寒之邪，内外合邪，热盛生风，伤营化燥所致。故出现红斑、红丘疹而兼见较多的鳞屑，周围潮红或有红晕，瘙痒较甚及随之而见的抓痕、血痂。发为血之余，血热风燥，发失所养则变白或脱落。心主血、主火，血热心火内炽则心烦。热伤津液则口渴便干尿赤。唇红、舌质红、脉弦滑数为血热之象，苔薄白属风寒，薄黄属风热，脉浮数为风热之候。

【常见皮肤病】银屑病（白疕、松皮癣）、玫瑰糠疹（风热疮）、皮肤瘙痒症（风瘙痒）、神经性皮炎（牛皮癣）、痒疹（粟疮）、脂溢性皮炎（白屑风、赤游风）、脂溢性脱发（发蛀脱发）、斑秃（油风）、少白头、丘疹性湿疹（血风疮）、进行性对称性红斑角化病、多形性日光疹等。

【治法】清热凉血，解毒祛风。

【参考方药】克银方加减。

土茯苓 30g、重楼 15g、板蓝根 15g、槐花 30g、丹参 30g、

白鲜皮15g、苍耳子10g、生甘草10g，水煎服。

方解：土茯苓、重楼、板蓝根清热解毒；槐花、丹参凉血散血；白鲜皮、苍耳子祛风止痒；生甘草解毒，又能调和诸药。

加减：血热甚者，加生地黄、白茅根清热凉血；咽喉痛、扁桃体肿大者，加山豆根、玄参解毒利咽；大便干者，加大青叶泻火解毒；兼风热者，加金银花、连翘辛凉解表；兼风寒者，加麻黄、桂枝辛温解表；鳞屑多、瘙痒甚者，加蛇蜕、蜂房解毒祛风。

（十）血虚风燥证

【诊断要点】红斑淡白，丘疹暗淡、鳞屑多而干燥，可见皮肤角化过度，苔藓样变而瘙痒较甚。毛发干枯易落，见斑状脱发，白发，爪甲薄脆，伴面色无华，口唇苍白，头晕眼花，手足麻木，失眠多梦，大便秘结，月经量少，经血色淡，甚至闭经。舌质淡、苔薄白，脉细无力。

【证候分析】禀赋不足或辛劳过度，或久病所伤，或由血热风燥而伤阴耗血，均可导致此证。由于血虚风燥，肌肤黏膜、毛发爪甲失养，故见皮损颜色暗淡，干燥起刺，形成较多之鳞屑，且角化过度和苔藓样变。毛发干枯易落，出现斑状脱发、白发，爪甲薄脆，面色无华，口唇苍白，皮肤瘙痒较甚。血不充脑则头晕，肝血不足则眼花，手足缺血则麻木。心主血，血虚心失所养则失眠多梦；血属阴，阴血不足则大便秘结。而月经量少，经血色淡，甚至经闭，舌质淡，苔薄白，脉细无力，均系血虚之表现。

【常见皮肤病】银屑病（白疕、松皮癣）、玫瑰糠疹（风热疮）、皮肤瘙痒症（风瘙痒）、阴囊瘙痒症（肾囊风）、神经性皮炎（牛皮癣）、鱼鳞病（蛇皮癣）、慢性湿疹（湿疮等），干性脂溢性皮炎（白屑风）、痒疹（粟疮）、斑秃（油风）、中老年白发、毛周围角化病、维生素A缺乏病、小棘苔藓、皮肤淀粉样变、扁平苔藓（紫癜风）、进行性对称性红斑角化病、鳞状毛囊角化病、红皮病等。

【治法】养血祛风润燥。

【参考方药】当归饮子加减。

当归10g、白芍12g、川芎5g、熟地黄10g、何首乌15g、黄芪15g、蒺藜15g、荆芥10g、防风10g、甘草6g，水煎服。

方解：当归、白芍、熟地黄、何首乌养血润燥；川芎活血行气；黄芪补气生血；蒺藜、荆芥、防风祛风止痒；甘草调和诸药。

加减：本方可加苍术健脾燥湿、祛风止痒，现代研究证实苍术含大量维生素A，对表皮角化性皮肤病有特效。本证如由血热风燥转变而来，余热毒未尽者，加清热解毒药如大青叶、重楼、连翘、山豆根；风邪久羁者，加乌梢蛇（或蛇蜕）、蜂房、蝉蜕；夹血瘀者，可加桃仁、红花、丹参、鸡血藤；燥甚者，加火麻仁、天冬、麦冬、天花粉。

（十一）气血两虚证

【诊断要点】本证多见于慢性皮肤病反复发作者。疹块色淡或与肤色相同，肌肉困痛无力，或慢性结节溃疡，分泌物清稀，久不愈合，痒痛不甚，劳累后加重。易患感冒，兼见神疲气短，头晕眼花，面色苍白，心悸失眠，肢软消瘦，经血量少，色淡如水。舌淡苔薄，脉细弱无力。

【证候分析】久病耗气伤血，造成气血两虚。气虚则卫外不固，风邪乘虚而入，故易感冒、发疹，血虚则风从内生，肌肤失养而发疹，且疹块色淡或与肤色相同，气血两虚，肌肉失养，则困痛无力，不能托毒排脓，生肌长肉，故溃疡久不愈合，分泌物清稀。正虚邪衰，故痒痛不甚。劳更伤气，故劳累后加重。气虚见神疲气短。血虚则头晕眼花，面色苍白，经血量少，色淡如水。气血不能互生，故消瘦肢软。心悸失眠、舌淡、苔薄、脉细弱无力皆为气血两虚的典型表现。

【常见皮肤病】慢性荨麻疹（风痦瘰、瘾疹）、皮肌炎（肌痹）、皮肤结核及一切慢性消耗性疾病。

【治法】气血双补。

【参考方药】八珍汤加减。

党参10g、白术10g、茯苓10g、当归10g、川芎6g、白芍10g、熟地黄10g、炙甘草3g、生姜3片、红枣3枚，水煎服。

方解：党参、白术、茯苓、炙甘草健脾燥湿益气，当归、白芍、熟地黄养血和营，川芎活血行气，生姜、红枣调和脾胃之气。

加减：兼见表证者，常合当归饮子，以补气养血，祛风止痒；兼痰湿者，加陈皮、半夏、海藻、昆布理气燥湿化痰；兼阴虚内热者，合六味地黄丸养阴清热。

四、综合辨证论治

（一）热极生风，肝风内动证

【诊断要点】颜面水肿性蝶形鲜红斑、肢端鲜红斑、瘀点、瘀斑，伴壮热烦渴，兴奋多语，或哭笑无常，抽搐拘挛，或发癫狂，或昏睡不醒，面瘫、偏瘫或截瘫，小便失禁或潴留。舌红苔焦黄或剥光如镜，脉弦数。

【证候分析】邪热亢盛，入血，血热则颜面和肢端出现水肿性鲜红斑。热迫血妄行则肢端出现瘀点、瘀斑。邪热伤津，故壮热烦渴。邪热消灼，使肾精涸竭，不能涵养肝木，而致虚风内眩，上扰元神之府，神无所依，而诸症自生，如神志错乱、抽搐癫狂、肢体瘫痪等。肾精涸竭，气化失司，则小便失禁或潴留。舌红、苔焦黄或剥光，脉弦数均为热盛伤津，肝风内动之象。

【常见皮肤病】系统性红斑狼疮等重症累及中枢神经系统者。

【治法】清热凉肝息风。

【参考方药】羚角钩藤汤加减。

羚羊角片（先煎）4.5g、桑叶 6g、川贝母 12g、鲜生地黄 15g、钩藤（后下）9g、菊花 9g、白芍 9g、生甘草 3g、竹茹 6g、茯神木 9g，水煎服。

方解：羚羊角片、钩藤、桑叶、菊花凉肝息风定痉；川贝母凉心解郁；茯神木治心神惊掣；白芍、生甘草、鲜生地黄酸甘化阴，滋液以缓肝急；竹茹通络祛痰，清泄肝胆之热。

加减：兴奋多语，哭笑无常者，加菖蒲、远志、连翘心、炒黄连以清心安神；癫狂发作，痰蒙空窍者，加服礞石滚痰丸以泻火涤痰；神志昏迷，热邪内闭者，当配合紫雪丹以凉开之。

（二）血虚肝旺证

【诊断要点】老年人多见，病程较久，全身性阵发性皮肤瘙痒，晚间为重，皮肤到处可见抓痕、血痂、色素沉着、干燥粗糙，甚至苔藓样变。情绪易激动，瘙痒的发作和加剧往往与情绪的波动密切相关。可伴有晚上失眠，白天精神不振。舌红苔薄，脉细数或弦数。

【证候分析】年老体衰或久病营血亏损而致血虚生风，肌肤失养，故致全身皮肤瘙痒，血属阴，阴血虚，故晚上症状重。因无原发性皮损，故只见由搔抓而引起的抓痕、血痂、色素沉着等继发性皮损。因血虚不能濡养肌肤，故皮肤干燥、粗糙，甚至肥厚呈苔藓样变。又血虚不能涵养肝木，故肝火旺而易激动，情绪的波动易导致皮肤症状的发作和加剧。进而影响睡眠，乃至白天精神萎靡不振。肝火旺则舌红、脉弦数，血虚则脉细数。

【常见皮肤病】全身性皮肤瘙痒症（风瘙痒）等。

【治法】养血平肝，祛风润燥。

【参考方药】地黄饮子加减。

生地黄15g、熟地黄15g、当归10g、何首乌15g、玄参10g、牡丹皮10g、红花10g、蒺藜15g、僵蚕10g、甘草6g，水煎服。

方解：熟地黄、当归、何首乌养血；生地黄、玄参滋水涵木；牡丹皮、红花凉血活血；蒺藜、僵蚕祛风止痒；甘草调和诸药。

加减：本方可加白芍养血敛肝，加珍珠母（先煎）、生牡蛎（先煎）、代赭石（先煎）平肝潜阳。夜寐不安者，加五味子、灯心草、夜交藤养心安神。

（三）虫积伤脾证

【诊断要点】本证多见于小儿。皮损常为风团，发无定时，瘙痒无度。或肛门奇痒，晚间尤甚，可见线状小虫爬出，女孩可有阴痒。患儿面黄肌瘦，毛发枯槁，颜面可见淡白圆斑伴细屑，唇口可见白点，时而脐周腹痛或嗜食异物，或睡中磨牙。苔白或腻，脉弱或濡。

【证候分析】虫积肠道，故脐周时痛。虫体代谢产物被肠道吸收，可致皮肤风团瘙痒，白斑伴细屑，唇口白点。虫寄生体内，暗耗水谷精微，而致脾虚失运，气血失源，故面黄肌瘦，毛发枯槁。而嗜食异物、睡中磨牙皆系虫积伤脾所致，苔白腻、脉濡弱也是脾虚的见证。

【常见皮肤病】荨麻疹（风瘖瘤、瘾疹）、蛲虫皮炎等。

【治法】健脾驱虫。

【参考方药】乌梅丸加减。

乌梅10g、细辛3g、干姜5g、黄连10g、当归10g、附子3g、川椒3g、肉桂3g、党参10g、黄柏3g，水煎服。

方解：乌梅味酸制蛔，安其扰动，使蛔静而痛止。然蛔动因于中下虚寒，故配细辛、川椒，味辛可驱蛔，性温可温脏祛寒。干姜、肉桂、附子加强温脏祛蛔之力。党参健脾益气，当归养血。黄连、黄柏味苦可下蛔，性寒能清上热，且能缓和他药之过于温热，以防伤阴之弊。柯韵伯说："蛔得酸则静，得辛则伏，得苦则下。"正与本方辛酸苦味俱全吻合。

加减：本方可加大黄，以助泻下虫体；可加槟榔、使君子、苦楝根皮等以加强驱虫之力；若无上热，可去黄连、黄柏；若无寒证，可去干姜、附子；体不虚者，可去党参、当归；夹风邪者，加荆芥、防风；纳呆者，加焦三仙；反胃者，加鸡内金、炒莱菔子。对于蛲虫皮炎，则选用集圣丸、万氏肥儿丸或肥儿杀虫丸。

（四）脾虚血燥证

【诊断要点】病程日久，皮损粗糙肥厚、顽固瘙痒，可见抓痕、血痂，皮损区颜色深暗，色素沉着。颜面或四肢可见褐色斑片，掌跖皮肤过度角化，伴纳呆、腹胀、倦怠、便溏。舌质淡而胖，舌边有齿痕，苔白，脉沉细缓。

【证候分析】久病伤及脾胃，精血化生不足，血虚风燥，肌肤失养，故皮损粗糙肥厚、掌跖角化过度，顽固瘙痒及随之而来的抓痕、血痂。气血不和则皮损颜色深暗，色素沉着或出现褐色斑片。脾气虚，则见纳呆，腹胀，便溏，倦怠，舌质淡胖，舌边齿痕，苔白，脉沉缓。血虚则见脉细。

【常见皮肤病】慢性湿疹（湿疮）、异位性皮炎（四弯风）、皮肤黑变病、掌跖角化病等。

【治法】健脾燥湿，养血润肤。

【参考方药】健脾润肤汤加减。

苍术10g、白术10g、茯苓10g、当归10g、丹参10g、鸡血藤15g、赤白芍各10g、生地黄15g、陈皮6g、党参10g，水煎服。

方解：党参、茯苓、苍术、白术健脾益气燥湿，当归、生地黄、赤芍、白芍、丹参、鸡血藤养血活血润肤，陈皮调中和胃。

加减：瘙痒剧烈者，加苦参、白鲜皮、蒺藜以燥湿祛风止痒；血虚甚者，加熟地黄、何首乌以养血；气虚明显者，加黄芪、生山药以益气健脾；色素沉着显著或皮肤褐色斑片者，加红花以活血化瘀；皮损燥裂者，加阿胶、黑芝麻以补养阴血。

（五）肾虚湿热下注证

【诊断要点】皮损多发生在阴部，以肛门和龟头处更为多见。为灰白色的扁平丘疹和网状条纹，可在原发损害的基础上发生水疱或大疱，一部分也可在足跟处因摩擦而起疱，甚至形成溃疡，边界清楚而红肿不明显，但压痛显著。伴有小便短赤，尿道口刺痛。舌质红，苔黄腻，脉滑数。

【证候分析】内有肝肾不足，外受湿热之邪，下注于肝、肾二经循行部位，故阴部出现灰白色扁平丘疹和网状条纹，水疱或大疱，足跟摩擦起疱，形成溃疡而红肿不显，但压痛显著。小便短赤、尿道口刺痛。舌红、苔黄腻、脉滑数皆系湿热之象。

【常见皮肤病】阴部扁平苔藓（紫癜风）等。

【治法】滋阴补肾，清热利湿。

【参考方药】知柏地黄丸加减。

生地黄20g、黄柏10g、知母10g、生山药12g、山茱萸12g、泽泻10g、龙胆草10g、土茯苓15g、猪苓10g、生甘草6g，水煎服。

方解：生地黄、知母、生山药、山萸肉滋阴补肾；黄柏、泽泻、龙胆草、土茯苓、猪苓清热利湿；生甘草解毒止痛，调和诸药。

（六）风热血燥证

【诊断要点】头皮叠起油性白屑，颜面、眉弓、鼻唇沟、耳前后、颈后、背部、腋窝等处可见大小不一的斑片，基底微红，上有弥漫而均匀的粉状鳞屑，毛发干枯易落而稀疏。舌质红、苔薄，脉弦。

【证候分析】肌热当风，风邪侵入毛孔，郁久化燥，肌肤毛发因血燥而失养，故头皮叠起白屑，面、颈、背、腋等处出现淡红斑片，上有粉状鳞屑，毛发干枯易落而稀疏。红斑、舌质红主热，脉弦主风。

【常见皮肤病】干性脂溢性皮炎（白屑风）等。

【治法】祛风清热，养血润燥。

【参考方药】祛风换肌丸加减。

亚麻子15g、生何首乌15g、炒苍术10g、牛膝10g、苦参10g、石菖蒲6g、威灵仙10g、当归10g、川芎6g、甘草6g、天花粉30g，水煎服。

方解：亚麻子、生何首乌、当归、天花粉养血滋阴润燥，威灵仙、炒苍术、苦参、石菖蒲祛风燥湿止痒，天花粉、苦参兼清热，牛膝、川芎活血，甘草和中。

加减：头面油腻者，加白花蛇舌草、生山楂、茯苓、茵陈、生薏苡仁，现代研究表明，诸药均有去脂作用。

（七）风邪侵袭，气血不和证

【诊断要点】主要皮损为坚实的毛囊角化性丘疹，呈淡红色，有细薄鳞屑，可很快波及全身，皮肤干燥，剧烈瘙痒，伴恶寒、全身不适，苔薄白，脉浮数。

【证候分析】内有脾气不健，外受风邪侵袭，乃致气血不和，肌肤失养，故出现坚实的毛囊角化性丘疹。而细薄鳞屑、皮损很快波及全身、皮肤干燥、剧烈瘙痒、全身不适等皆为风邪致病的特点。风寒盛则恶寒、苔薄白，风热盛则脉浮数。

【常见皮肤病】毛发红糠疹等。

【治法】健脾疏风，调和气血。

【参考方药】疏风益气和血汤。

党参15g、苍术10g、白术10g、山药15g、荆芥10g、防风10g、桑叶10g、菊花10g、白鲜皮15g、地肤子15g、当归10g、赤芍10g、鸡血藤15g、蝉蜕（研冲）3g、甘草6g，水煎服。

方解：党参、苍术、白术、山药健脾益气；荆芥、防风疏散风寒止痒；桑叶、菊花、蝉蜕疏散风热止痒；白鲜皮、地肤子祛风燥湿止痒；当归、赤芍、鸡血藤调和气血，取“治风先治血，血行风自灭”之意；甘草和中并调和诸药。

（八）外感风毒，气血瘀滞证

【诊断要点】面色灰暗，臀部、腰部或下肢有不规则、非对称性斑状损害，呈淡红色，边界清楚，感觉减退或消失，汗闭。颈旁神经及尺神经粗硬。舌质瘦、干，舌边有瘀斑，脉浮数而洪大有力。

【证候分析】卫气不固，腠理不密，外感风邪虫毒，客于经络，久而不去，与气血相干，使营卫不和，经络阻隔，气血瘀滞，故面色灰暗、斑块边界清楚、感觉障碍、汗闭、周围神经粗硬、舌质瘦干，舌边有瘀斑。风毒盛，故脉象浮数洪大有力。本证以实证为主。

【常见皮肤病】结核样型麻风等。

【治法】祛风解毒，活血化瘀。

【参考方药】祛风解毒化瘀汤。

苦参15g、苍耳子15g、百部10g、蛇床子10g、夏枯草15g、鸡血藤30g、丹参20g、红花15g、三棱10g、莪术10g、伸筋草15g、生黄芪15g，水煎服。

方解：苦参、苍耳子、百部、蛇床子祛风杀虫解毒，夏枯草软坚散结，鸡血藤、丹参、红花、三棱、莪术、伸筋草活血化瘀通络，生黄芪益气扶正。因“邪之所凑，其气必虚”。

（九）外感风毒，气虚血瘀证

【诊断要点】皮肤颜色灰暗无光，表面粗糙、干燥，颜面有大小不定结节、斑块，晚期可形成“狮面”外观，眉毛脱落，手如“鹰爪”，皮损处不出汗，切割也不知痛痒，颈旁神经及尺神经粗大但较软，伴全身无力、口干唇燥。舌质胖嫩、苔灰黄腻，脉沉迟或细弱无力。

【证候分析】由于正气不足，外感风邪虫毒，而致气血不和，经络阻隔，肌肤失养，故皮肤颜色灰暗无光，表面粗糙、干燥，颜面出现结节、斑块，状如“狮面”，皮损处汗闭，切割不知痛痒。眉毛失养则脱落。筋脉失养则手如“鹰爪”，周围神经粗大而较软。气虚，故全身无力，见舌质胖嫩，脉沉迟或细弱无力。风盛则燥，故见口干唇燥。而苔灰黄腻则为邪盛正衰之象。但统观之，本证以虚证为主。

【常见皮肤病】瘤型麻风等。

【治法】益气养阴，祛风解毒，活血通络。

【参考方药】补虚祛风活血汤。

黄芪 30g、党参 15g、玄参 10g、石斛 10g、苦参 15g、苍耳子 15g、大枫子 15g、白花蛇舌草 30g、赤芍 10g、红花 15g、鸡血藤 30g、丹参 20g、伸筋草 15g，水煎服。

方解：黄芪、党参益气，玄参、石斛养阴，苍耳子、大枫子、苦参、白花蛇舌草祛风杀虫解毒，赤芍、红花、鸡血藤、丹参、伸筋草活血通络。诸药共奏扶正祛邪之功。

（十）外感风毒，气血虚瘀证

【诊断要点】皮损形态多样，浅色斑、红斑、斑块、结节、浸润，数目不定，多不对称，感觉障碍，周围神经粗大而软硬不定，眉毛有脱有存，多不对称。舌质呈部分干或部分润嫩，脉象浮洪而无力或沉细而有力。

【证候分析】由于正虚邪实，虚实夹杂，既有风邪虫毒外感，又有气血内虚及瘀滞，故病情复杂，皮损形态多样，数目不定，多不对称。气血虚不能濡养肌肤、筋脉、毛发，故感觉障碍，眉毛有的稀疏脱落。气血虚而又瘀滞，故周围神经粗大而软硬不定。部分舌质润嫩，脉沉细有力。风毒盛而气血虚，则部分舌质干，脉象浮洪而无力。总之，本证系虚实夹杂。

【常见皮肤病】未定类及界线类麻风等。

【治法】益气养血滋阴，祛风解毒杀虫，活血化瘀通络。

【参考方药】扶正祛风解毒汤。

黄芪 15g、党参 10g、当归 10g、沙参 10g、黄精 15g、苦参 15g、苍耳子 15g、大枫子 15g、白花蛇舌草 10g、乌梢蛇 10g、丹参 20g、鸡血藤 30g，水煎服。

方解：黄芪、党参、黄精、当归、沙参益气养血滋阴，苦参、苍耳子、大枫子、白花蛇舌草、乌梢蛇祛风解毒杀虫，丹参、鸡血藤活血化瘀通络。诸药共奏扶正祛邪之功。

（十一）瘀热证

【诊断要点】皮损为红斑或瘀点、瘀斑，颜色暗红或紫红，痒灼相兼，或瘀点、瘀斑渐转为暗棕紫色，皮损渐见肥厚、粗糙、脱屑。舌质红或带紫，或见瘀点、瘀斑，苔薄黄，脉弦数。

【证候分析】外受风热之邪，伤于营血，血热络损，血溢脉外则离经成瘀；或脾经湿热，怫郁肌腠，阻塞络道，以致气血瘀滞，久瘀化热，皆可表现为暗红或紫红色之红斑，或瘀点、瘀斑，瘙痒灼热，舌质红或带紫，舌上可见瘀点、瘀斑，苔薄黄，脉弦数。因系离经之血所成，故日后渐转为暗棕紫色。肌肤因瘀血不去，新血不生而失养，故渐见粗糙、肥厚及脱屑。

【常见皮肤病】毛细血管扩张性环状紫癜、进行性色素性紫癜性皮肤病、色素性紫癜性苔藓样皮炎、多形性红斑（猫眼疮）等。

【治法】化瘀清热。

【参考方药】凉血五根汤加味。

板蓝根30g、瓜蒌根30g、白茅根30g、紫草根15g、茜草根15g、丹参30g、牡丹皮10g、红花10g、丝瓜络10g，水煎服。

方解：白茅根、紫草根、茜草根、丹参、牡丹皮、红花、丝瓜络凉血活血、化瘀通络，板蓝根、瓜蒌根清热解毒、养阴生津。

（十二）湿热瘀滞证

【诊断要点】下肢肿胀，皮肤发热，皮厚粗糙，状如牛皮，皮色紫暗，或见青筋弯曲，瘙痒甚剧，破流紫黑血水。舌体胖，舌边有齿痕，舌苔黄腻，脉缓或沉缓。

【证候分析】湿热下注，阻遏血脉，郁于肌肤，故出现下肢肿胀，皮肤发热。脉络瘀阻，故皮色紫暗，或见青筋弯曲，破流紫黑血水。气血瘀滞日久，肌肤失养，故皮厚粗糙，状如牛皮，瘙痒甚剧。而舌体胖，舌边有齿痕，舌苔黄腻，脉缓皆系湿热之象，脉沉缓则主久病湿热缠绵。

【常见皮肤病】下肢血栓性静脉炎后综合征、瘀积性皮炎、慢性肥厚性银屑病、慢性湿疹、皮肤淀粉样变等。

【治法】清热利湿、活血通络。

【参考方药】当归拈痛汤加减。

当归10g、茵陈10g、苍术10g、苦参15g、白术10g、甘草6g、知母10g、泽泻10g、猪苓10g、党参10g、黄芩10g、黄柏10g、牡丹皮10g、桃仁10g、红花10g，水煎服。

方解：茵陈、泽泻、猪苓、黄柏、黄芩、苦参清热利湿燥湿；党参、苍术、白术健脾化湿；知母清热滋阴，使湿热去而不伤阴；牡丹皮、桃仁、红花活血化瘀；当归养血活血，使瘀血去而不伤血；甘草解毒，调和诸药。

（十三）痰瘀证

【诊断要点】颜面紫红色小结节，质地较硬，用玻片压诊时呈黄褐色（苹果酱色），破溃后结萎缩性瘢痕，在瘢痕上可再生新结节，或丘疹、粉刺、结节、囊肿兼见，互相融合，高凸不平，或四肢、躯干皮下肌肉内结节呈囊包状，大小不等，可活动。偶伴头昏乏力，食滞腹胀。舌质淡、苔滑腻，脉濡滑。

【证候分析】“脾为生痰之源，肺为贮痰之器”，脾虚、肺胃湿热或肺肾阴虚皆可生痰，痰与血搏结，聚结于局部则形成以结节和囊肿为主的损害。因系痰瘀互结，故结节紫红硬实。玻片压诊呈黄褐色（苹果酱色），为湿痰瘀浊滞于孙络的现象。肺脾肾虚兼血瘀，则溃后结萎缩性瘢痕，因痰湿缠绵，故结节可反复发生在瘢痕上，或互相融合，高凸不平。痰浊上泛则头昏乏力。脾虚则食滞腹胀。舌质淡、苔滑腻、脉濡滑皆为脾虚痰湿之象。

【常见皮肤病】寻常狼疮（鸦啗疮）、痤疮（肺风粉刺）、皮肤猪囊虫病等。

【治法】消痰软坚，活血化瘀。

【参考方药】海藻玉壶汤加减。

海藻10g、海带10g、陈皮10g、半夏10g、青皮6g、贝母10g、当归10g、川芎6g、甘草6g、丹参15g、茜草根15g、红花10g、三棱10g，水煎服。

方解：海藻、海带、陈皮、青皮、半夏、贝母消痰软坚；当归、川芎、红花、茜草根、丹参、三棱活血化瘀、软坚散结；甘草与海藻相反相成，化痰解毒，又能调和药性。

加减：结节较硬、不易消退者，加服小金丹或小金片，并加炮甲珠、皂角刺；明显肾阴虚者，加服六味地黄丸；脾虚者，加党参、白术；脾胃湿热者，予枇杷清肺饮加减；躯干、四肢囊包者，可选用化虫软坚丸（陈皮、半夏、南星、大贝母、茯苓、昆布、海藻、穿山甲、地骨皮、红花、远志、酸枣仁）。大便中屡有虫片且不易消除者，可适当加杀虫药如榧子、鹤虱、雄黄、百部、干漆炭、石榴皮等。若肌肤囊包质硬而不消者，可适当加软坚散结药，如鳖甲、龟甲、穿山甲、皂角刺、莪术等。

（十四）痰结湿阻、脾虚血瘀证

【诊断要点】小腿深部结节破溃，久不愈合，皮色暗红，轻触痛，伴身倦乏力、纳呆、渴而不思饮，时有急躁易怒，舌质淡或边尖红，脉沉细或弦。

【证候分析】素体脾虚阴虚，脾虚则湿阻，阴虚则虚火内蒸，煎液成痰，痰湿阻络而致血瘀，故肌肤深部生结节，“热胜肉腐”而致结节破溃，血瘀则皮色暗红，触痛，渴不思饮，脉弦。脾气虚，故溃疡久不愈合，身倦乏力，纳呆，舌淡，脉沉细。阴虚，故口渴。阴虚肝旺则烦躁易怒，舌边尖红，脉弦。

【常见皮肤病】硬结性红斑（腓腨发）等。

【治法】健脾化痰，活血软坚。

【参考方药】四君活血软坚汤。

党参10g、白术10g、茯苓10g、夏枯草15g、土贝母10g、陈皮6g、连翘10g、红花10g、伸筋草10g、鸡血藤15g、苏木6g、牛膝6g，水煎服。

方解：党参、白术、茯苓健脾益气化湿；土贝母、陈皮、夏枯草、连翘清热化痰、软坚散结；红花、苏木、牛膝、伸筋草、鸡血藤活血通络，牛膝并能引药下行。

加减：下肢浮肿者，加木瓜、防己；骨蒸潮热，手足心热者，加龟甲、鳖甲、地骨皮；溃疡久不愈合者，合八珍汤加减，以补气养血、生肌长肉。

（十五）痰结湿阻气血虚弱证

【诊断要点】颜面有暗红色小结节或斑块结节，浸润明显，或手足背外伤部位出现疣状增殖，伴乏力、低热、盗汗、纳呆。舌质微红、苔薄白，脉沉细。

【证候分析】素体虚弱，气血不足，外感毒邪，湿痰凝滞血脉，故出现颜面暗红色小结节，或浸润明显之斑块、结节，或手足背外伤部位出现疣状增殖。气阴血虚则乏力、低热、盗汗、纳呆，舌质微红、苔薄白，脉沉细。

【常见皮肤病】寻常狼疮（鸦啗疮）、疣状皮肤结核、颜面播散性粟粒性狼疮等。

【治法】益气养血，软坚化痰。

【参考方药】补中益气汤加减。

生黄芪 15g、党参 15g、白术 10g、茯苓 10g、当归 10g、鸡血藤 15g、红花 10g、夏枯草 15g、土贝母 10g、连翘 10g、陈皮 6g、甘草 10g，水煎服。

方解：生黄芪、党参、白术、茯苓、甘草益气健脾，当归、鸡血藤、红花养血活血，夏枯草、连翘、土贝母清热化痰、软坚散结，陈皮理气化痰。

加减：骨蒸潮热，手足心热，盗汗者，加龟甲、鳖甲、地骨皮、五味子养阴清热软坚。

（十六）气虚毒盛证

【诊断要点】脓疱深在，周围有红晕，可形成溃疡，或结成厚脓痂。或头部结节脓肿，出脓形成窦道，互相穿通，表面毛发脱落，附近臀核肿痛，缠绵难愈，愈后形成瘢痕。伴有低热、口干、纳呆、便溏、面黄肌瘦。舌质淡、苔黄腻或薄白，脉弦滑或细而无力。

【证候分析】素体气虚，复感湿热毒邪，正虚邪实，不能托毒外出，故脓疱深在，周围红晕，形成溃疡或厚脓痂，脓肿互通，缠绵难愈。邪盛伤阴则见低热、口干。气虚见面黄肌瘦，纳呆，便溏，舌质淡、苔薄脉细而无力。毒盛见附近臀核肿痛，毛囊破坏，毛发脱落，愈后成瘢痕，苔黄腻，脉弦滑。

【常见皮肤病】深脓疱疮（脓窝囊）、毛囊炎（发际疮）、头部脓肿性穿掘性毛囊周围炎（蝼蛄疖）等。

【治法】清热解毒，益气透脓。

【参考方药】托里透脓汤加减。

生黄芪 30g、党参 15g、白术 10g、当归 10g、炮甲珠 6g、炒皂角刺 10g、升麻 6g、白芷 10g、金银花 30g、蒲公英 30g、紫花地丁 30g、生甘草 6g，水煎服。

方解：生黄芪、党参、白术补中益气托毒；当归养血和血；炮甲珠、炒皂角刺、白芷活血透脓；金银花、蒲公英、紫花地丁清热解毒；升麻解毒，又能升提中气；生甘草解毒，调和诸药。

第二节　外治法辨治要略

皮肤病的外治，主要是针对皮疹而言。根据皮疹的形态和性质的不同，而采用不同的外用药物和剂型。此种辨治方法被温象宽教授称为“辨疹论治”。实质上，辨疹论治即皮肤病的辨证论治在外治上的具体应用。“辨疹论治”将皮损按性质分为炎症性皮损和非炎症性皮损两大类。而炎症性皮损，又按炎症的性质分为急性、亚急性和慢性三种进行论治。急性者又根据渗液之有无多少，分别以清热解毒之溶液湿敷或以粉剂、洗剂撒涂；亚急性者以温和消炎之油剂或乳剂为主；慢性者则以刺激性较大的，具有角质剥脱作用之酊剂、软膏、硬膏为主。非炎症性皮损主要包括单纯色素性变化和皮肤附属器的一些非炎症性病变。应当指出的是，“辨疹论治”在很多情况下是和辨病论治相结合的。有一些皮肤病，如表皮浅部真菌所致的各种癣病，以及病毒所致的各种疣类和疱疹，由于皮损的形态特殊，对疾病的诊断往往一目了然，而且有的单用外治法即可治愈，而内治的效果则相形见绌。

另外，临床上还有一种针对自觉症状进行治疗的外治方法，根据症状的不同性质，采用相应的外用药物和剂型，温象宽教授称其为“辨症论治”。但它并不是简单的对症治疗，实际上其也是皮肤疾病辨证论治的一个特点。

在介绍“辨疹论治”和“辨症论治”的具体内容之前，需要先了解一下温象宽教授常用的外用药和剂型。

一、常用的外用药和剂型

外用药的制剂是由主药和基质组成的。主药在制剂中起主要治疗作用，基质则决定制剂的剂型。

（一）常用外用药

1. 止痒药。薄荷、樟脑、冰片、铜绿、香附、威灵仙、地肤子、蛇床子、苍耳子、川椒、皂角刺、山柰、艾叶、明矾等。

2. 清热解毒药。黄连、黄芩、黄柏、虎杖、马齿苋、大黄、山栀、青黛、芙蓉叶、紫花地丁、大青叶、寒水石等。

3. 收湿药。熟石膏、五倍子、炉甘石、滑石、枯矾、海螵蛸、儿茶、苍术、赤石脂、煅龙骨、煅牡蛎、铅粉、蛤粉、钟乳石等。

4. 杀虫药。轻粉、砒霜、水银、硫黄、雄黄、铅丹、蟾酥、土槿皮、百部、大枫子、芦荟、藜芦、苦参、芫花、槟榔、路路通等。

5. 发疱药。斑蝥、巴豆、红娘子等。

6. 腐蚀药。鸦胆子、乌梅、硇砂、石灰、木鳖子等。

7. 润肤药。胡麻仁、蓖麻子、核桃仁、生地黄、当归、猪脂、羊脂、蜂蜜、杏仁、大枫子油等。

（二）常用的基质

1. 动物类。猪脂、羊脂、牛脂、鱼脂、鸡蛋清、鸡蛋黄油、蜂蜜、黄蜡、猪苦胆等。

2. 植物油类。芝麻油、菜油、蓖麻子油、糠馏油、松脂、橄榄油等。

3. 植物类。丝瓜及叶、西瓜、茄子、黄瓜、荸荠、马齿苋、大白菜、韭菜、青葱、鲜青蒿、仙人掌、芦荟等压榨取汁用。

4. 药露类。金银花露、菊花露、薄荷露、玫瑰露、茉莉露、蔷薇露、桂花露等。

5. 其他。醋、酒（酒精）、人乳、米泔水、茶叶水、红糖水等。

（三）外用药的剂型

1. 溶液。亦称“水剂”。将单味药或复方加水，小火煎热至一定浓度，滤过药渣，即得溶液。或有的药可直接溶解于水中即得溶液。

作用：清洁止痒，消肿收敛，清热解毒。

用法：

（1）湿敷。将 5 ~ 6 层消毒纱布置于药液中浸透，用两把消毒镊子从两端夹起，拧挤去多余药液至不滴水为度，敷于患处，每 1 ~ 2 小时换 1 次。用于急性渗出性炎症性皮损，一般用冷湿敷，化脓者用热湿敷。

（2）熏洗。以热的溶液先熏蒸患处，待温后再浸洗，用于慢性肥厚性皮损。

2. 粉剂。亦称“散剂”。由单味药或复方研成极细粉末，再以细箩筛过即成。贵重药品应最后加入，贮于密闭瓶中。

作用：保护、吸收、蒸发、收湿、止痒。

用法：直接外扑，或用溶液、油类调涂。适用于无渗液的急性或亚急性皮炎和皮肤瘙痒。勿用于多毛部位。

3. 洗剂。亦称“振荡剂”，是不溶于水的粉剂与冷开水或蒸馏水混悬而成的。

作用：同粉剂。

用法：用时充分摇匀，每日 3 ~ 5 次，用毛笔蘸后涂搽。适应证和禁忌证同粉剂。

4. 浸剂。包括酒浸剂（酊剂）和醋浸剂两种。将单味药或复方浸泡于酒（酒精）或醋中，密封 7 ~ 30 日后，滤渣取汁即成。

作用：收湿散风，杀虫止痒。

用法：酊剂用毛笔或棉棒蘸药液，直接外涂皮损区，每日 1 ~ 3 次；醋浸剂用法为将皮损部位浸泡其中，每日 2 ~ 3 次，每次 15 ~ 30 分钟，甚至数小时。适用于各种浅部真菌性皮肤病及一切慢性增厚之皮损。

禁忌证：忌用于急性炎症性皮损及皮肤有破损裂口者。酊剂切勿用于皮肤黏膜交界处。酊剂用于皮肤柔嫩部位，要将 95%酒精（或白酒、冷开水）稀释 1 倍后再用。

5. 油剂。由植物油和药粉调和而成。或以药物浸在植物油中煎熬至枯去渣，再加入适量黄蜡而成。此外，还可从动物药或植物药中直接压榨取油。

作用：滑润保护，生肌长皮，清热解毒。

用法：用棉棒或毛笔蘸油直接涂皮损处，每日 2 ~ 3 次；或涂在消毒纱布上敷贴患处，每日换 1 次。适用于亚急性皮炎或脓疱。

6. 乳剂。亦称“霜剂”。是油剂与水剂混合乳化而成的乳白色剂型。

作用：清热解毒，护肤止痒。

用法：用棉棒、毛笔或干净手指蘸之直接涂于皮损上，或摊在消毒纱布上敷贴患处，每日换 1 ~ 2 次。适用于急性、亚急性及慢性皮炎而无渗液者。

7. 搽剂。亦称“擦剂”。用植物块茎切断面蘸药粉直接外涂皮损处，或药粉用油类调制成丸状。

作用：软皮散结，润肤止痒。

用法：外用纱布包裹，再擦皮损，每日 2 ~ 3 次。适用于皮损泛发、肥厚和瘙痒剧烈者。

8. 软膏。为药粉与动物油或凡士林调成半固体状之剂型。

作用：润肤保护，软坚散结，清热解毒。

用法：直接涂擦，每日 2～3 次，或摊在消毒纱布上敷贴患处，每日换 1～2 次。适用于一切慢性皮肤病具有结痂、皲裂、苔藓样变等皮损者。去痂时宜涂得厚些，用于皲裂、苔藓样变。若加用热烘，效果更好。

9. 硬膏。俗称“膏药”。将药物放在植物油中煎熬至枯，去渣后再将药油煎熬成膏。现改为胶布型。

作用：软坚散结，搜风止痒，护肤防裂。

用法：视皮损形状大小而做相应裁剪后粘贴牢固。适用于高度增生角化之皮损。

10. 烟熏剂。

作用：疏通气血，温经通络，杀虫止痒。

用法：将药物点燃，浓烟密闭，仅熏患处，或露出五官，让烟熏全身。适用于皮损肥厚、顽固瘙痒者。

11、药捻。又称“药线”。是以棉纸或棉花、丝线或芫花根皮搓线，裹药或蘸药粉搓成线状捻子。

作用：化腐提毒，拔管敛疮。

用法：直接插入破溃脓腔、瘘管或窦道内，外盖相应药膏，1~2 日换 1 次。适用于皮肤结核瘘管、窦道等。注意：药捻放置的深度应为瘘管或窦道深度的 2/3，不要完全到底。且每次换药应将流出来的脓液洗净，防止浸蚀健康皮肤。

二、辨疹论治

（一）炎症性皮损辨疹论治

1. 急性炎症性皮损

（1）皮损为红斑、风团、丘疹、疱疹、结节等，红肿痒痛，但未破而无糜烂、渗液者，可用：

①散剂：如青黛散（青黛1、黄柏1、石膏2、滑石2）、二妙散（苍术1、黄柏1）、六一散（滑石6、甘草1）、颠倒散（生大黄1、硫黄1）、止痒扑粉（绿豆粉5、滑石粉100、氧化锌6、樟脑1）等扑患处，每日3~5次。

②洗剂：如青黛散洗剂（青黛散3、冷开水7，调匀）、三黄洗剂（大黄、黄柏、黄芩、苦参各等份，共10~15g，石炭酸1ml、蒸馏水100ml）、炉甘石洗剂、复方蛇床子洗剂（蛇床子粉10g、炉甘石10g、石炭酸1ml、甘油5ml、水加至100ml）等外涂，每日3~5次。

（2）上述皮损剧烈红肿痒痛或继发糜烂、渗液较甚者，可用溶液作冷湿敷。常用的溶液有：

①蒲公英、野菊花、苦参、黄柏、生地榆、马齿苋、绿茶叶等，选1~2味，每味30g左右，取其水煎液，待冷。

②2~10%黄柏溶液。

③3%硼酸溶液。

④1：5000高锰酸钾溶液。

⑤0.1%依沙吖啶溶液。

（3）皮损为脓疱或流脓者，应将脓疱壁剪掉后，用上述溶液作热湿敷，或用煅蚕豆荚以灰麻油调成薄糊状外搽，疗效较好。

（4）急性女阴溃疡，并有淡黄色脓性分泌物，用蛇床子汤熏洗或坐浴，外涂阴蚀黄连膏。

蛇床子汤：蛇床子、威灵仙、归尾、砂仁壳各 9g，土大黄、苦参各 15g，老葱头 7 个。水煎滚后，倾入盆内即用。

阴蚀黄连膏：乳香粉 30g、青黛粉 30g、黄连膏 240g 调匀成膏。

［附］黄连膏：黄连 9g、当归 15g、黄柏 9g、生地黄 30g、姜黄 9g、麻油 360ml、白蜡 120g。诸药除白蜡外，入麻油内浸 1 天后，用文火熬至药枯，去渣滤清，再加入白蜡，文火徐徐收膏。

（5）复发性口腔溃疡，上覆淡灰色薄膜，周围有红晕（滤泡性口炎）可用下列散剂，任选一种，将药粉吹入患处，每日 2～3 次。

①赴筵散：薄荷、黄柏各等份，青黛少许。

②柳花散：玄胡 37.3g，黄柏、黄连各 18.65g，密陀僧 7.46g，青黛 7.46g。

③冰玉散：生石膏 37.3g，月石 26.11g，冰片 1.1g，僵蚕 37.3g。

阴虚者，用养阴生肌散（雄黄、青黛、甘草、冰片各 2g，牛黄、黄柏、龙胆草各 1g）少许涂于患处。

（6）口腔白膜，剥离后基底发红，容易出血（口腔念珠菌病），选用下法：

① 2%白矾水或 2%小苏打水含漱，每日多次。

②冰硼散（玄明粉15g、炒硼砂15g、朱砂2g、冰片1g）或驱腐丹（五倍子、硼砂各等量）共研细末，每用少许，吹入患处，每日2～3次。

③青液散（青黛、朴硝各3.73g，龙脑0.93g，）研细末，用蜜调敷患处。

④青黛1.5g、黄柏3g、硼砂1.5g、冰片0.3g共研细末，搽患处，每日2～3次。

⑤天南星或吴茱萸为末，醋调涂足心，日再换之。

2. 亚急性炎症性皮损

急性炎症之红肿减轻，糜烂和渗液很少，有丘疹、鳞屑和结痂，宜用青黛散以麻油调成糊状外搽，或用30%～40%氧化锌油外涂，每日2～3次。也可用激素类乳膏外搽。

3. 慢性炎症性皮损

（1）慢性溃疡，见于麻风、皮肤结核等。

①创面清洁，无腐肉，宜生肌收口，外用收干生肌膏（收干生肌粉、祛湿药膏）。

［附1］收干生肌粉：乳香面30g、没药面30g、琥珀面6g、血竭面12g、儿茶面15g、水飞甘石面21g。

［附2］祛湿药膏：苦参12g、薄荷9g、白芷9g、防风6g、荆芥穗12g、连翘12g、苍术9g、大黄9g、鹤虱草9g、威灵仙12g、白鲜皮15g、五倍子15g、大枫子30g、青黛面18g、白蜡360g、香油（或豆油）960g，先把诸药（青黛除外）碾碎，放入油内浸泡一昼夜，后用文火炸至焦黄，过滤去渣，离火，称其重量并趁热兑入白蜡。每480g药油春秋

季节兑蜡 120g，冬季兑蜡 90g，夏季兑蜡 150g。青黛后下，每 500g 药油兑 1.5g，搅拌均匀，冷却成膏。

②久不愈合，创面污秽而腐肉多者，宜化腐生肌，外用麻风溃疡膏，每日 1 次。

麻风溃疡膏：陈石灰 6g、枯矾 6g、杨树皮炭 6g、熟松香 60g、象皮粉 9g、蜂蜡 3g、血余炭 6g、白芷粉 3g、黄芪粉 6g、甘草粉 3g、龟甲炭 6g、大枫子仁 60g、当归粉 18g、麻油 45g、猪油 60g。诸药共研细粉，麻油煎沸后，将诸药粉放入油中拌匀后，再入猪油搅匀成糊状，装瓶密封备用。

（2）瘘管、窦道：见于深部组织的各种化脓性感染及结核。

①脓液较多时，用甲字提毒药捻，每日换 1 次。

甲字提毒药捻：轻粉、京红粉各 31g，血竭 12g，琥珀面、朱砂各 10g，麝香 1 ~ 1.5g，冰片 6g。各研成细面，以不见金星为度，混匀后再研，以极细面为佳。然后将药粉裹在药捻上，阴干备用。

②脓液渐少，瘘管渐浅，改用九一丹药捻。

九一丹：熟石膏 9、升丹 1 组成，共研极细末，和匀，裹在药捻上。

③已无脓液，瘘管更浅，以生肌散掺疮口中。

生肌散：制炉甘石 15g、滴乳石 9g、滑石 30g、血珀 9g、朱砂 3g、冰片 0.3g。共研极细末。

（3）皮损浸润肥厚，角化过度者：见于慢性湿疹、皮炎等。

宜用青黛膏（青黛散 1、凡士林 4）、雄黄膏（雄黄 10、氧化锌10、羊毛脂30、凡士林加至100)、5%～10%硫黄软膏。

(4)皮损干燥、鳞屑、角化过度者：见于手、足癣。

有皲裂者用疯油膏(轻粉4.5g、东丹3g、飞辰砂3g，共研细末，先以麻油120g煎微滚，入黄蜡30g再煎，以无泡沫为度，取起离火，再将药末渐渐投入，调匀成膏)每日2～3次。加热烘疗法，疗效更好。无皲裂者，可用成药癣药水、复方土槿皮酊等外涂，每日2～3次。在暑天用鹅掌风浸泡方浸泡疗效较好。

鹅掌风浸泡方：大枫子肉9g、花椒9g、皂荚15g、土槿皮15g、地骨皮6g、藿香18g、白矾12g、鲜凤仙花9g、米醋1千克，将诸药浸入米醋内24小时，煎沸待温，将药汁放入塑料袋内，患肢(手、足)伸入袋中扎住，浸6～12小时，隔日将药汁煎沸待温再浸。共浸3～4天。浸泡后7天内不宜用碱水、肥皂水洗患肢。

(5)慢性毛囊、皮脂腺炎症可见粉刺、结节、脓疱、红斑等，见于痤疮、酒渣、毛囊炎、脂溢性皮炎等。

可用颠倒散冷开水调敷，坚实性损害用中成药紫金锭醋调外涂，每日1～2次。或用痤疮洗剂外搽，每日3～4次。

痤疮洗剂：沉降硫黄6g、樟脑10g、西黄芪胶1g、石灰水加至100ml。

(6)瘢痕疙瘩(蟹足肿)可选用以下几种外用药：

①黑布药膏：老黑醋2500ml、五倍子粉840g、金头蜈蚣(研末)10条、冰片3g、蜂蜜180g，将黑醋放于砂锅内煎开30分钟，再加蜂蜜煎沸，然后用铁筛将五倍子粉均匀

筛入，边筛边朝同一方向搅拌，筛完后改用文火煎成膏状离火，最后兑入蜈蚣粉末和冰片粉搅拌均匀，储于搪瓷或玻璃罐中备用。用时厚敷患处（1～4毫米厚），外用黑布敷盖，每2～3天换1次。

②20%～30%鸦胆子软膏：鸦胆子20～30g（除去壳皮）研碎如泥状，加入凡士林至100g调匀成膏，放置48小时后即可涂用。每2～4天换药1次。

③疤痕软化膏：氧化锌、明胶、甘油各500g，加水500～1000ml制成氧化锌软膏备用。五倍子750g、蜈蚣10条、冰片及樟脑适量研末调和，密封备用。先将氧化锌软膏隔水加热融化调和，再加上适用中药粉末调匀，趁温热时用毛笔涂拭于疤痕上较厚一层，用细网眼纱布绷带加压包扎两圈，如此共涂拭及包绕三层，最后将绷带加压包扎完毕。冷却后即成一软性管型，可起到上药及压迫固定作用，每周更换管型1次，5次为1疗程。适用于四肢及双手。

④独角莲膏（市售成药），烘烊，外贴患处，每2～3天换1次。

⑤生附子、密陀僧、煅牡蛎、川芎、白茯苓各等量捣细箩为散，以油调敷。

⑥五倍子、山豆根各等量研末，香油调敷，涂半厘米厚，涂后发干而硬。每3日换1次。

（二）非炎症性皮损

1. 白斑：见于白癜风等。选用下法。

（1）白斑散：细辛2g、白芷1g、雄黄1g，研细末，用醋调匀外搽，每日 1 ~ 2 次。

（2）白附子、硫黄等量研末，姜汁调匀外搽，每日 1 ~ 2 次。

（3）20% ~ 30% 补骨脂酊（补骨脂 20 ~ 30g、75% 酒精 100ml，每日振荡数次，1 周后去渣备用），直接外涂，每日 1 ~ 2 次。

（4）斑蝥酊（斑蝥 2g，白酒 100ml 浸泡 1 周后去渣）直接外涂，每日 1 次。

（5）补骨脂 15g、姜黄 10g、黄柏 6g，白酒 500ml 浸泡 1 周后外涂，早、晚各 1 次。

在使用以上外用药的同时，均可配服蒺藜粉，每日 2 次，每次 6g，或蒺藜：补骨脂为 2：3，共研细末，日服 2 次，每次 3g，淡盐水送下。

2. 色素斑点：见于黄褐斑、黑变病、雀斑等。可用下法。

（1）玉蓉散加减：绿豆粉 90g、白菊花 30g、白附子 30g、白僵蚕 15g、白及 15g、精食盐 15g、冰片 1.5g，研细末过箩，早晚洗脸后用清水调匀外揉，最少保留 10 分钟后洗去。

（2）去斑膏：大枫子、杏仁、核桃仁、红粉、樟脑各等量，先将三仁同捣极细，再加红粉、樟脑，一同研细如泥，如太干，加麻油少许调匀。每晚搽 1 次。（先涂小片，如无反应，即可使用。）

（3）5% ~ 10% 白降汞软膏（成药）外涂，每日 1 ~ 2 次。

（4）氢醌霜：氢醌 3 ~ 5g，冷霜加至 100g，外涂，每日

2次，至脱屑为止，须现用现配。

（5）10%～20%双氧水外涂，每日2次。

3. 花斑：即色素斑与色素减退斑混杂，伴有糠状鳞屑，见于花斑癣等。可用下法。

（1）40%硫代硫酸钠溶液外搽，5分钟后再搽3%盐酸液。

（2）复方土槿皮酊用95%酒精稀释1倍后外搽，每日1～2次。

（3）普癣水：生地榆粗末50g、苦楝子粗末50g、川槿皮粗末95g、斑蝥（布包）1.5g白酒或75%酒精浸泡2周，去渣，外搽，每日1～2次。

（4）汗斑擦剂：密陀僧2g、硫黄2g、白附子1g，研成细末，和匀，用醋调为糊状，用黄瓜蒂或纱布包棉花蘸药摩擦1遍，每日2次。

（5）汗斑方1号：密陀僧3g、黄柏2g、冰片1g、樟脑2g，各研细末，和匀。用米醋调搽患处，每日1～2次。

治疗期间，患者应勤洗澡，用过的内衣裤、被褥、枕巾等应煮沸消毒，以防复发。

4. 颜面扁平丘疹：见于扁平疣（扁瘊）。

扁平疣方：木贼、香附、山豆根、板蓝根、紫草、磁石（先煎）各30g，水煎，趁热擦洗皮损，将皮损表皮轻微擦破，效果最好，每日1～2次，每剂药液可洗2日。一般用2～3剂即愈。

5. 手足刺疣，见于寻常疣（枯筋箭）、跖疣。

（1）也可用上述扁平疣方擦洗。

（2）先以橡皮膏，中心剪与疣等大的圆孔，贴患处，使疣露出而保护周围皮肤。用六神丸研末或鸦胆子捣烂敷疣上，然后封包，每周换1次，直至疣脱落。

（3）冰醋酸外涂，数次即可痊愈。

6. 躯干及其附近脐凹状丘疱疹，挤之可见小蛆状白心。见于传染性软疣（水瘊、鼠乳）。

先用酒精棉球消毒后，最好一次全部皮损均用无齿镊子挤掉其内之白心，然后涂2%碘酒或纯石炭酸，一次即愈。

7. 脱发

（1）均匀性、对称性脱发：见于脂溢性脱发（发蛀脱发）。

①头皮油腻，头发稀疏、脱落者可选用下药。

透骨草方：透骨草、侧柏叶各120g，皂角60g，白矾10g，水煎取汁，洗涤头部，3～5日1次。

脂溢洗方：苍耳子、王不留行各30g，苦参15g，明矾10g，水煎取汁，反复洗头，每日2次，每次15分钟。

以上二方均有祛脂止痒、生发护发作用。

②头发干焦、稀疏、脱落者，用桑白皮方：桑白皮30g、五倍子15g、青葙子60g，水煎取汁，外洗，每3～5日1次。有止痒生发护发作用。

③少数病程长，脱发较重，头顶头发残留稀少，或原有早老性脱发（高额）者，用蜈蚣油（活蜈蚣3条，放入菜油中浸泡3～4天即成）外搽，每日1～2次，也可用鲜芦荟榨

汁外涂，每日 2 ~ 3 次，有良效。

（2）斑状脱发：见于斑秃。

①脱发早期，头皮发痒，头发松动易脱落者，用海艾汤：祁艾、菊花、荆芥、防风、藁本、蔓荆子各 9g，薄荷、藿香、甘松各 6g，水煎取药液，用毛巾溻洗患处，每日 2 ~ 3 次，既能止痒，又能延缓头发的脱落。

②实证脱发：在较短的时间内，突然出现大片脱发，患者多为青少年，体质壮实，急躁易怒，舌质正常或红微绛，苔薄黄，脉弦、数、紧、实。酌情外用一些辛香走窜的药物，有利于局部经络气血的通畅。可选用下药：

斑蝥 9g、紫荆皮 30g、樟脑 12g，白酒 1000ml 浸泡两周后过滤取汁，备用。

诃子、桂枝、山柰、青皮、樟脑各等份，75% 酒精适量浸泡 1 周后，过滤取汁，备用。

上两方均外搽患处，每日 2 ~ 3 次，可单独或交替使用。也可用 20% 斑蝥酊外搽，每日 1 次。

③虚证脱发：病程迁延日久不愈，或因久病、大病、产后，头发呈斑片状脱落。或兼有气血两虚或肝肾不足的证候，舌质淡红或淡白，苔薄白，脉虚、细、弱。外用药除药性温和外，还应有滋补作用，可选用冬虫夏草酒：冬虫夏草 20g，白酒 80ml，泡 1 周后去渣，外涂患处，每日 2 次。

20% ~ 30% 补骨脂酊（见白斑）外涂，每日 1 ~ 2 次。

生发软膏：雄黄、硫黄、凤凰衣（孵小鸡后的蛋壳和壳内的皮）各 15g，炮甲珠 9g，滑石粉 30g，生猪板油 30g，鲜猪苦胆 1 个。诸药共研细末，用猪板油、猪苦胆调和成软膏，用纱布包好，反复外搽患处，每日 2～3 次，可促进头发的生长。

8. 白发

每日早、晚先用双手掌按摩搓擦头皮 10 分钟，然后搽冬虫夏草酒，长期坚持。

9. 指甲变形变性：表现为混浊、变色、失去光泽、增厚或蛀空。见于甲癣（灰指甲）。可选用下法。

（1）先用锋利刀片将病甲轻轻削去，以不出血为度，每周 1 次。用相当于指甲大小的棉球浸蘸复方土槿皮酊或灰指甲药水 1 号，置于甲壳上，每次半小时，每日 2～3 次，直至新甲长出为止。约需连续用药 3 个月以上，方能获效。

灰指甲药水 1 号：土槿皮 18g、斑蝥 15g、雄黄 12g、丁香 10g，浸泡在 500ml 陈醋中，1 周后滤过封闭备用。

（2）鲜凤仙花 30g 或鲜凤仙花梗 1 株、明矾 9g、土大黄 3g、枯矾 6g 共捣，用麻布包患甲上，每日换药 1 次。直至好转。

（3）鹅掌风浸泡剂，浸泡半小时，待甲软化，用刀刮去污物，每日 1 次，直至好转。

（4）贴膏疗法，外用黑色拔膏棍（赵炳南方）。将药物加温外贴病甲，每 3～5 天换药 1 次。换药前需用植物油或汽油擦去旧膏。直至好转。

黑色拔膏棍组成：鲜羊蹄根梗叶（土大黄）、大枫子、百部、皂角刺各 60g，鲜凤仙花、羊踯躅花、透骨草、马前子、苦杏仁、银杏、蜂房、苦参子各 30g，炮甲珠、川乌、草乌、全蝎、斑蝥各15g，金头蜈蚣15条。

制法：香油4000g、生桐油1000g，倾入铁锅内，浸泡上药，文火炸成深黄色，离火后过滤，再将药油置武火上熬炼至滴后成珠（温度大约为240℃），然后按每500g药油加樟丹300g、药末（各药比例为白及末30，藤黄末、轻粉各15，硇砂末9）90g，松香60g搅匀制成膏棍。

（5）拔甲疗法：将拔甲膏加热至软，取一小块贴盖在病甲上，再用胶布固定，每3~4天换药1次，直至病甲脱完，再外用复方土槿皮酊或灰指甲药水1号，直至新甲长出为止。

拔甲膏：蓖麻子45g、蛇蜕15g、天南星45g、川椒30g、大枫子30g、生川乌18g、生草乌18g、乌梅30g、皂角刺45g、地肤子45g、杏仁30g、威灵仙30g、凤仙花子120g、凤仙花60g、千金子45g、五加皮45g、僵蚕30g、地骨皮45g、香油1500g。上药加热，煎熬至黑，去渣，再熬炼至滴水成珠，入樟丹适量，成膏候温，入硇砂末60g，调匀即得。

（6）猪苦胆套在病甲上，每天换1次，10~20次后再外涂米醋至愈。

（7）生半夏研末，米醋调敷病甲，每日1次，至愈。

三、辨证论治

（一）顽固瘙痒

1. 皮肤湿痒者可选用

（1）用苦参汤煎水，去渣外洗，每日 3 次。

苦参汤：苦参 60g、蛇床子 30g、白芷 15g、金银花 30g、菊花 60g、黄柏 15g、地肤子 15g、大菖蒲 9g。

（2）用九华粉洗剂，或三石水（朱仁康方）外涂，每日 3 次。

九华粉洗剂：朱砂 18g、川贝母 18g、龙骨 120g、月石 90g、滑石 620g、冰片 18g，各研细末，和匀，每用以上药末 30g，加甘油 30g、蒸馏水 1000ml 即成。

三石水：炉甘石 90g、滑石 90g、赤石脂 90g、冰片 9g、甘油 150g，各研细末，加入蒸馏水 10000ml 中，最后加入甘油即成。

（3）皮肤无破损者，亦可用苦参酒外涂，每日 2 次。

苦参酒：苦参 310g、百部 90g、野菊花 90g、凤眼草 90g，加入 75%酒精或白酒 5000ml 中，泡 7 天后去渣，加樟脑 125g，溶化即成。

2. 皮肤干痒者可选用

（1）润肌膏外搽，每日数次。

润肌膏：当归 15g、紫草 3g 与麻油 120g 同煎，药枯滤清，将油再熬，入黄蜡 15g 化尽，待冷备用。

（2）瘙痒洗方，水煎后先熏后洗。

瘙痒洗方：刺猬皮 9g、枳壳 9g、紫草 15g、紫花地丁 15g、蛤蟆草或车前草 9g。

3. 周身皮肤瘙痒者

除上述外用药外，尚可配合以下单方内服、外洗。

（1）浮萍、苍耳子各等份，共末蜜丸，每丸重 10g，早、晚各服 1 丸。

（2）蝉蜕 30g，研细末，每服 1g，日服 2 次。

（3）蒺藜 30g、皂角刺 30g 煎水外洗，每日 1 次。

4. 阴囊、肛门、女阴瘙痒者

用苦参汤或止痒洗方 1 号（朱仁康方），水煎待温时，反复溻洗患处，每日 2 次，每次 15 分钟，用时加温。

止痒洗方 1 号：豨莶草 30g、苦参 30g、地肤子 15g、明矾 9g。

5. 下肢皮肤粗糙、肥厚、顽固瘙痒者

用止痒洗方 2 号（朱仁康），水煎待温时，反复溻洗患处，每日 3 ~ 4 次，每次 15 分钟。

止痒洗方 2 号：透骨草 30g、红花 15g、苦参 30g、雄黄 15g、明矾 15g。

6. 耳道痒者

外涂九华粉洗剂。

（二）多汗

1. 全身性多汗

用五倍子研细末，温水调成糊状，临睡敷填脐窝，上盖纱布、胶布固定。次晨除去，每日 1 次。脐破者不用。敷前先用热水袋熨脐部，使充血。

2. 局部多汗，常见于手足、腋窝等处，可选用

（1）枯矾、葛根各 30g 煎水浸洗局部。

（2）麻黄根、牡蛎各 20g，龙骨、赤石脂各 15g，共为细末，盛纱布袋中，扑于多汗处。

（3）10%福尔马林液局部外搽。

（三）无汗

局部皮肤枯槁无汗者，可用：

1. 归蜡膏外涂，薄涂患处

归蜡膏：当归、黄蜡各 30g，香油 120g，将当归浸入香油一昼夜，以文火炸焦去渣，入黄蜡熔化冷凝成膏。

2. 甘草油外涂

甘草油：甘草 30g、香油 300g，甘草浸入油内一昼夜，文火将药炸至焦黄，去渣备用。

（四）腋臭

1. 腋香散：密陀僧 15g、生龙骨 30g、红粉 6g、冰片 3g、木香 10g、白芷 10g，分别研细和匀，纱布包，扑患处，每

日 1 次。

2. 无价散：水银、密陀僧各 6g，枯矾 12g 共研细末，以不见星为度，用冷开水调擦，每日 1 次。

3. 铜绿 6g、轻粉 1g，研细末，和匀，醋调成糊状，外涂患处，隔日 1 次。

4. 腋臭药水 1 号：樟脑 3g、薄荷 3g、鞣酸 30g、甘油 12g、75%酒精 300ml 外搽，每日数次。

5. 腋臭药水 2 号：密陀僧 30g、白矾 15g、福尔马林 10ml、水 100ml，外搽，每日数次。

6. 密陀僧散方一：密陀僧 4g、三仙丹 3g、轻粉 3g（另研）、滑石粉 10g，研细末，用热馒头蘸落末夹腋下。

（秦琴整理）

第三章

常见皮肤病临证治验

第一节 银屑病

银屑病是一种免疫介导的慢性、复发性、炎症性皮肤病，临床典型的表现为鳞屑性丘疹、红斑或斑块，呈局限或广泛分布。银屑病的确切病因与发病机制尚未完全明了，一般认为本病为遗传背景、环境诱因、免疫应答异常等因素相互作用的结果，且每个因素都与本病的发生密切相关。

银屑病俗称“牛皮癣”，中医学称为“白疕”，又有“松皮癣”“干癣”等病名，其相关的病机有血热风盛、火毒炽盛、湿热内蕴、血瘀肌肤、血虚风燥、风湿阻络、热毒伤阴等。

银屑病的临床分型主要包括寻常型、脓疱型、红皮病型及关节病型，现代医学认为银屑病是一种共病，常合并血脂、血糖等代谢的异常。可以在任何年龄发病，但在 10 岁以下发病较少，发病高峰在 15 ~ 30 岁。本病无传染性，但治疗困难，其病程长，易反复发作，可持续 10 余年或几十年。大部分患者冬季加重或复发，春夏季节则减轻或消失。银屑病按其病情一般分为三期：进行期、静止期、退行期。

温象宽教授在其近六十年诊疗皮肤病的过程中，对银屑病有独特的辨证及选方用药思路。其主要思路是：①首先明确西医诊断，根据疾病轻重缓急确立治疗总则，进行中医辨证论治，内外并治；②除根据内科症状和皮肤症状辨证外，还要将皮损情况，以及患者年龄、性别、体质结合起来进行辨证；③用药抓住主症重点用药，兼症适当搭配用药；④病程全过程兼顾脾胃，保护胃气，以达扶正祛邪之目的。

以下谨将温教授对寻常型银屑病和脓疱型银屑病的辨治经验做一梳理：

一、寻常型银屑病

（一）清热毒，利湿浊，和气血

此治则主要是针对寻常型银屑病急性发作的病患，其主方为：大青叶、土茯苓、金银花、威灵仙、苦参、蒺藜、白鲜皮、蜂房、菝葜、丹参等。

对于寻常型银屑病急性发作的基本病机，温教授认为大多数患者为湿热内蕴体质，逢外感风热入侵，风湿热毒郁于肌肤而发。所以其治疗大法为内利湿浊，外疏散解毒。重用大青叶清热解毒、凉血消斑，以控制热毒蔓延之势；土茯苓既可清热解毒，又善清利湿热，是治银屑病之要药；但银屑病的皮损特征较一般皮肤病而言，不仅涉及卫分，且其热毒向营血分的弥散是病变发展的一般趋势，而金银花既清热解毒，又以其轻宣疏散之性，外透肺表之邪，并兼清气分、营血分热毒；丹参活血而不伤正，与诸清热解毒之药同用，可增强消散斑疹之效；白鲜皮用于皮肤疮癣瘙痒之证，既清热燥湿，又兼辛散祛风以止痒；威灵仙取其祛风湿，通经络之力；苦参用于顽癣之皮肤瘙痒，既清热燥湿，又可止痒；蜂房攻毒杀虫，菝葜有解毒散瘀之效，是治疗皮肤顽癣的常用之药；蒺藜、蛇蜕有祛风止痒之效，可解皮肤瘙痒。

案例

任某，男，23岁。初诊于2014年3月3日。

病史：患者20余天之前曾有咽痛，后全身泛发红丘疹，伴轻微瘙痒。现可见躯干和四肢近端泛发红色丘疹，有粟粒或绿豆大小，色泽潮红，有少数融合成斑片，边界清楚，覆以少许鳞屑，有轻微瘙痒。平时大便次数多，每日4～5次，但每次量不多，且有排便不爽，小便黄、有味。扁桃体暗红，舌苔滑润，脉弦缓。问诊知家族有银屑病史。

西医诊断：点滴状银屑病进行期。

中医诊断：白疕。

辨证：风湿热郁。

治法：清热除湿，和利气血。

方药：大青叶30g，土茯苓30g，金银花15g，威灵仙10g，苦参10g，白鲜皮15g，蒺藜15g，丹参15g，甘草10g，蜂房10g，蛇蜕10g，菝葜30g，山豆根10g，苍术15g，乌梅30g。7剂，水煎服，每日1剂，分3次服。

3月10日二诊：上症明显减轻，无新发皮疹，但药后口干，脉舌同上。

方药：上方去苍术，加麦冬15g、玄参15g、生地黄30g。7剂，水煎服。加服葡萄糖酸钙片，一日3次，一次

1片。外搽复方鱼肝油氧化锌软膏。

3月17日三诊：皮疹减淡，身痒甚，脉、舌趋正常。上方去山豆根，加苍耳子30g，10剂，水煎服。

3月26日四诊：皮损退，色变淡，痒轻，仍口干，舌红润，苔薄白，脉缓。嘱服黄地养阴颗粒善后。

【简析】本案患者发疹前3周有咽痛史，结合皮损特征及家族发病情况，为寻常型点滴状银屑病急性发作。在主方基础上，因患者扁桃体暗红、疼痛，加山豆根清热解毒以利咽，三诊热毒轻，则减之，以防苦寒伤胃气。苍术苦温燥湿健脾、辛散走表，为急则治其标，在早期截断病邪内传之势；但其苦温燥烈，患者二诊出现口干，恐其阴津有伤，故以麦冬、玄参、生地黄凉血生津易之；现代药理研究认为乌梅抗菌谱较广，有脱敏作用，还能增强机体免疫功能，此案例用乌梅30g，取其收敛、扶正之义；甘草调和诸药，共奏清热除湿解毒之功。

（二）清热毒，利湿浊，和营血

此治则主要是针对寻常型银屑病静止期，病程日久，而湿热瘀毒胶阻深重的病机而设，其主方为：土茯苓、菝葜、生地黄、玄参、赤芍、牡丹皮、白鲜皮、苦参、蒺藜、丹参、乌梢蛇粉、全蝎粉等。

在温教授门诊病患中大部分寻常型银屑病静止期的患者，病程日久，一方面湿热阻滞腠理难除，热伤津血；另一方面由于湿热瘀毒胶阻，影响津液蒸腾气化，皮肤肌肉得不到津液的正常滋润，而更致肌肤阴虚血燥，失于润泽。故以大剂量土茯苓、菝葜清热解毒，利湿散瘀；辅以生地黄、玄参、赤芍、牡丹皮清热凉血，养阴生津；白鲜皮、苦参、蒺藜针对顽癣皮肤瘙痒；丹参活血而不伤正，与诸清热解毒之药同用，以增强消散斑疹之效；由于病程日久，皮损斑块干燥，故加乌梢蛇粉、全蝎粉加强全方攻毒散结之效。静止期的患者，病程日久，较之急性发作期者，病变一般已涉及营血分，故在药物选取上更侧重于以丹参配入营血分之生地黄、牡丹皮、赤芍，和营血、消斑疹。

案例一

王某，女，45岁。初诊于2014年7月30日。

病史：既往银屑病史10年。自述10年前生产时曾经有大出血，后又有崩漏现象，经中医中药治疗病情有所好转。但头皮、四肢、躯干开始陆续出现小片红斑，四肢、躯干之斑块逐渐融合成大斑块，界限清楚，上覆白色鳞屑，皮损伴有瘙痒。咽干，月经提前、量少，舌暗红，脉细缓。

西医诊断：斑块状银屑病静止期。

中医诊断：白疕。

辨证：湿热蓄积，营血虚滞。

治法：清热除湿解毒，养血和血消斑。

方药：

①内服：大青叶30g，土茯苓30g，菝葜30g，金银花15g，苦参15g，白鲜皮15g，蒺藜15g，丹参15g，郁金10g，玄参10g，蜂房10g，乌梢蛇10g，全蝎（冲）3g，甘草10g。10剂，水煎服，每日1剂，分3次服。

②外用：清丽B皂外洗，肤即宁外搽。

8月13日二诊：皮损变薄、鳞屑减少，瘙痒大减。上方加蛇蜕10克，继服10剂。

8月24日三诊：大片斑已消退，小片未退，舌脉同上，二诊方去玄参，加威灵仙10克，继服10剂。

9月4日四诊：病情稳定，偶有一两个小斑点。嘱服乌白胶囊15天。

【简析】此病例为斑块状银屑病静止期，病变区域广泛，为失血过多后引发，正气不足致湿热之毒盘踞，肌肤失养；另一方面湿热难除又影响津血化生致营血虚滞，郁而生热。二者互为因果，但病邪胶固难化是其主病机。故治疗以清热毒、利湿浊与和营血相互配合，在主方基础上加大青叶既可解气分热毒，又可入血消斑；金银花既清热解毒，又以其轻宣疏散之性，外透肺表。

案例二

梁某，男，29岁。初诊于2020年10月12日。

病史：头皮及全身弥漫性红斑鳞屑8~9年，曾皮损趋愈2~3次，近两年又复发。现头皮、躯干、四肢多处呈红斑，表面覆有白色鳞屑，轻刮表面鳞屑，可见斑块干燥，时痒，自用艾叶水泡后，有脱屑。咽红，口干，大便偏干，舌红，苔黄厚腻，脉弦细滑。

西医诊断：斑块状银屑病静止期。

中医诊断：白疕。

辨证：湿热互阻，血热风燥。

治法：清热除湿，凉血活血。

方药：

①内服：土茯苓 30g，菝葜 30g，白茅根 30g，生地黄 30g，玄参 15g，赤芍 10g，牡丹皮 10g，威灵仙 10g，苦参 10g，白鲜皮 15g，蒺藜 15g，丹参 15g，甘草 10g，蜂房 10g，乌梢蛇粉（冲）10g，全蝎粉（冲）3g。7 剂，水煎服，每日 1 剂，分 3 次服。

②外用：乐银外洗，并维生素 E 乳（先）与干彼美（后）外搽。

10 月 19 日二诊：皮损干燥、痒有减轻，但右侧背部皮损处出现红肿，并有痛感，仍口干，脉缓滑，舌苔黄厚腻。调整清热解毒之力。更换方药：大青叶 30g，土茯苓 30g，金银花 15g，天花粉 30g，玄参 15g，麦冬 15g，赤芍 10g，威灵仙 10g，苦参 10g，白鲜皮 15g，蒺藜 15g，丹参 15g，甘草 10g，蜂房 10g，皂角刺 10g，黄柏 10g，黄连 10g，绞股蓝 30g。6 剂，水煎服，每日 1 剂，分 3 次服。

10 月 26 日三诊：服药后大便次数增多，红肿处明显减轻。二诊方减麦冬、赤芍、黄柏、黄连、绞股蓝，加菝葜 30g、乌梢蛇粉（冲）15g、全蝎粉（冲）5g，继服 6 剂。

11 月 1 日四诊：药后皮损破溃消失，皮损与脱屑变软，舌暗红，苔白厚腻，脉细滑，便稀 2～3 次 / 日，调整方药：大青叶 30g，土茯苓 30g，菝葜 30g，生黄芪 30g，威灵仙 15g，金银花 15g，皂角刺 15g，苦参 15g，茯苓 15g，白鲜皮 15g，蒺藜 15g，丹参 15g，苍术 10 克，白术 15 克，陈皮 10g，法半夏 10g，甘草 10g。继服 6 剂。

11月8日五诊：皮损开始消退，大便仍稀，脉细。四诊方去生黄芪、皂角刺，加太子参30g、砂仁（后下）6g、莲子20g，继服6剂。

11月14日六诊：皮损暗淡、屑少，舌红，苔白厚燥，脉缓细。五诊方去菝葜、莲子、砂仁，加苍耳子10g、天花粉15g、土鳖虫10g、三棱10g，继服7剂。

11月21日七诊：皮损基本消退，舌脉趋于正常，六诊方去苍耳子、天花粉、土鳖虫、三棱，加刺五加15g、苍白术各10g、茯苓10g、党参10g、陈皮10g、法半夏10g。7剂巩固疗效。

【简析】此例患者为寻常型银屑病静止期湿热、瘀毒胶阻深重的典型案例，由于病情复杂，治疗过程中根据病情的转化及时调整治疗方案，使缠绵之病变终获良效。从接诊开始的治疗可分三个阶段来理解其辨证治疗思路：第一阶段的矛盾聚集在湿热瘀毒的阻滞，故在主方基础上加白茅根清热凉血、导热下行。第二阶段出现热度外达的情况，果断调整辨证治疗思路，方中加入大青叶、金银花向外清解热毒，黄柏、黄连内清湿热之毒，天花粉、皂角刺取其消肿排脓之效，现代药理研究认为绞股蓝有增强机体免疫力、消炎解毒的功效，温教授一般在病情亦虚亦实的状态下会短暂使用，取其扶正祛邪并举之意。第三阶段破溃消失、皮损变软时则转为调理正气与清热除湿、凉血活血并举，最后以健脾化湿收功。

案例三

武某，男，35岁。初诊于2020年10月19日。

病史：银屑病20年，现全身多处呈暗红色斑块，上肢皮损程度较重，表面覆有白色鳞屑，轻刮表面鳞屑，瘙痒剧烈，自涂藿香正气水有效，舌暗，苔白厚粗，脉缓。

西医诊断：斑块状银屑病静止期。

中医诊断：白疕。

辨证：湿热交阻，瘀滞肌肤。

治法：清解湿热，活血通络。

方药：

①内服：大青叶30g，土茯苓30g，菝葜30g，麦芽30g，神曲15g，威灵仙10g，金银花15g，苦参15g，白鲜皮15g，蒺藜15g，丹参15g，郁金10g，蜂房10g，蛇蜕10g，全蝎粉（冲）3g，甘草10g。7剂，水煎服。

②外用：肤即宁（先），复方倍氯米松樟脑乳膏、复方丙酸氯倍他索软膏外涂。

10月25日二诊：瘙痒减轻，皮损变软。患者素有痔疮出血疼痛，口苦，咽干，舌脉同前。初诊内服方加地榆10g，继服6剂，水煎服。外用同上。

11月1日三诊：皮损明显好转，仍有便血。二诊方加槐角10g，继服7剂，水煎服。外用同上。

11月8日四诊：皮损趋退，但纳少，腹胀，便稀，脉缓。在三诊方基础上酌加芳香化湿理气之品：大青叶30g，土茯苓30g，菝葜30g，鸡冠花30g，威灵仙10g，苦参15g，白鲜皮15g，蒺藜15g，郁金10g，蜂房10g，藿香10g，紫苏10g，大腹皮10g，厚朴10g，法半夏10g，苍术10g，陈皮10g，甘草10g。嘱患者服10剂以善后。

【简析】此例患者病程日久，斑块呈暗红色。病机以湿热交阻难解，气血失和为主，突出气血瘀滞、肌肤失养较为严重。故治以清热毒、利湿浊、和营血与活血通络并举。主方适当进行了加减。土茯苓、菝葜、大青叶、金银花清解湿热毒邪；丹参、郁金、威灵仙活血通络；蜂房、蛇蜕、全蝎粉加强通络荣肤之力；苦参、白鲜皮、蒺藜清热燥湿止痒；患者湿浊内盛，脾运不健，以麦芽、神曲健脾以复中焦之运。后期皮损渐退，但湿浊尚未尽除，故酌减清湿热之苦寒之品，增加芳香化湿之品藿香、紫苏、大腹皮、厚朴、苍术等以收功。

（三）养阴血，化瘀毒，消斑块

此治则主要是针对寻常型银屑病的阴虚血燥，不荣肌肤所设。皮损表现一方面干燥、瘙痒，另一方面斑块较厚、较硬。其主方为：当归、生何首乌、鸡血藤、白鲜皮、蝉蜕、菝葜、蜂房、丹参、白花蛇舌草、丝瓜络、虎杖、乌梢蛇粉、全蝎粉等。

银屑病若病入血分，可耗伤阴血，致湿毒缠绵于营血分，斑块胶着于肌肤，加之阴虚血燥，肌肤失荣，患者红斑表面干燥，瘙痒明显。故以当归、生何首乌、鸡血藤补血生精；白鲜皮清热燥湿，又兼辛散祛风，配蝉蜕疏散透表之力以止痒；丹参活血而不伤正，可增强消散斑块之效；虎杖入血分既能清热解毒、凉血泄热，又能活血祛瘀，用于血滞经络；蜂房攻毒杀虫，菝葜有解毒散瘀之效，是治疗皮肤顽癣的常用之药；白花蛇舌草是当代民间发现的一味广泛用于外科疮疡肿毒的清热解毒药，由于银屑病属于皮肤顽癣之证，温教授在许多难治性、有热象的皮损病例中会酌情加入，以解顽“毒”；乌梢蛇、全蝎加强全方攻毒散结之效，软化干燥之斑块；丝瓜络取其通经活络，配伍当归、丹参加强行血之力，改善肌肤血燥失养之症；乌梅配甘草更有酸甘化阴之力，以助解决阴虚血燥之困遏。

案例

康某，女，21 岁。初诊于 2019 年 9 月 16 日。

病史：头皮耳郭后及四肢红斑、鳞屑 1 年。1 年前因为虫咬后发生耳郭后红斑，春节后加重，头皮、四肢也出现红斑。曾服用迪银片未效，又服中药 30 余剂效果也不明显。现头皮耳郭后有四五处大小不等的红斑，双侧小腿伸侧各有两处红斑，红斑表面干燥，覆以少许鳞屑，刮去表面白色鳞屑后，皮损现淡红色、半透明薄膜。初时皮损不痒，但现在有瘙痒感。伴有便秘，3～4 天一次。自诉闭经，脱发明显。舌边红，舌苔薄白而干，脉弦细缓。

西医诊断：斑块状银屑病进行期。

中医诊断：白疕。

辨证：阴虚血燥。

治法：养阴润燥，化瘀消斑。

方药：

①内服：当归 30g，白花蛇舌草 15g，鸡血藤 15g，生何首乌 30g，虎杖 30g，白鲜皮 15g，槐花 15g ，菝葜 30g，蜂房 10g，蝉蜕 6g，全蝎 3g，乌梢蛇 12g，甘草 6g，丝瓜络 15g，丹参 15g，乌梅 25g。10 剂，水煎服，每日 1 剂，分 3 次服。

②外用：肤即宁外搽。

9 月 29 日二诊：皮损干燥，瘙痒感有所好转，皮损变软，但皮损有变大趋势，大便仍干，舌脉如前。初诊方去白鲜皮、菝葜，加酒大黄（后下）10g、桃仁 10g、金银花 30g，改白花蛇舌草 30g。继服 10 剂。

10 月 12 日三诊：月经来潮，皮损趋向消退，红斑变软、变小，色变淡，脉细缓，舌基本正常。二诊方去桃仁，加绞股蓝 30g、生地黄 30g。继服 10 剂。

10 月 24 日四诊：大部皮损趋于消退，仅小腿遗留黄豆大小皮损，色转淡，银屑少，脉缓，舌红，苔黄腻。初诊方去生何首乌，改乌梅 10g、当归 15g、白花蛇舌草 30g，加苍术 10g、黄柏 10g、生薏苡仁 30g、川牛膝 10g、苦参 10g。继服 10 剂。后患者皮损基本消退，嘱服乌白胶囊 10 日以巩固疗效。

【简析】本例患者从皮损特征及伴有症状分析，属于典型的阴虚血燥，不荣肌肤。二诊加金银花，加重白花蛇舌草，及时清解外透之热毒；并以酒大黄之力引热下行，桃仁活血化瘀通便，二者合力将郁结之病邪外达于体外。三诊皮损趋向消退，红斑变软、变小，色变淡，去桃仁，加绞股蓝、生地黄以养正气。四诊虽仅留下肢小腿皮损，但加苍术、黄柏、生薏苡仁、川牛膝、苦参，引湿热之邪下行，对残留之邪不可姑息。最终以乌白胶囊收功。

（四）扶正气，生谷气，化瘀斑

很多病程较久的、反复发作的银屑病，实际是内在脏腑气血失常的表现。此种状态下，皮肤虽为主要病位，但四诊后全身状况都有不同的失调，温教授的思路是整体辨治，兼顾皮肤。因为皮损现象为表象，脏腑失调为本源。所以，整体调理和治疗，兼顾皮肤是设定处方的基本思路。

下面以一例脾胃失调的案例来阐述温教授整体辨治银屑病的思路。

案例

李某，男，37岁。初诊于2014年7月4日。

病史：患者16岁开始被诊断为“银屑病”，陆续中西医治疗，时好时复发。3年前服药（具体药物不详）后皮损基本痊愈，但时过不久即复发，全身性斑块状皮损严重，但不痒。平时畏生冷，舌胖暗淡，苔白厚腻，脉缓滑。

西医诊断：斑块状银屑病静止期。

中医诊断：白疕。

辨证：脾虚湿困。

治法：健脾扶正，除湿消斑。

方药：

①内服：党参30g，苍白术各10g，茯苓10g，法半夏

10g，砂仁 10g，豆蔻 10g，炒薏苡仁 30g，厚朴 10g，炒芡实 30g，甘松 10g，石菖蒲 10g，郁金 10g，乌梢蛇 10g，全蝎 5g，蜂房 10g。10 剂，水煎服。并配以氨肽素片。

②外用：清丽香皂 B 外洗，肤即宁（先）和雷公藤软膏（后）外搽。

7 月 4 日二诊：皮损区域稳定，色变暗淡，不痒。但自述胃脘痞满不适明显，无食欲，便稀次数多，日 3～4 次。舌胖暗红，苔白厚滑腻，脉缓滑。治以半夏泻心汤加味。方药：法半夏 10g，黄连 10g，黄芩 10g，干姜 10g，党参 30g，白术 15g，苍术 15g，茯苓 15g，甘草 6g，甘松 10g，九节菖蒲 10g，厚朴 10g，陈皮 10g，砂仁（后下）10g，豆蔻（后下）10g，草豆蔻 6g，红枣 10 枚，炮附子 3g。10 剂，水煎服，日 1 剂。

7 月 24 日三诊：已有饥饿感，舌苔仍厚腻略黄，脉缓滑。二诊方去附子，加蒲公英 15g、白花蛇舌草 15g，改陈皮为 30g。继服 5 剂。

7 月 29 日四诊：胃部感觉明显好转，舌脉同前。三诊方加白芍 15g，继服 10 剂。

8 月 11 日五诊：皮损渐趋退，有饥饿感，大便 1 日 2～3 次，舌暗淡，苔薄白腻，脉缓滑。调整方药：陈皮 30g，白芍 15g，黄芩 15g，柴胡 15g，党参 30g，甘草 6g，焦四仙（焦山楂、焦神曲、焦麦芽、焦槟榔）各 10g，鸡内金 10g，炒莱菔子 15g，连翘 30g，法半夏 10g，茯苓 10g，砂仁（后下）10g，苍术 15g，厚朴 15g，蒲公英 30g，生姜 5 片。继服 5 剂。

8月16日六诊：病情稳定。嘱服狼毒胶囊（自制）善后。

【简析】此例患者亦是病程日久，从患者整体情况来分析，存在服药不当而致脾胃受损，纳运失职的情况。故此病例的治疗主要是遵循内服药物调理脾胃，以扶正气，外用药物改善皮损症状，二者相互配合。一诊初步判断为脾虚湿重，故以香砂六君子为基础方，辅以厚朴、石菖蒲等芳化之品以调和脾胃，恢复胃气；二诊在一诊方基础上，以半夏泻心汤，辛开苦降，平调寒热，进一步改善胃肠环境；至五诊，皮损渐趋退，患者开始有饥饿感，大便次数减少，说明脾胃功能开始恢复，但考虑到患者脾胃功能长期受损，所以仍以平胃散善后，此诊最妙之处在于取小柴胡汤和解少阳之用，以少阳敷和之力，使脾气得升、胃气得降。整个治疗过程贯穿调理脾胃的思想，也是温象宽在皮肤病治疗过程中的核心理念之一，脾胃运化功能正常，才能将水谷化成精微，生化气血，通过肺的宣发使皮肤得以充养。

二、掌跖脓疱病

脓疱型银屑病又分为泛发性和局限性两型。局限性脓疱型银屑病通常局限于手掌及足跖，可伴有或不伴有典型的斑块状皮损，但会反复发生簇集性无菌性小脓疱，伴角化、脱屑的皮损特征。下面我们谨将温象宽对掌跖脓疱病的辨治经验做一分享。

掌跖脓疱病，中医又称“手足蚓”，是一种发生于掌跖部的慢性、炎症性、复发性疾病，在红斑基础上周期性发生脓疱、角化、脱屑，常对称分布，手掌皮损以大、小鱼际处为主，跖部好发于足弓。

温象宽认为本病多为湿、热、毒三邪合犯，胶着体内，外客肌肤所致，病变皮损反复发作，可累及营、血分，或耗伤气阴。根据皮损及全身症状进行辨证施治，同时内服与外用兼顾。

（一）清热解毒燥湿，凉血活血敛疮

湿热毒邪浸淫肌腠，致津血运行不良而成败血脓液，进一步与湿热毒邪胶着肌肤，是本病的基本病机，故以清热解毒、活血敛疮为基本大法。常用药物有三组：蒲公英、金银花、野菊花、白头翁、土茯苓、黄芩、黄柏、苦参、薏苡仁等清热利湿解毒。水牛角、赤芍、生地黄、牡丹皮、制乳没、丹参等凉血活血。白蔹、白及生肌敛疮。同时配以明矾、大枫子、蜂房研末外用，攻毒杀虫、通络荣肤。

案例一

田某，女，45岁。初诊于2020年6月21日。

病史：患者去年在足浴房泡脚后不久，出现双足跖对称性、泛发性小红点，无瘙痒，后逐渐开始有粟粒大小脓疱、糜烂、干燥结痂。呈反复周期性发作。始诊为足癣，外用维生素E乳、曲咪新乳膏等，未见起效。现双足呈脓疱、糜烂状，基底潮红，大便不爽，有黏腻感。舌暗红，苔黄腻，有剥脱，脉弦滑。

西医诊断：掌跖脓疱病。

中医诊断：手足蚓。

辨证：湿热瘀阻。

治法：清热解毒，活血敛疮。

方药：

①内服：白头翁 30g，土茯苓 30g，白蔹 30g，白及 30g，蜂房 10g，黄柏 10g，牡丹皮 10g，制乳没各 10g，丹参 30g。6 剂，水煎服，日 1 剂。

②外用：将明矾 10g、大枫子 10g 放入 20g 蜂房中，焙干研细末，用香油调成糊状，外涂，早、晚各 1 次。

6 月 28 日二诊：仍起脓疱，出少量脓，起疱即痒，初诊方加苦参 30g，去白及、牡丹皮，改黄柏为 15g，加薏苡仁 30g、白鲜皮 30g。7 剂，水煎服，日 1 剂。配他克莫司软膏外涂。

7 月 5 日，脓疱未再发，双足已干爽，基底潮红已消退。一诊内服方加马齿苋 30g。继服 7 剂善后。

【简析】本例患者素体有湿热内蕴，因洗浴不当感染而诱发，湿热之毒下注，影响津血运转，反成败血湿毒，浸淫肌腠。故一方面清解湿热之毒，另一方面佐以凉血活血、疏通血脉，使津血得以正常运转。方中白头翁、土茯苓、黄柏清解湿热毒邪；牡丹皮、制乳没、丹参凉血活血通络。外用方中蜂房加强通络荣肤之力；大枫子祛风燥湿，善于攻毒杀虫，《本草经疏》有云：“苦能杀虫燥湿，温热能通行经络，世人用以治大风疠疾，及风癣疥癞诸疮，悉此意耳。”白蔹清热解毒，白及具有收敛止血功效，二者相须为用，长于生肌敛疮。

案例二

田某，女，62岁。初诊于2020年8月28日。

病史：掌跖脓疱病反复发作多年，此次双手大、小鱼际及双足弓底又出现多发性小脓疱，在某医院用紫外线照射治疗，脓疱时有好转，疱皮有脱屑，但不断出现新疹，伴有瘙痒，上肢有零散小红斑叠起，小腿浮肿，口苦有味，舌暗红，苔白，燥脉缓。

西医诊断：掌跖脓疱病。

中医诊断：手足蚓。

辨证：湿热瘀毒蕴结肌肤。

治法：清热解毒，活血通经。

方药：

①内服：菝葜30克，大青叶30g，土茯苓30g，金银花15g，苦参15g，白鲜皮15g，蒺藜15g，丹参15g，黄芩10g，木贼10g，威灵仙10g，郁金10g，甘草10g。6剂，水煎服。配服维生素C_5片、维生素E_1片，日3次。

②外用：将明矾20g、蜂房20g焙干研细末，用香油调成糊状，外涂，早、晚各1次。

9月5日二诊：皮损有加重倾向，又有水疱新起，痒甚、疼痛，伴口苦有味，舌红，苔白燥，脉弦滑。虽湿毒未解，但热毒炽盛，已燔及血分，伤津明显，故改以清热凉血活血为主，兼清湿毒。方药：白茅根30g，水牛角30g，赤芍15g，牡丹皮15g，生地黄15g，红藤30g，忍冬藤30g，黄芩10g，甘草10g，白及15g，丹参30g，仙鹤草30g。6剂，水煎服。

9月10日三诊：脓疱停发，红斑开始消退，瘙痒疼痛明显减轻，口苦缓解，但大便仍时有不畅。治以清热凉血与利湿解毒并举。栀子、黄芩各10g，蒲公英、金银花各15g，野菊花30g，生地黄15g，牡丹皮10g，白茅根30g，板蓝根15g，生薏苡仁15g，苦参10g，赤芍10g，甘草10g。5剂，水煎服。第三煎外洗，并配以明矾、蜂房焙干研细末，香油调敷。

9月15日四诊：无新发丘疹、脓疱，红斑趋于消退，大便基本正常。舌红，苔薄白，脉弦滑。上方继服7剂。嘱其应用清丽香皂外洗后涂抹手部保护性霜剂。

【简析】本例患者反复发作多年，湿热内蕴日久，体内势必从阳化火，蕴久成毒。湿、热、毒三邪合犯，胶着体内，外客肌肤。初诊以清热解毒辅以利湿治之，未曾虑及患者热毒炽盛，已燔及血分，皮损加重，故二诊急以清热凉血活血为主，兼清湿毒。水牛角性味苦咸而寒，清热解毒，既可除湿热毒邪，又入于血分，长于清营凉血，是治疗血分热毒之要药；赤芍、牡丹皮二药相须为用，兼具清热凉血、活血化瘀以消肿止痛之效，与清热解毒药同用，可消痈散结；生地黄味苦甘而性寒，清热凉血，可以除血中之热，其养阴之功，又可疗津伤之势；白茅根味甘性寒，无败胃之弊，兼具清热凉血与利尿之功，导热下行，既可兼顾血热之象，又可利水退肿；红藤既有祛风除湿解毒之效，又可活血消痈止痛；忍冬藤有一定的清热解毒之力，尚能通经络；黄芩为清热燥湿解毒之要药；丹参性微寒凉血，又兼活血消肿之力，与方中清热解毒药同用，可增强消散皮损斑块之效；白及既有解毒消痈作用，又有较好的生肌之效，长于生肌敛疮；仙鹤草具苦泄之性，用于痈疽疮毒之症，可解毒消肿。全方既体现了“入血则直须凉血散血”的整体辨证论治思维，也充分考虑到湿、热、毒郁滞于肌肤需清热解毒与消痈相结合。二诊抓住了治疗的先机，病情很快得到控制。三诊则清热凉血与利湿解毒并举，保留生地黄、牡丹皮、白茅根、赤芍清热凉血之意，酌加栀子、蒲公英、金银花、野菊花、板蓝根清解热毒之药，透达气分之热毒；并加生薏苡仁、苦参利湿以治本。

（二）清热解毒燥湿，补气和血生肌

湿热毒邪浸淫肌腠，病情迁延不愈日久，不仅津血难化，而且气阴耗伤，血败不得濡养肌肤。故在清热解毒燥湿的基础上，须补气阴、和血脉，以促使生肌敛疮。常伍以黄芪、当归、黄精、红枣等品。

案例

张某，女，48岁。初诊于2015年5月20日。

病史：在他院诊断为掌跖脓疱病4月余，现双手掌、双足底有红斑，其表皮增厚，有少量脱屑，伴发水疱、脓疱，有痒感。舌暗，苔白有剥脱，脉沉弦缓滑。

西医诊断：掌跖脓疱病。

中医诊断：手足蚓。

辨证：湿热瘀毒蕴结，兼气阴耗伤。

治法：清热利湿解毒，兼补气活血。

方药：

①内服：苦参、蒲公英、丹参、黄芪各30g，红枣10枚。14剂，水煎服。

②外用：苦参、蛇床子、黄柏、黄芪、黄精、白头翁、土茯苓各30g，当归20g，枯矾20g。14剂，水煎泡手足，日2次，20分钟/次。并以蜂房（煅，研末）40g、枯矾（研末）40g，香油调涂。

6月6日二诊：皮损明显减轻，处方同上。

6月27日三诊：停药1周后又加重，满掌红点痒痛，舌苔有剥脱，脉缓滑。热毒复重，需加大清解之力。方药：栀子10g，黄芩10g，蒲公英30g，金银花30g，野菊花30g，生地黄15g，牡丹皮10g，白茅根30g，板蓝根15g，生薏苡仁15g，苦参30g，丹参10g，玄参15g。10剂，水煎服，第三煎外洗。

7月10日四诊：双手疱疹停发，红斑开始消退，足底仍起少量疹疱，原疹疱脱皮后红痒，舌暗红，苔厚与剥脱相杂，脉缓。三诊方方加马鞭草15g、白及15g、白蔹30g、当归30g、蝉蜕10g、蜂房10g，14剂。

8月4日五诊：双手皮损趋于消退，脚底疱疹停发，仍有红斑、少量脱皮，脚跟干，舌暗淡，苔白中后部厚，脉右细，左弦缓。四诊方去蝉蜕，加生黄芪30g、鸡血藤15g。14剂。

9月20日六诊：双手、双足皮损基本已愈。嘱其应用清丽香皂外洗后涂抹保护性霜剂。

【简析】本例患者以皮损辨证当有湿热瘀毒蕴结之象，结合舌脉之象则兼有气阴耗伤的病机，故治以清热利湿解毒，兼补气活血。因局部皮损较为严重，内服外用并举。苦参、土茯苓、蛇床子、黄柏、蒲公英、白头翁清热利湿解毒；黄芪、黄精补气阴；丹参、当归和血脉。中途停药，出现满掌红点痒痛，说明热毒复重，有热入血分之兆，需加大清解热毒之力，并辅以凉血散血，栀子善清三焦之热毒，金银花是治疗热毒疮痈的要药，辅以蒲公英、野菊花、板蓝根等清热解毒药，取效更捷，辅以生地黄、牡丹皮、丹参等，又有凉血消痈散结之效。所以病势得以控制。后期疱疹停发，红斑开始消退，针对脱皮后红痒及脚跟干，结合舌脉之象，在清解基础上酌加补气和血收敛之品当归、黄芪、白及、白蔹等以收功。

（三）清热解毒，扶脾运湿

掌跖脓疱病反复发作多年，脓疱浸渍、糜烂明显者，多为湿浊偏盛，温教授对此类病证的辨治思路进行了调整，减少、减轻寒凉性清热解毒药物，加以扶脾运湿燥湿之品，如生薏苡仁、苍术等，并配伍白芷、桔梗以加强托毒之力。

案例

赵某，男，74 岁。初诊于 2020 年 5 月 25 日。

病史：掌跖脓疱病多年，近半年反复发作多次。现双手掌、双脚底俱起脓疱，有浸渍、糜烂，足底较甚。素有高血压，舌暗红，苔白，脉弦滑。

西医诊断：掌跖脓疱病。

中医诊断：手足蚓。

辨证：湿热毒邪内伏，外淫手足肌肤。

治法：清热解毒，扶脾运湿。

方药：

①口服：萆薢15g，土茯苓30g，生薏苡仁30g，黄精15g，苍术15g，牛膝10g，丹参30g，黄连10g，黄芩10g，金钱草30g，白花蛇舌草30g，白芷10g，桔梗10g，甘草6g，蝉蜕10g。6剂，水煎服。配以维生素C_5片、维生素E_1片，日3次，口服。

②外用：蜂房（煅，研末）20g、明矾（研末）20g，香油调涂。

6月1日二诊：双手皮损明显好转，足底皮损仍重，脉弦缓滑。初诊方加白头翁30g，7剂，水煎服。第三煎泡手足。

6月8日三诊：双手、双足皮损俱好转，皮损变干，舌脉同前。二诊方加千里光30g，去白花蛇舌草，改萆薢为10g，12剂。水煎服。

6月22日四诊：皮损有反复趋向，舌暗红，苔薄白，脉弦滑。以二诊方加地龙10g，改甘草10g，10剂，水煎服，三煎泡手足。配七参连湿疹膏外涂。

7月13日五诊：皮损趋于消退，足底起散在小疹点，舌正常，脉弦滑。以初诊方加白头翁30g、地龙10g、皂角刺15g，改甘草为10g，去桔梗、白芷。10剂，水煎服，第三煎外洗。

8月10日六诊：皮损基本消退，仅右足心尚有一片暗斑片，表面粗糙，舌脉同上。方药：马齿苋30g，白头翁30g，大枫子30g，生黄精30g，皂角刺15g，肉桂10g，三棱10g，莪术 10g，白蔹 30g，甘草 10g，丹参 30g，当归 30g。7 剂，水煎泡足，2 日 1 剂。

8 月 31 日七诊：皮损消退，右足心暗斑也趋淡化，舌脉正常。嘱其应用清丽香皂外洗后涂抹保护性霜剂，另内服湿毒清胶囊 7 日以清遗留之湿热。

【简析】本例患者掌跖脓疱病多年反复发作，脓疱有浸渍、糜烂，足底较甚，说明湿热之毒内伏，湿热相交，湿浊偏盛，故治以清热利湿解毒。萆薢长于利湿浊，生薏苡仁健脾利水渗湿，辅以苍术燥湿运脾，以增强治湿之效；土茯苓、黄连、黄芩既可清热解毒，又善清利湿热；牛膝生用有散瘀血、消痈肿之效，且能引诸药下行；丹参性微寒凉血，又兼活血消肿之力，与方中清热解毒药同用，可增强消散皮损斑块之效；金钱草内可通利下窍、清泻湿热，外可清热解毒、增强疗痈之效；白花蛇舌草清热解毒，以解顽“毒”；白芷辛温，其性辛散邪毒，用于本例病患初期，目的是助清热解毒药以消疮肿，同时取其温通之性，用于中期，目的是助补气养血药以托毒排脓，皮损趋于消退则去之；白头翁清热解毒，兼具凉血之效，在合方基础上可加强清热利湿解毒之力，促使皮损尽快消退。

由于掌跖脓疱病局部皮损较明显，温象宽教授多采用内外并治之手段，在以水煎剂外泡手足的同时，以蜂房、明矾研末外涂，蜂房长于攻毒疗疮，而明矾具收湿止痒攻毒之效，二者同用，对于疮面溃烂化脓者，有清洁疮面以促进愈合之力。

（师建梅整理）

第二节　痤疮

痤疮是一种以颜面、胸、背等处见丘疹，顶端如刺，可挤出白色碎米样粉汁为主要症状的毛囊皮脂腺的慢性炎症，在中医文献中又被称为“粉刺”“肺风粉刺”“面疮”“酒刺”，俗称“青春痘”“青春疙瘩”。临床上以丘疹、脓疱、结节、囊肿等皮疹多发于颜面、前胸、后背等处，常伴有皮脂溢出为特征。多见于15～30岁的青年，也有早至11～13岁者。

现代医学认为其发生受多种因素影响，主要与皮脂产生增多、毛囊皮脂腺导管角化、毛囊内丙酸痤疮杆菌增殖、免疫炎症反应等因素有关。皮脂腺的发育及皮脂腺的产生受性激素的调控，青春期后体内雄激素增高或雄雌激素水平失衡可使皮脂腺增大及皮脂分泌增加。可因精神压力过大、经常熬夜、过食辛辣肥甘等因素影响而加重。

温象宽教授认为本病乃肺经风热阻于肌肤、脾胃湿热熏蒸于面，或气滞血瘀，痰凝郁阻肌肤等所致，初期多以肺胃热毒蕴结为主，后期多有痰瘀，部分夹虚证。针对此病机，温教授自拟痤疮方作为基本方，方用白花蛇舌草、连翘、土大黄清热解毒，土茯苓解毒除湿，皂角刺、夏枯草、白芷散结消肿排脓，赤芍清热凉血、散瘀止痛。但患者也存在体质、饮食习惯、性别等的不同，其病机各有差异，故尚需在此基础上根据患者病情辨证加减。

（一）健脾除湿，行气导滞

脾胃位于中焦，为后天之本，而今生活节奏快，饮食不节、暴饮暴食、脾胃不和之人多见，脾运化、升清功能失职，则水谷、水液运行失常，水湿内聚，久而化热，湿热循经上行，侵袭面部，致气血凝滞于皮肉之中，热盛肉腐，红肿化脓，发为痤疮。如《诸病源候论》云："脾主肌肉，内热则脾气温，脾气温则肌肉生热也；湿热相搏，身体皆生疮。"此类患者多伴有饮食或二便的异常，温教授常配伍健脾除湿之白术、茯苓、薏苡仁、豆蔻，行气导滞之厚朴、枳实等。

案例一

曹某，女，15岁。初诊于2011年9月17日。

病史：患者前额及两颊新发粉刺3月余，皮损呈暗红色小丘疹，痒痛感较重，小便正常，平素喜肉食，进食蔬菜、水果较少，近日饮食量少，食后觉胃部不适，小便正常，常有便秘，舌暗红，苔白腻，脉弦缓滑。

西医诊断：痤疮。

中医诊断：粉刺。

辨证：痰湿内阻。

治法：健脾祛湿，行气化痰。

方药：

①内服：厚朴10g，白术10g，鸡内金10g，莱菔子10g，

赤芍 10g，玫瑰花 10g，夏枯草 10g，皂角刺 15g，白花蛇舌草 20g，连翘 20g，土大黄 10g，土茯苓 10g，白芷 10g，甘草 6g。10 剂，水煎服，每日 1 剂，早、中、晚 3 次分服。

②外用：清丽 B 皂洁面。

9 月 28 日二诊：上方服用后，丘疹明显减少，基本无痒痛感，便秘好转，舌体转红润。

方药：上方加山楂 20g，继续服用 6 剂。

11 月 19 日三诊：面部小丘疹明显减少，服药期间未便秘，停药后又出现便秘，舌淡，苔白厚腻，脉弦滑。

方药：初诊方去鸡内金，加当归 30g，改用厚朴 15g、生白术 30g，6 剂，水煎服。外用痤疮涂膜剂。

11 月 26 日四诊：丘疹已基本消退，近日未见便秘，舌淡暗，苔白厚腻，脉弦缓。

方药：凉血解毒颗粒每日两次，每次两袋。保和丸每日 3 次，每次 1 丸。

12 月 30 日五诊：丘疹已基本愈合，遗留痘印。

方药：口服甘草锌胶囊，一日两次，一次 1 粒。外用薰衣草疤痕抑菌凝胶、维生素 B_6 软膏、维胺酯维 E 乳膏。清丽 C 皂洁面。

【简析】《医宗金鉴·外科心法要诀·肺风粉刺》曰：“此证由于肺经血热而成，每发于面鼻，起碎疙瘩，形如黍屑，色赤肿痛，破出白粉汁。”痤疮病机多为湿热之毒不得宣通，郁于肌肤。患者平素喜肉食，进食瓜果蔬菜少，易导致痰湿内蕴，且近日有饮食积滞之症，用白术健脾益气燥湿，厚朴燥湿消痰、下气除满，以鸡内金、莱菔子降气化痰，赤芍、玫瑰花活血化瘀，皂角刺、夏枯草软坚散结化痰，并针对痤疮的基本病机，加白花蛇舌草清热解毒、活血止痛，连翘清热解毒、消肿散结，土大黄清热解毒兼祛瘀、通便，土茯苓清湿毒，因病发前额及两颊，乃阳明经循行之处，故以白芷为引经药，且白芷也为治痤疮之要药。服药后丘疹及便秘均好转，加山楂消食化积、行气散瘀。三诊时患者又出现便秘，加大白术用量以健脾燥湿兼通便，厚朴燥湿消痰、下气除满，当归润肠通便。四诊时丘疹已基本消退，用凉血解毒颗粒清热除湿、凉血解毒、化痰散结，保和丸消食和胃。五诊时丘疹已消，用薰衣草疤痕抑菌凝胶、维生素 B_6 软膏、维胺酯维 E 乳膏淡化痘印。

案例二

何某，男，24 岁。初诊于 2014 年 3 月 30 日。

病史：面部起红色小丘疹两月余，平素饮食可，小便正常，大便秘结，3～4 日一行，服蜂蜜后便秘缓解，舌暗红，苔白厚腻，脉缓。

西医诊断：痤疮。

中医诊断：粉刺。

辨证：气滞湿阻，热毒内蕴。

治法：化湿行气，清热解毒。

方药：

①内服：生薏苡仁 30g，豆蔻（后下）10g，厚朴 10g，枳实 10g，槟榔 15g，白花蛇舌草 20g，连翘 10g，夏枯草 10g，皂角刺 15g，土大黄 10g，土茯苓 10g，赤芍 10g，玫

瑰花10g，白芷10g，甘草6g。10剂，水煎服，每日1剂，早、中、晚3次分服。

②外用：在小丘疹处白天先涂克林霉素甲硝唑搽剂，再涂夫西地酸乳膏，晚上涂维胺酯维E乳膏，用麦饭石泡水洗脸，清丽C皂洁面。

4月19日二诊：小丘疹部分消退，前额及右下颌处有新起丘疹，鼻旁干、脱屑，便秘好转，舌暗红，脉左弦右缓。

方药：

①内服：初诊方去槟榔、枳实，加甲珠粉（冲）3g，半夏10g、砂仁（后下）10g、苍术10g、陈皮10g，10剂，水煎服。

②外用：患处白日先用康尔肤洗涤后，涂姜黄消痤搽剂，晚上涂维A酸乳膏。

5月6日三诊：皮疹明显缓解，鼻旁皮肤皮薄易破，舌脉同前。

方药：

①内服：凉血解毒颗粒，每日两次，每次两袋。甘草锌胶囊，每日3次，每次1片。

②外用：尿素维E护肤霜、痤疮涂膜剂外涂。

【简析】痤疮病机以湿热之毒不得宣通，郁于肌肤为常见，本例病患舌苔白厚腻，湿浊之象明显，故在行气化湿基础上加清热解毒、软坚散结化痰之品，用生薏苡仁利水渗湿，研究发现生薏苡仁中含有丰富的蛋白质分解酵素，能软化皮肤角质，祛除痘印；湿邪为病，往往都会郁阻气机，调畅气机可使气行则湿行，气化而湿化，加豆蔻行气化湿、厚朴燥湿行气、枳实行气化痰、槟榔行气利水。二诊患者丘疹及便秘好转，去破气力强之槟榔、枳实，改用燥湿行气之半夏、陈皮，且半夏兼能散结，加砂仁行气化湿、苍术燥湿健脾、甲珠粉消肿排脓。最后以凉血解毒颗粒清热除湿、化瘀散结。

案例三

杨某，女，24 岁。初诊于 2017 年 6 月 20 日。

病史：面部遍布小红圆凸丘疹半年余，饮食正常，素有便秘，舌红，苔白，脉缓。

西医诊断：痤疮。

中医诊断：粉刺。

辨证：腑气不通。

治法：行气导滞。

方药：

①内服：生白术 30g，枳实 10g，槟榔 10g，厚朴 10g，白花蛇舌草 30g，连翘 30g，赤芍 10g，白芷 10g，皂角刺 15g，土大黄 10g，土茯苓 10g，玫瑰花 10g，甘草 6g，夏枯草 10g。7 剂，水煎服，每日 1 剂，早、中、晚分服。甘草锌胶囊，每日 3 次，每次 1 粒。

②外用：白天先搽氯霉素酊，后搽夫西地酸乳膏，晚上涂维胺酯维 E 乳膏。用麦饭石泡水洗脸，清丽 C 皂洁面。

7 月 24 日二诊：服药后丘疹明显消退，便秘好转，月经来潮时胸痛明显，舌红，苔白，脉缓。

方药：初诊方加柴胡 10g、香附 10g、郁金 10g，7 剂，水煎服。维 A 酸乳膏晚上点痘处。

患者于 2021 年 6 月 5 日因他病就诊，自述上次服药后丘疹基本完全消退，且无痘印。

【简析】《素问·五脏别论》云："魄门亦为五脏使。"魄门即肛门，其启闭受五脏之气的调节，而其启闭正常与否又影响着脏腑气机的升降。患者素有便秘之症，腑气不通，脏腑气机升降失常，日久郁而化热，累及血分，血热瘀滞，发为痤疮。治用生白术健脾益气，枳实破气消积、化痰散痞，厚朴燥湿消痰、下气除满，槟榔降气破积滞，腑气通则脏腑气机升降之道畅。又肝主疏泄，调畅全身气机，二诊在清热解毒、消痰、除湿等痤疮基本治疗药物中加入柴胡、香附、郁金意在疏肝理气、调经止痛。

案例四

张某，女，27 岁。初诊于 2012 年 2 月 17 日。

病史：面部及背部起暗红丘疹，饮食可，小便正常，平素大便不成形，月经量少，白带量多，质清稀，舌暗，苔白，脉滑缓细。

西医诊断：痤疮。

中医诊断：粉刺。

辨证：脾肾亏虚。

治法：健脾补肾。

方药：

①内服：白术 10g，茯苓 10g，山药 30g，菟丝子 30g，芡实 30g，白果 10g，金樱子 10g，玫瑰花 10g，土茯苓 30g，

土大黄 10g，皂角刺 15g，赤芍 10g，白芷 10g，甘草 6g，连翘 20g。10 剂，水煎服，每日 1 剂，早、中、晚分服。甘草锌胶囊，每日 3 次，每次 1 粒。

②外用：白果酊、维生素 B_6 软膏、维 A 酸乳膏涂丘疹处。麦饭石泡水洗脸，清丽 B 皂洁面。

2 月 27 日二诊：白带量略减，丘疹好转，背部新起小丘疹，痒明显，抓破后出血，舌暗淡，舌根部苔略黄腻，脉滑缓细。

方药：初诊方去连翘，改皂角刺 10g、白术 15g，加苍术 15g、黄柏 10g、桂枝 10g、白鲜皮 15g，10 剂，水煎服。

3 月 9 日三诊：白带减少，丘疹消退后又有新起，痒。

方药：银翘解毒丸每日两次，每次 1 丸；茵陈 50g，水煎服，连服 10 日。先用姜黄消痤搽剂，后用抹立可软膏涂患处。

3 月 24 日四诊：丘疹部分消退，舌暗红，苔薄白少，脉细。

方药：黄地养阴颗粒 2 盒，每日两次，每次 1 袋。茵陈 500g，分 10 日煎服。痤疮涂膜剂外涂。

4 月 8 日五诊：病情稳定，舌暗红，苔白腻，脉沉细。

方药：人参健脾丸 4 盒，每日两次，每次 1 丸。芦荟胶或痤疮涂膜剂外用。清丽面膜加珍珠粉，清水调后敷患处，每周 1～2 次。麦饭石泡水洗脸，清丽 B 皂洁面。茵陈 1000g，20 日分服。

【简析】肾主封藏，主水，开窍于前、后二阴，脾主运化，运化水谷和水液，本患者大便不成形、白带量多且质清稀，有脾肾不足之象，脾肾之气不足，推动气化无力，则血液、津液运行失常则产生痰饮、瘀血等病理产物，气不足卫外无力则外邪易侵，痰瘀与邪搏结则生疮疡，治以白术、茯苓健脾利湿，山药、菟丝子、芡实补脾益肾，白果、金樱子收涩止带，配合清热解毒、祛湿化痰治痤疮基本治疗药。后续治疗中随症加减，有湿热之症加苍术、黄柏、茵陈清热燥湿，痒甚加桂枝、白鲜皮祛风燥湿止痒，期间在丘疹反复时用银翘解毒丸、黄地养阴颗粒清热解毒、除湿通络，最后以健脾益气之人参健脾丸固本培元。

（二）清热燥湿，解毒散结

温象宽教授认为湿热蕴结在青壮年是其发生痤疮的一个重要原因，此类患者多喜食肥甘厚腻之品，易酿成湿浊，或因脾气不足，湿浊内停，积湿成热，湿热内蕴，郁聚于毛孔所致。症多伴见皮肤油腻，常伴口干、口臭、大便黏腻、舌红、苔黄腻、脉滑数等，治疗时常配伍黄连、黄芩、蒲公英、升麻等。

案例一

董某，女，26岁。初诊于2011年7月18日。

病史：患者两颊部起红色丘疹1年余，疼痛明显，每在月经来潮前加重，自觉腹中灼热，近两日来一进食即欲排便，饮食尚可，皮肤油腻，口干，小便黄，大便秘结，舌暗红，苔薄黄，脉弦滑。

西医诊断：痤疮。

中医诊断：粉刺。

辨证：湿毒内蕴。

治法：清热燥湿，泻火解毒。

方药：

①内服：葛根 10g，黄连 10g，黄芩 10g，生甘草 6g，白花蛇舌草 15，连翘 10g，赤芍 10g，白芷 10g，夏枯草 10g，皂角刺 15g，土大黄 10g，土茯苓 10g，玫瑰花 10g。7 剂，水煎服，每日 1 剂，早、中、晚 3 次分服。甘草锌胶囊、螺内酯片，每日 3 次，每次 1 片。

②外用：克林霉素甲硝唑搽剂、维胺酯维 E 乳膏外涂，麦饭石泡水洗脸，清丽 C 皂洁面。

7 月 31 日二诊：服药后两颊丘疹减少，但仍有新起丘疹，消化不良，舌边尖偏红，苔白，脉缓滑。

方药：痤疮胶囊，每日 3 次，每次 5 片；保和丸，每日两次，每次 1 丸，甘草锌胶囊继服。

9 月 9 日三诊：两颊丘疹明显减少，仍有少量新起丘疹，舌偏红，苔白有剥脱。

方药：先服用凉血解毒颗粒，后服痤疮胶囊，同时外用痤疮涂膜剂。

10 月 18 日四诊：丘疹基本消退，近日未出现新起丘疹，咽喉疼痛，本次月经延后，量多、色暗、有血块，舌质暗，苔白，脉细缓。

方药：

①内服：桂枝茯苓丸早、晚各一丸，痤疮胶囊改每日两次。

②外用：姜黄消痤搽剂、维生素 B_6 软膏、痤疮涂膜剂。

【简析】患者腹中灼热、口干、小便黄、大便秘结，乃热盛之象，用葛根芩连汤加减以解表清里。葛根辛甘而凉，入脾胃经，解表退热、生津止渴；黄连、黄芩清热、燥湿、解毒，生甘草清热解毒，调和诸药，辅以清热、解毒、除湿之白花蛇舌草、连翘、土大黄、土茯苓，化痰散结之皂角刺、夏枯草，并加玫瑰花行气活血。用药后丘疹减少，改用痤疮胶囊和凉血解毒颗粒（由黄柏、黄芩、栀子、生石膏、大黄等组成）清热除湿、凉血解毒、化瘀散结。四诊时丘疹基本消退，由月经色、质判断有血瘀之象，加桂枝茯苓丸活血化瘀。

案例二

姚某，男，27 岁。初诊于 2021 年 3 月 7 日。

病史：患者面部暗红色小圆丘疹多年，反反复复，饮食可，小便黄，大便黏滞，舌暗红，苔黄腻，脉滑。

西医诊断：痤疮。

中医诊断：粉刺。

辨证：湿热内蕴胃肠。

治法：清热解毒，利湿化浊。

方药：

①内服：野菊花 30g，紫花地丁 30g，蒲公英 30g，白花蛇舌草 30g，连翘 30g，黄连 5g，升麻 10g，白芷 10g，土大黄 10g，土茯苓 10g，夏枯草 10g，皂角刺 15g，土贝母 10g，赤芍 10g，莪术 10g，甘草 6g。7 剂，水煎服，每日 1 剂，早、中、晚分服。

②外用：野菊花 30g，透骨草 30g，苍耳子 15g，王不留行 15g，侧柏叶 30g，明矾 10g，皂角刺 30g。7 剂，水煎外洗。

0.1% 依沙吖啶外敷，抹立可软膏、牡丹皮酚软膏外涂丘疹处。

3 月 15 日二诊：诸症较前略有缓解。

方药：

①内服：一诊内服方去紫花地丁、蒲公英、黄连、升麻、莪术，加郁金 10g、黄芪 30g、海浮石（先煎）30g、瓦楞子（先煎）30g，7 剂，水煎服。

②外用：氯霉素酊、紫金锭。

3 月 26 日三诊：丘疹稍有减轻，口气较重，大便黏腻，舌暗，苔黄腻，脉滑。

方药：二诊方去郁金、黄芪、海浮石、瓦楞子，加重楼 10g，10 剂，水煎服。

4 月 12 日四诊：丘疹减轻，口干，口臭，大便黏滞，舌暗淡，苔腻，脉细。

方药：三诊方重楼改为 12g，加太子参 30g、野菊花 30g、郁金 10g、槐花 15g、生薏苡仁 30g、生白术 30g、海浮石（先煎）30g、瓦楞子（先煎）30g、芡实 30g，7 剂，水煎服。

4 月 23 日五诊：丘疹明显消退，口苦，口干，近日有盗汗，大便黏滞，舌暗，苔厚腻，脉缓。

方药：白花蛇舌草 30g，连翘 30g，赤芍 10g，白芷 10g，皂角刺 15g，土大黄 10g，土茯苓 10g，甘草 6g，夏枯草

10g，苍术 10g，海浮石（先煎）30g，瓦楞子（先煎）30g，黄连 5g，生黄芪 30g，浮小麦 30g，郁金 10g，丹参 15g。12 剂，水煎服。并服大黄䗪虫丸，每日两次，每次两丸。

5 月 9 日六诊：仍有口气，大便黏滞，舌暗，苔腻，脉缓。

方药：五诊方加重楼 10g，12 剂，水煎服。

【简析】患者小便黄，大便黏滞，苔黄腻，面部丘疹反复发作，乃湿邪蕴结日久郁而化热所致，湿热中阻，浊毒胶着，头面身体皆可生疮。以野菊花、紫花地丁、蒲公英、白花蛇舌草、连翘、黄连、升麻、白芷、土大黄清热解毒，另黄连可清热燥湿，土茯苓除湿毒，连翘、升麻、白芷味辛发散走表。湿热浊毒内蕴则气血循行失常，津液代谢受阻，日久凝聚为痰，痰瘀互结，发为顽固性痤疮，如《丹溪心法》云“痰夹瘀血，遂成窠囊”，方用夏枯草、皂角刺、土贝母消痰散结，在后续治疗中加入化痰软坚之海浮石、瓦楞子亦是针对此顽痰，赤芍凉血活血，莪术行气破血消积。外用野菊花清热解毒，苍耳子、透骨草散风湿，王不留行活血通经，侧柏叶凉血，皂角刺祛痰散结。又《素问·至真要大论》中言：“诸痛痒疮，皆属于心。”故加郁金、丹参以清心活血。“消、托、补”为疮疡内治三大法则，托法是用补益气血的药物扶助正气，托毒外出，防止毒邪内陷，治疗中加入的白芷、升麻、黄芪、生白术即有此意。后续治疗中随症加减，患者有大便黏、苔腻等湿象，加生薏苡仁、生白术、苍术健脾利湿；汗多加入浮小麦；口苦、口臭、大便黏滞为热象，故加重楼以增强清热解毒之力。

（三）疏肝解郁，调理冲任

温象宽教授在临证中结合现代人生活节奏较快，常受到工作、学习、人际关系等诸多因素影响，易有忧思焦虑等情志问题的情况。其认为，肝主疏泄，调畅气机，肝失疏泄则气机郁滞，进而血液、津液运行失常，瘀血、痰湿内生，再加上内外热毒的熏蒸，则表现出丘疹、脓疱等皮肤损害。尤其对于女性，肝气易于郁滞，肝血常不足，故女性痤疮患者多要考虑与肝疏泄失常有关。许多女性患者痤疮在月经前加重，或伴有月经的异常，对于此类患者常配伍疏肝理气、养血调经之品，如玫瑰花、绿萼梅、白芍、香附、柴胡等。

案例一

蒋某，女，24岁。初诊于2011年8月29日。

病史：面部遍布暗红色丘疹痘印，自述易上火，经常咽痛，饮食可，二便正常，月经颜色暗红，有血块，痛经较重，舌红，苔薄白，脉弦缓滑。

西医诊断：痤疮。

中医诊断：粉刺。

辨证：冲任不调。

治法：疏肝理气，兼以化痰。

方药：

①内服：白芍12g，香附10g，八月札10g，玫瑰花10g，绿萼梅5g，白花蛇舌草20g，连翘20g，赤芍10g，白芷10g，夏枯草10g，皂角刺15g，土大黄10g，土茯苓10g，甘草6g。7剂，水煎服，每日1剂，早、晚分服。螺内酯

片、甘草锌胶囊每日 3 次，每次 1 粒。

②外用：姜黄消痤搽剂、维胺酯维 E 乳膏涂患处。麦饭石泡水洗脸，清丽 C 皂洁面。

9 月 9 日二诊：面部丘疹无明显变化，舌红润，边有齿痕浅印，苔薄白，脉弦缓。

方药：初诊方去白芍加甲珠粉（冲服）3g、延胡索 10g、当归 10g、五灵脂 10g，7 剂，水煎服。

9 月 19 日三诊：面部丘疹部分消退，自述常熬夜，休息不好，舌脉同上。

方药：二诊方去五灵脂、延胡索，加白术 10g、生黄芪 15g。甘草锌胶囊每日 3 次，每次 1 粒。外用克林霉素甲硝唑搽剂。

10 月 8 日四诊：面部丘疹部分消退，本次月经已无明显疼痛，舌红润，苔少，脉缓。

方药：

①内服：痤疮胶囊每日 3 次，每次 4 粒。甘草锌胶囊每日 3 次，每次 4 粒。

②外用：维 A 酸乳膏、氯霉素酊涂丘疹处。

10 月 24 日五诊：丘疹已明显消退，舌红，苔薄白，脉缓滑。

方药：

①内服：痤疮胶囊每日 3 次，每次 4 粒。甘草锌胶囊、螺内酯片，每日 3 次，每次 1 粒。

②外用：克林霉素甲硝唑搽剂涂丘疹处，消印精华涂痘印。

【简析】女性痤疮虽发于皮肤表面，但与机体卫气营血、经络脏腑息息相关，不仅与火、热、毒、瘀等病理因素有关，更与女性冲任失调有莫大关系。故应调和肝脾，兼以清热解毒、化痰散瘀。方用白芍养血敛阴，柔肝止痛；香附疏肝解郁，调经止痛；八月札疏肝理气；玫瑰花疏肝解郁，活血止痛；绿萼梅疏肝解郁，化痰和中。在此基础上针对痤疮病机，加清热解毒之白花蛇舌草、连翘，清湿毒之土大黄、土茯苓，散瘀止痛之赤芍；白芷散结消肿，引诸药入阳明经。二诊丘疹未见明显变化，去白芍，加当归养血调经、活血止痛，延胡索活血行气止痛，五灵脂活血化瘀止痛，甲珠粉消肿排脓、搜风通络。三诊丘疹有部分消退，去五灵脂、延胡索，患者舌边有齿痕浅印，有脾虚湿浊之象，加生黄芪健脾益气、白术健脾燥湿。四诊、五诊时丘疹已部分消退，改服痤疮胶囊及甘草锌胶囊、螺内酯片，剩余丘疹处涂克林霉素甲硝唑搽剂。

案例二

潘某，女，25岁。初诊于2011年10月9日。

病史：满脸遍布暗红丘疹，色红，皮肤油腻，平素月经不调，本次月经来潮后一日即止，两三日后又至，一日即止，自述思想负担较重，多思虑，睡眠差，饮食及二便尚可，舌淡红，苔白，脉缓。

西医诊断：痤疮。

中医诊断：粉刺。

辨证：冲任不调。

治法：疏肝理气，兼以化痰。

方药：

①内服：益母草 10g，香附 10g，柴胡 10g，绿萼梅 5g，玫瑰花 10g，蒲公英 30g，白花蛇舌草 15g，连翘 15g，赤芍 10g，白芷 10g，皂角刺 15g，土大黄 10g，土茯苓 10g，甘草 6g，夏枯草 10g，甲珠粉（冲服）10g。7 剂，水煎服，每日 1 剂，早、晚分服。螺内酯片、甘草锌胶囊每日 3 次，每次 1 粒。

②外用：白天先用克林霉素甲硝唑搽剂，后用维胺酯维 E 乳膏涂丘疹处，再涂痤疮涂膜剂。停用化妆品，麦饭石泡水洗脸，清丽 C 皂洁面。

10 月 15 日二诊：丘疹有好转，舌淡红，脉弦缓。

方药：

①内服：初诊方改甲珠粉（冲）3g，继服 7 剂，甘草锌胶囊每日 3 次，每次 1 粒。

②外用：白天先涂维生素 B_6 软膏，后用痤疮涂膜剂，晚上涂维胺酯维 E 乳膏。

10 月 26 日三诊：使用化妆品后又有新出丘疹，舌尖红，苔薄白，脉弦缓。

方药：二诊方去蒲公英，加白鲜皮 30g、山楂 30g，6 剂，水煎服。外用药同上。

11 月 2 日四诊：丘疹明显消退，舌暗红，苔白，脉弦缓。

方药：口服痤疮胶囊每天 3 次，每次 5 片。外用清印精华、痤疮涂膜剂。

11月11日五诊：自觉服胶囊效果不及汤药，舌淡红，苔白，脉弦缓。

方药：

①内服：白花蛇舌草15g，连翘15g，赤芍10g，白芷10g，皂角刺15g，土大黄10g，土茯苓10g，绿萼梅5g，玫瑰花10g，甘草6g，夏枯草10g，甲珠粉（冲服）3g，海螵蛸30g，瓦楞子（先煎）30g。6剂，水煎服。螺内酯片、甘草锌胶囊每日3次，每次1粒。

②外用：白天涂清痘凝胶、痤疮涂膜剂，晚上用维A酸乳膏。

11月21日六诊：涂药后出现面部红肿，脱皮，自觉面部干，舌淡红，苔薄白，脉缓。

方药：五诊方去甲珠粉、海螵蛸、瓦楞子，加白茅根30g、牡丹皮20g、鬼箭羽20g。6剂，水煎服。外用维生素B_6软膏。

11月30日七诊：丘疹已消退大半，剩余丘疹色暗，有痘印，睡眠欠佳，舌暗，舌边红，苔白，脉弦缓。

方药：

①内服：夜交藤30g，合欢皮20g，八月札10g，磁石（先煎）30g，郁金10g，白花蛇舌草15g，连翘15g，赤芍10g，白芷10g，皂角刺15g，土大黄10g，土贝母10g，土茯苓10g，绿萼梅5g，玫瑰花10g，甘草6g，夏枯草10g。7剂，水煎服。甘草锌胶囊，每日3次，每次1粒。

②外用：痤疮涂膜剂涂痘印，麦饭石泡水洗脸。

【简析】患者平素思虑过多，情绪不畅，月经不调，治以疏肝解郁，兼以清热解毒、化痰散瘀，方用柴胡、香附、玫瑰花、绿萼梅疏肝解郁、调经止痛，益母草活血调经、清热解毒，白花蛇舌草、连翘、蒲公英清热解毒，土大黄、土贝母、土茯苓清湿毒，赤芍散瘀止痛；白芷散结消肿，引诸药入阳明经；甲珠粉消肿排脓。三诊患者因使用化妆品有新发之疹，去蒲公英，加入白鲜皮清热燥湿、祛风解毒，山楂行气散瘀。四诊丘疹明显消退，改服痤疮胶囊。五诊加入瓦楞子消痰软坚、化瘀散结，海螵蛸收湿敛疮。六诊患者面部红肿，去甲珠粉、海螵蛸、瓦楞子，加白茅根、牡丹皮清热凉血，鬼箭羽破血通经、解毒消肿。七诊患者丘疹已大部分消退，睡眠欠佳，加入磁石重镇安神，夜交藤养血安神，合欢皮解郁安神，郁金行气解郁、活血凉血，八月札疏肝理气、活血止痛。

案例三

白某，女，21岁。初诊于2020年8月14日。

病史：患者满脸遍布暗红色丘疹6年余，皮肤油腻，月经1年未至，舌暗红，苔薄白，脉缓滑。

西医诊断：痤疮。

中医诊断：粉刺。

辨证：血瘀气滞。

治法：活血行气。

方药：

①内服：益母草30g，柴胡10g，香附10g，八月札10g，绿萼梅5g，玫瑰花10g，白花蛇舌草15g，连翘15g，赤芍

10g，白芷 10g，皂角刺 15g，土大黄 10g，土贝母 10g，土茯苓 10g，甘草 6g，夏枯草 10g。7 剂，水煎服，每日 1 剂，早、中、晚分服。甘草锌胶囊，一日 3 次，一次 1 粒。

②外用：丘疹处白天先涂白果酊，后涂夫西地酸乳膏，晚上涂维 A 酸乳膏。麦饭石泡水洗脸，清丽 C 皂洁面。

8 月 24 日二诊：丘疹略缓解，舌暗淡，苔白，脉细缓。

方药：

①内服：初诊方加生黄芪 30g、淫羊藿 10g、乌药 10g、当归 10g、川芎 10g。5 剂，水煎服。甘草锌胶囊，每日 3 次，每次 1 粒。维生素 B_2 片、维生素 B_6 片、烟酰胺片，每日 3 次，每次各 2 片。

②外用：丘疹处涂夫西地酸乳膏。

8 月 30 日三诊：丘疹减轻，皮肤油腻减轻，乳房胀痛，月经仍未来，舌暗淡，苔白，脉缓滑。

方药：淫羊藿 15g，当归 10g，川芎 10g，白芍 10g，熟地黄 15g，党参 15g，白术 10g，茯苓 10g，甘草 6g，砂仁（后下）10g，陈皮 10g，枳壳 10g，益母草 30g，泽兰 10g，柴胡 10g，香附 10g，八月札 10g，玫瑰花 10g，绿萼梅 10g，瓜蒌 10g，白花蛇舌草 15g，连翘 15g，皂角刺 10g，6 剂，水煎服。甘草锌胶囊，每日 3 次，每次 1 粒。

9 月 6 日四诊：丘疹明显消退，月经未至，舌暗淡，苔薄白，脉缓。

方药：

①内服：逍遥丸、桂枝茯苓丸，每次 1 丸，三七粉每次 2.5g，均每日两次。

②外用：积雪苷霜软膏、薰衣草疤痕抑菌凝胶，涂痘印处；尿酸维 E 护肤霜涂面部。面膜粉，清水调，敷面部，一周两次。

9 月 7 日电话告知月经已来潮。

【简析】患者满脸遍布暗红色丘疹，月经 1 年未至，冲任失调，治以调和冲任、理气活血。方用柴胡、香附、玫瑰花、绿萼梅疏肝解郁、调经止痛；八月札疏肝理气；益母草活血调经、清热解毒；赤芍清热凉血、散瘀止痛；白花蛇舌草、连翘清热解毒；土大黄、土贝母、土茯苓清湿毒；赤芍散瘀止痛；白芷散结消肿，引诸药入阳明经。女子胞为月经排出的场所，其功能正常与否和肾、心、肝、脾四脏功能密切相关，二诊加入生黄芪补气健脾，淫羊藿补肾阳，当归入心肝经养血活血，乌药温肾散寒兼行气，川芎活血行气，诸药合用使经血生化有源。三诊时继以调肝脾肾之药促进血液生化，用当归、熟地黄、白芍、川芎四物补血，柴胡、香附、八月札、玫瑰花、绿萼梅疏肝理气，益母草、泽兰活血调经，又“气为血之帅”，血的生成、运行均离不开气的作用，加党参、白术、茯苓、甘草补气，陈皮、枳壳行气化湿，瓜蒌宽胸散结。后继以逍遥丸疏肝解郁、桂枝茯苓丸活血化瘀。

（四）化痰软坚散结

中医认为久病多痰，痤疮日久不愈，局部气血阻滞不通，痰瘀互结，此类患者多病程较长，痤疮质地坚硬，常为结节或囊肿，温象宽教授治疗时常加入瓦楞子、海浮石、海藻、昆布、白芥子等消痰软坚散结之品以软化结节或囊肿，并少佐玫瑰花、绿萼梅等芳化之品行气活血以透达。

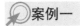

案例一

丁某，女，22岁。初诊于2020年10月10日。

病史：面部反复起暗红色丘疹，质地硬，1年来加重，面部皮肤油腻，饮食可，小便正常，大便秘结，月经正常。舌暗红，苔薄白腻，脉缓。

西医诊断：痤疮。

中医诊断：粉刺。

辨证：痰瘀内阻。

治法：消痰散结，活血行气。方药：

①内服：瓦楞子（先煎）30g，海浮石（先煎）30g，酒大黄10g，白花蛇舌草20g，连翘20g，赤芍10g，白芷10g，皂角刺15g，土大黄10g，土茯苓10g，绿萼梅5g，玫瑰花10g，甘草6g，夏枯草10g。6剂，水煎服，每日1剂，早、中、晚分服。螺内酯片、甘草锌胶囊，每日3次，每次1粒。

②外用：白天先抹七味姜黄搽剂，后用夫西地酸乳膏。晚上用阿达帕林凝胶。清丽C皂洁面。

11月23日二诊：丘疹已基本消退，留红印，起皮，有体癣，舌脉同前。

方药：初诊方去瓦楞子、海浮石，加积雪草15g、丹参15g。7剂，水煎服。

外用：尿素维E护肤霜涂面部，面膜加三七粉，清水调后敷面膜，一周做2～3次；白天用火箭队抑菌乳膏，晚上用利拉萘酯乳膏涂体癣。

11月30日三诊：额头上原丘疹处有两三处脓点，舌暗红，苔薄白腻，脉缓。

方药：二诊方加瓦楞子（先煎）30g，海浮石（先煎）30g，7剂，水煎服。甘草锌胶囊，每日3次，每次1粒。

外用：七味姜黄搽剂白天用，晚上用阿达帕林凝胶。薰衣草疤痕抑菌凝胶涂痘印处。

【简析】患者皮疹颜色暗红，皮肤油腻，舌暗红，苔白腻，考虑有痰湿瘀滞，治以活血化瘀、消痰散结。用海浮石清肺化痰、软坚散结，瓦楞子消痰软坚、化瘀散结，皂角刺、夏枯草软坚散结化痰，绿萼梅、玫瑰花活血化瘀。患者有便秘之症，加酒大黄。在此基础上针对痤疮病机，加清热解毒之白花蛇舌草、连翘，清湿毒之土大黄、土茯苓，白芷散结消肿，引诸药入阳明经。七味姜黄搽剂由姜黄、重楼、杠板归、一枝黄花、土荆芥、绞股蓝、珊瑚姜等组成，具有清热祛湿、活血消痤的功效，用于湿热郁肤所致的粉刺（痤疮）。夫西地酸乳膏主要用于因革兰氏阳性球菌感染引起的各种细菌性皮肤感染，为痤疮常用药。阿达帕林凝胶属于新型的第三代维A酸类外用药物，它能选择性地与细胞核内的RAR-γ视黄醇受体结合，抑制皮脂和毛囊口角质的形成。二诊患者丘疹已基本消退，原丘疹处遗留红印，去化痰散结之瓦楞子、海浮石，加丹参活血祛瘀、凉血消痈，积雪草清热利湿、解毒消肿。外用面膜中加入活血化瘀止痛之三七粉。

案例二

王某，男，25岁。初诊于2012年3月12日。

病史：双侧脸颊红肿，散布结节型丘疹，质硬，饮食可，二便基本正常，舌偏红，苔白腻，脉弦缓滑。

西医诊断：痤疮。

中医诊断：粉刺。

辨证：痰浊郁阻，热毒内生。

治法：化痰软坚，清热解毒。

方药：

①内服：海藻10g，昆布10g，白芥子10g，夏枯草10g，甲珠粉（冲）3g，皂角刺15g，白芷10g，赤芍10g，玫瑰花10g，白花蛇舌草20g，连翘20g，土大黄10g，土茯苓10g，甘草6g。7剂，水煎服，每日1剂，早、中、晚分服。维生素B_2片、维生素B_6片、烟酰胺片每天3次，每次各2片。

②外用：患处先涂白果酊，后涂维A酸乳膏。麦饭石泡水洗脸，清丽C皂洁面。

3月20日二诊：在加油站受油气熏后，皮损脱屑，舌脉同上。

方药：初诊方加白术15g、半夏10g，7剂，水煎服。

3月29日三诊：结节状丘疹略有变软，患处脱皮好转，舌脉同上。

方药：二诊方加胆南星10g，7剂，水煎服。

4月7日四诊：丘疹变软、变小，舌红润，苔白，脉缓滑。

方药：凉血解毒颗粒每日两次，每次1袋。甲珠粉60g，每日 3g，冲服。痤疮涂膜剂外涂。

5月4日五诊：有数个丘疹基本变平，已不起皮损，舌暗红，苔白滑，脉缓滑。

方药：甘氨酸锌片每日3次，每次两片。痤疮涂膜剂，芦荟胶、姜黄消痤搽剂外用。清丽面膜加珍珠粉，清水调后敷患处，每周1～2次。

6月9日六诊：稳定，舌边红，苔白，脉缓。

方药：凉血解毒颗粒一天3次，一次1袋。积雪苷霜软膏外涂，麦饭石泡水洗脸，清丽C皂洁面。

【简析】患者双侧脸颊散布硬结节状丘疹，此多为顽痰郁阻，以海藻、昆布消痰利水、软坚散结，白芥子利气豁痰，夏枯草清热散结消肿，甲珠粉、皂角刺、白芷消肿排脓，赤芍、玫瑰花活血化瘀，白花蛇舌草、连翘、甘草清热解毒，土大黄、土茯苓清湿毒。后续治疗中加入白术健脾祛湿，半夏燥湿化痰、消痞散结，胆南星清热化痰，皆为此顽痰而设。待丘疹变软后用凉血解毒颗粒、姜黄消痤搽剂、积雪苷霜软膏巩固疗效。

（秦亚莉整理）

第三节　荨麻疹

荨麻疹是由于皮肤、黏膜小血管扩张及渗透性增加出现的一种局限性水肿反应，临床表现为风团和/或血管性水肿，发作形式多样，风团的大小和形态不一，多伴有瘙痒，病情严重的急性荨麻疹还可伴有发热、恶心、呕吐、腹痛、腹泻、胸闷及喉梗阻等全身症状。

荨麻疹的病因较为复杂，依据来源不同通常分为外源性和内源性。按照发病模式及临床表现，又可分为自发性和诱导性两大类，自发性包括急性自发性荨麻疹和慢性自发性荨麻疹，诱导性包括物理性（如人工荨麻疹、冷接触性荨麻疹、热接触性荨麻疹、胆碱能性荨麻疹等）和非物理性（如水源性荨麻疹和接触性荨麻疹）。中医文献中称之为“风疹块”“鬼风疙瘩”“瘾疹”“赤白游风”“风疙瘩”“风痞瘰”等。

温象宽教授认为本病的发生有内、外两方面的原因：外总由卫外失常，受外界邪毒而诱发。或风寒、风热外袭肌表，营卫不和；或外染毒热，病势急进，热毒炽盛，泛溢肌肤而发为重症；内总因脾胃失和或饮食不节，致肠胃湿热蕴结，不得疏泄，郁于皮肤腠理之间而发；或禀赋不耐，卫外不固，而致病情反复，迁延难愈。

温教授对荨麻疹的辨治主要着眼于两点，一是针对肺气的宣发失常及其对皮肤的影响，使用麻桂、麻杏等，并辅以培土生金，用健脾或健脾祛湿之法；二是针对“皮肤瘙痒”这一主症，从“风”而治，并遵循“治风先治血，血行风自灭”的原则，确立了多种和血祛风之法。

一、慢性荨麻疹

慢性荨麻疹病程较长，温教授多遵内湿外风的病机思路进行辨治。在祛湿方面多以名老中医赵炳南先生的经验方多皮饮加减，取其健脾除湿、祛风止痒的功效。但慢性荨麻疹病因病机着实较为复杂，温教授在精研古方的基础上，认为慢性荨麻疹的发生与风的关系尤为密切，如《诸病源候论》言："人皮肤虚，为风邪所折，则起瘾疹。"《金匮要略》指出："风强则为瘾疹。"而治风的思路又有多端。

（一）宣利肺气，和营疏风以止痒

案例一

潘某，女，42岁。初诊于2014年10月21日。

病史：两个月前全身起风团，遇风则发，舌边红，苔白，脉弦缓。

西医诊断：慢性荨麻疹。

中医诊断：风痞瘤。

辨证：卫表不固。

治法：宣利肺气，和营疏风。

方药：

①内服：桂枝10g，麻黄10g，杏仁10g，防风10g，浮萍10g，五味子10g，乌梅10g，连翘15g，当归10g，五加皮10g，桑白皮10g，地骨皮10g，牡丹皮10g，干姜皮10g，陈皮10g，扁豆皮10g，茯苓皮10g，白鲜皮10g，大腹皮10g，冬瓜皮10g。10剂，水煎服，每日1剂，早、晚分服。复方甘草酸苷片，每日3次，每次3片。

②外用：荨麻疹酊外用。

11月1日二诊：风团发作稍好转，舌边红，苔白，脉细缓。

方药：初诊方去连翘，加生黄芪30g、郁金10g、茵陈

10g，10剂，水煎服。

11月11日三诊：风团发作明显减轻，偏痒，咽干咳嗽，舌红，舌苔偏干，脉弦缓。

方药：三诊方去麻黄，加龙葵20g、僵蚕10g、蝉蜕6g，15剂，水煎服。

【简析】风性善行而数变，本例患者遇风即起风团，有明显的风邪之特点，用麻黄、桂枝、杏仁、防风、浮萍宣利肺气、疏散肌表之风邪，小发其汗；当归和血脉，连翘清热解毒，乌梅、五味子味酸收敛。取象比类是中医的主要思维方法之一，《本草求真》中说："凡药之为枝者达四肢，为皮者达皮肤。"《中藏经》曰："皆用皮者，因病在皮，以皮行皮之意。""以皮治皮"是基于取象比类方法衍化出的治疗皮肤病的一种治法，基于此理，用五加皮祛风除湿，配干姜皮、陈皮除风湿散寒理气，桑白皮除肺热消肿利水，牡丹皮、地骨皮清热凉血，白鲜皮燥湿清热、祛风止痒，冬瓜皮、茯苓皮、大腹皮、扁豆皮利水消肿除湿，上述皮类药是名老中医赵炳南先生治疗慢性顽固性荨麻疹的经验方多皮饮加减。诸药合用有健脾除湿、祛风止痒的功效。二诊患者风团发作稍缓，去连翘，加郁金行气化瘀、清心解郁，茵陈清湿热，生黄芪实卫气固表。三诊风团发作已明显减轻，有咽干、咳嗽之症，去辛温发散之麻黄，用清虚之蝉蜕开宣肺窍、利咽开音，僵蚕清热解毒、祛风散结，两药均可入肺肝经，合用可增强其疏散风热、透疹止痒之功，如杨栗山在《伤寒瘟疫条辨》中所说："僵蚕、蝉蜕以清化之品，涤疵疠之气，以解温毒。"现代药理研究证明僵蚕具有广谱抗菌作用，可以增强白细胞的吞噬作用及抗炎作用，蝉蜕除抑菌、解热、抗炎外，还可通过抑制过敏介质的释放起到抗过敏的作用。龙葵清热解毒、活血消肿，也可以平喘祛痰，用来治疗呼吸系统的疾病，现代研究表明龙葵可增强免疫力，促进机体形成抗体，增强对于病毒、细菌的抵抗能力。

案例二

武某，女，33岁。初诊于2014年6月13日。

病史：8年来每至夏季四肢即起红斑风团，热痒，可自行消散，3日前又起，现双上肢可见大小不等之风团，色红，舌边尖红，苔薄黄，脉左弦右缓。

西医诊断：慢性荨麻疹急性发作。

中医诊断：风瘖瘤。

辨证：邪热郁肺。

治法：宣利肺气，清热止痒。

方药：

①内服：五加皮10g，桑白皮20g，地骨皮15g，牡丹皮15g，干姜皮10g，陈皮10g，扁豆皮10g，茯苓皮10g，白鲜皮10g，大腹皮10g，冬瓜皮10g，浮萍20g，蝉蜕10g，当归10g，益母草30g，生石膏30g，杏仁10g，麻黄10g，甘草10g，苍术10g，苦参30g。7剂，水煎服，每日1剂，早、晚分服。维生素C片、芦丁片、泛酸钙片，每天3次，每次两片。

②外用：荨麻疹酊100ml外擦，麦饭石泡水洗脸，清丽B皂洁面。

6 月 24 日二诊：服第三剂药后风团明显消退且未再新起，舌红，苔薄黄，脉左弦细。

方药：初诊方 7 剂，水煎服。

【简析】《医学入门》曰："赤疹，因天气燥气乘之，稍凉则消……白疹，因天寒冷气折之，稍暖则消……似赤似白，微黄隐于肌肉之间，四肢重着，此风热夹湿也，多因浴后感风与汗出解衣而得。"本例患者每至夏季起风团，今刚入夏又起，风团色红、舌红，属风热型，以麻杏石甘汤重用石膏辛凉宣泄、清气分之热，蝉蜕、浮萍散风除热，苍术燥湿健脾，苦参清热燥湿，诸皮类药以皮治皮，当归、益母草养血活血，且益母草"主瘾疹"。另以诸皮类药以皮治皮，略加大其中有清热功效的桑白皮、地骨皮、牡丹皮之量。辅以维生素 C 片、芦丁片、泛酸钙片改善毛细血管通透性。患者服第三剂药后风团已消，继服上方巩固疗效。

案例三

苗某，男，57 岁。初诊于 2014 年 3 月 10 日。

病史：去年 6 月拔牙并吃消炎药后周身起红斑，自服氯雷他定，晚上一抓即起风团，色红，痒甚。现仍晚上搔抓后起风团，色红，划痕征（++），伴气喘，舌红，苔少燥干，脉弦。

西医诊断：慢性荨麻疹。

中医诊断：风瘖瘟。

辨证：邪热郁肺，化燥伤阴。

治法：宣肺泄热，养阴生津。

方药：石膏 30g，甘草 10g，炙麻黄 10g，杏仁 10g，瓜蒌 10g，麦冬 10g，五味子 10g，五加皮 10g，桑白皮 10g，地骨皮 10g，牡丹皮 10g，干姜皮 10g，陈皮 10g，扁豆皮 10g，茯苓皮 10g，白鲜皮 10g，大腹皮 10g，当归 10g，浮萍 10g，冬瓜皮 10g。7 剂，水煎服，每日 1 剂，早、晚分服。

3 月 15 日二诊：服药后已不痒，洗脸后面部即起风团，舌红润，苔白，脉左缓右弦滑。

方药：初诊方加丹参 15g，7 剂，水煎服。

3 月 28 日三诊：稳定，症同上。

方药：继服二诊方 10 剂。

4 月 14 日四诊：脸已经不热，仍有点喘，舌脉同上。

方药：三诊方去瓜蒌，加白果 10g、生黄芪 30g，7 剂，水煎服。

4 月 29 日五诊：停药后抓后又起风团，伴喘，舌红润，苔白燥，脉弦缓滑。

方药：四诊方去丹参，加益母草 30g，7 剂，水煎服。

5 月 11 日六诊：风团已不起，舌趋常，脉弦缓。

方药：防风通圣颗粒，每日两次，每次 1 袋。维生素 C 片、芦丁片，每日 3 次，每次 3 片。

【简析】本例患者为邪气郁肺，肺气宣降失常所致，以麻杏石甘汤辛凉宣泄，清肺平喘，用麻黄宣肺而泄邪热，取“火郁发之”之义；但麻黄性温，配伍辛甘大寒之石膏为臣药，且用量三倍于麻黄，使宣肺而不助热，清肺而不留邪，肺气肃降有权，喘急可平；杏仁降肺气，助麻黄、石膏清肺平喘。瓜蒌清肺化痰、宽胸利气，麦冬、五味子养阴生津，诸皮类药加浮萍、当归健脾除湿、疏风和血。二诊痒已缓解，《灵枢·百病始生》中言："是故虚邪之中人也，始于皮肤，皮肤缓则腠理开，开则邪从毛发入，入则抵深，深则毛发立，毛发立则淅然，故皮肤痛，留而不去，则传舍于络脉……"中医有"久病入络"之说，故慢性荨麻疹的治疗常酌情配伍补血、活血、凉血等调血之药，本例患者为晚上起风团、红斑，有血分不和之象，加丹参养血活血，《本草汇言》曰："丹参，善治血分，去滞生新，调经顺脉之药也。"四诊时仍有喘，去瓜蒌，加生黄芪实卫气固表、白果敛肺定喘。患者停药后又起风团，易养血活血之丹参为长于活血调经且主瘾疹之益母草。六诊用防风通圣加维生素C片、芦丁片巩固疗效。

（二）养阴活血，和血息风以止痒

案例一

刘某，女，62岁。初诊于2019年11月20日。

病史：头面、少腹部泛发性瘙痒多年，今年加重，食欲差，寐可，舌暗，有多处瘀点，苔白黏腻，脉左弦滑，右缓（尺部弱）。

西医诊断：慢性荨麻疹。

中医诊断：风瘾疹。

辨证：阴血虚滞。

治法：养阴活血，和血息风。

方药：当归10g，生地黄10g，白芍15g，川芎10g，桃仁10g，红花10g，柴胡10g，枳壳10g，桔梗10g，川牛膝15g，桂枝15g，紫草10g，茜草10g，墨旱莲10g，防风10g，益母草15g。6剂，水煎服，每日1剂，早、晚分服。

11月27日二诊：仍痒，舌脉同前。

方药：五加皮10g，桑白皮10g，地骨皮10g，牡丹皮10g，干姜皮10g，陈皮10g，扁豆皮10g，茯苓皮10g，白鲜皮10g，大腹皮10g，冬瓜皮10g，当归10g，浮萍10g，紫草10g，茜草10g，墨旱莲10g，鸡血藤15g，忍冬藤15g。6剂，水煎服。氯雷他定片，睡前服1片。

12月4日三诊：皮肤瘙痒减轻，舌暗红，有齿痕，脉左弦滑，右缓尺部弱。

方药：丹参30g，肉苁蓉30g，鸡血藤30g，女贞子20g，墨旱莲20g，桂枝10g，炒白芍10g，乌梢蛇粉（冲服）10g，黄芪30g，防风10g，白术10g，忍冬藤15g，白茅根10g，炙甘草6g。6剂，水煎服。

12月11日四诊：头部皮肤痒，右侧尤甚，其余部位瘙痒已不明显，枕部、后背发紧，多梦，其他部位皮肤瘙痒明显减轻，舌脉同上。

方药：五加皮10g，桑白皮10g，地骨皮10g，牡丹皮10g，干姜皮10g，陈皮10g，扁豆皮10g，茯苓皮10g，白鲜皮10g，大腹皮10g，当归10g，浮萍10g，冬瓜皮10g，荆芥穗10g，防风10g，川芎10g，葛根10g，生龙骨（先煎）20g，生牡蛎（先煎）20g，6剂，水煎服。

【简析】本例为慢性荨麻疹，患者表现有阴血虚滞之象，血滞血瘀以桃仁、红花、川芎活血祛瘀，川牛膝活血通经、引血下行，生地黄、当归、白芍养血益阴，桔梗、枳壳一升一降以宽胸行气，柴胡疏肝解郁、升达清阳，与桔梗、枳壳同用，尤善理气行滞，使气行则血行，紫草、茜草活血凉血，墨旱莲凉血兼补益肝肾，益母草活血祛瘀，另《本经》载其"主瘾疹痒"，防风疏散肌表风邪。二诊患者仍皮肤瘙痒，取诸皮类药以皮治皮，加浮萍散风解表，当归和血脉，紫草、茜草、墨旱莲凉血，忍冬藤清热解毒、疏风通络，鸡血藤养血活血。三诊皮肤瘙痒减轻，中医认为痒之一症虽多责之于风，但与多种因素有关，如血虚、血瘀等亦可生风，本例患者年过花甲，脏腑功能逐渐衰退，气血循行不畅，血虚津亏，皮肤失于濡养化燥生风，此时标症已缓，应针对病因着重"治血"：一是补血，用肉苁蓉、女贞子、墨旱莲补肝肾、益精血，养血补血，达到养血祛风之效；二是活血，以丹参、鸡血藤补血行血，使血液通行顺畅，从而达到息风止痒之效；三是凉血，用白茅根清热凉血，使得热退风息。桂枝配炒白芍调和营卫，黄芪、白术、防风相配益气固表，另用乌梢蛇搜风通络止痒，诸药合用标本兼顾，调气和血，达"血行风自灭"之功。四诊患者除头部外其余部位皮肤瘙痒已明显减轻，因慢性荨麻疹的病因多与"风邪"有关，"风邪"又有内风和外风两种，故用荆芥穗、防风、川芎疏散外风，且三药性升浮达头部，龙骨、牡蛎平肝阳息内风又兼收敛之功，葛根解肌，治项背紧，诸药合用祛外风、息内风。

案例二

任某，女，33岁，初诊于2019年11月16日。

病史：两月前去南方后皮肤出现风团，瘙痒明显，晚上加重，服药后（药名不详）瘙痒缓解，但仍反复起，乏力，平素月经量少，周期不规律，痛经，有血块，舌暗红，中部有裂隙，苔薄白，脉弦缓滑。

西医诊断：慢性荨麻疹。

中医诊断：风痦瘟。

辨证：血液瘀阻经隧，新血生成受阻。

治法：补血养阴，活血息风。

方药：

①内服：防风通圣颗粒，每日两次，每次1袋。桂枝茯苓丸每日两次，每次1丸。富马酸酮替芬片、五维甘草那敏胶囊、维生素C片、芦丁片均为每日两次，每次1片。

②外用：用麦饭石泡水，清丽B皂洗浴。

11月24日二诊：风团发作略有缓解，纳呆，腹胀，舌脉同上。

方药：上药继服，另加保和丸，每日两次，每次1丸。

11月29日三诊：风团发作缓解，头皮处起小红丘疹，心悸，黑眼圈明显，舌暗红，中部有裂隙，苔薄白，脉弦细滑。

方药：当归10g，龙眼肉10g，白芍12g，川芎10g，熟地黄15g，蒺藜15g，炙甘草10g，炒酸枣仁30g，夜交藤30g，海风藤30g，路路通10g，生黄芪30g，五味子10g，麦冬10g，太子参30g，生姜10片，红枣10枚。6剂，水煎服，每日1剂，早、晚分服。

12月8日四诊：晚上仍起风团，偶有口苦。

方药：五加皮10g，桑白皮10g，地骨皮10g，牡丹皮10g，干姜皮10g，陈皮10g，扁豆皮10g，茯苓皮10g，白鲜皮10g，大腹皮10g，当归10g，浮萍10g，冬瓜皮10g，银柴胡10g，防风10g，乌梅10g，五味子10g，徐长卿10g，桂枝10g，金银花15g。6剂，水煎服。

12月14日五诊：偶尔起风团。

方药：四诊方继服6剂。

12月28日六诊：风团已基本不发。

方药：四诊方去徐长卿、桂枝、金银花，加黄芪30g、太子参30g、夜交藤30g、海风藤30g、钩藤10g、路路通10g、郁金10g。6剂，水煎服。

【简析】患者因更换环境后出现荨麻疹，依初症辨患者有血瘀之象，外风引动，故先以防风通圣散疏风解表、清热通里，桂枝茯苓丸活血化瘀。二诊据刻下纳呆、腹胀之症用保和丸消食和胃。《医方集解》言："风药多燥，表药多散，故疏风必先养血……血活则风散……又风能生热。"提出治风同时应加用养血、活血、凉血药，"风""血"同治，通调气血营卫，方能遏制慢性荨麻疹的缠绵态势，故三诊以当归、熟地黄、白芍、川芎、龙眼肉养血，炒酸枣仁养心安神，以达"治风先治血，血行风自灭"之功，夜交藤、海风藤、路路通祛风通络，黄芪益气固表，五味子、麦冬、太子参益气养阴。四诊患者晚上仍起风团，在诸皮类药基础上，加防风、浮萍散肌表之风邪，当归补血和血；银柴胡甘寒益阴、清热凉血，乌梅酸涩收敛、化阴生津，现代火神派认为乌梅有“焊接”阴阳之效，可将已离绝之阴阳重新粘合起来，五味子酸甘而温，可益气敛肺、补肾养肝，防风辛甘微温，可祛风解表、胜湿止痛，此四药为祝谌予先生所创之过敏煎；徐长卿祛风除湿止痒，桂枝祛风寒、通经脉，金银花清透疏表。六诊患者风团已基本不发，去徐长卿、桂枝、金银花之疏散药，加太子参、黄芪益气固表，夜交藤、海风藤、路路通搜剔筋骨经络间之风邪，钩藤清热平肝息内风，郁金行气解郁、凉血消瘀。

（三）凉血祛风以止痒

案例

季某，男，48岁。初诊于2014年10月26日。

病史：同年8月1日去漂流后皮肤起红色风团，反复发作，舌红，苔白腻，脉沉缓。

西医诊断：慢性荨麻疹。

中医诊断：风瘖瘟。

辨证：血热内盛，风邪外袭。

治法：凉血清热，祛风止痒。

方药：

①内服：五加皮10g，桑白皮10g，地骨皮10g，牡丹皮10g，干姜皮10g，陈皮10g，扁豆皮10g，茯苓皮10g，白鲜皮10g，大腹皮10g，当归10g，浮萍10g，冬瓜皮10g，防风15g，乌梅10g，五味子10g，柴胡10g，蝉蜕6g，乌梢蛇15g，益母草30g。7剂，水煎服，每日1剂，早、晚

分服。维生素C片、芦丁片、复方甘草酸苷片，每日3次，每次3片。

②外用：麦饭石，清丽B皂。

10月30日二诊：风团好转，头身手心痒红肿热，舌红，苔白，脉缓。

方药：初诊方改浮萍为30g，加牡丹皮20g、赤芍20g、白茅根30g，3剂，水煎服。氯雷他定、雷尼替丁30片，每日两次，每次1片。

11月2日三诊：风团已基本消退，偶尔起，舌淡，苔白，脉缓。

方药：二诊方改浮萍为10g、牡丹皮为10g、赤芍为10g，加生黄芪30g。7剂，水煎服。

【简析】荨麻疹的病因病机主要分为内、外两端，内为禀赋不耐，阴阳、气血不和，卫外失固；外为虚邪贼风侵袭所乘。故治以内外兼调，取众皮类药以皮治皮，浮萍散风解表，当归和血脉，柴胡、防风散表邪，乌梅、五味子益阴固表，益母草活血通经，乌梢蛇祛风通络止痒。二诊患者风团好转，手心痒红肿热、舌红，血热之象明显，加大浮萍之量以宣散风热，另加牡丹皮、赤芍、白茅根清热凉血，氯雷他定片、雷尼替丁抗过敏。三诊风团已基本消退，手心红肿痒等血热之象已缓解，减浮萍、牡丹皮、赤芍之量，加生黄芪补肺益气固表。

（四）疏风清热，利湿以止痒

案例

杨某，男，18岁。初诊于2013年3月10日。

病史：半年来遇热则身红痒，划痕征（-），舌暗红，苔白厚腻，脉弦缓滑。

西医诊断：慢性荨麻疹。

中医诊断：风瘖瘤。

辨证：湿热夹风。

治法：疏风清热，利湿止痒。

方药：连翘30g，麻黄10g，赤小豆30g，石膏30g，防风10g，五味子10g，乌梅10g，银柴胡10g，白术10g，茯苓10g，建曲10g，蝉蜕6g，僵蚕10g，荆芥10g，丹参15g，甘草10g。7剂，水煎服，每日1剂，早、晚分服。氯雷他定、雷尼替丁，每日两次，每次1片。

3月22日二诊：显效。

方药：初诊方7剂。氯雷他定片，每日两次，每次1片。

4月7日三诊：仍有新起红痒，舌暗红，苔白厚腻，脉弦缓。

方药：①五加皮10g，桑白皮10g，地骨皮10g，牡丹皮10g，干姜皮10g，陈皮10g，扁豆皮10g，茯苓皮10g，白鲜皮10g，大腹皮10g，当归10g，浮萍10g，冬瓜皮10g，乌梢蛇粉（冲）15g，全蝎粉（冲）5g。10剂，水煎服。

②桃仁10g，杏仁10g，红花10g，蝉蜕10g，地肤子10g，紫苏叶10g，当归10g，黄芪10g，马来酸氯苯那敏片

100 片。敷肚脐。

5 月 3 日四诊：活动后偶发，舌苔白，偏干，脉缓。

方药：①富马酸酮替芬片，每日两次，每次 1 片；双嘧达莫片，每天 3 次，每次两片；维生素 C 片、芦丁片、泛酸钙片，每天 3 次，每次两片。

②荨麻疹酊外用。

【简析】《诸病源候论》曰："夫人阳气外虚则多汗，汗出当风。风气搏于肌肉，与热气并，则生𤺋𤻖，状如麻豆，甚者渐大，搔之成疮。"本患者遇热则身红痒，舌苔白厚腻，有湿热内蕴之象，以麻黄、荆芥发散表邪，连翘、石膏、赤小豆清解邪热，过敏煎益气固表、散风祛湿，建曲、白术、茯苓健脾祛湿，僵蚕、蝉蜕散风除热，丹参活血通经。三诊患者仍新起风团，以皮类药以皮治皮，浮萍、当归疏风和血，乌梢蛇祛肌表经隧之风。另用桃仁、红花活血化瘀，杏仁降气，紫苏叶疏散表寒，蝉蜕散风热透疹，地肤子清热利湿、祛风止痒，黄芪益气固表，当归补血和血，加抗过敏之马来酸氯苯那敏片外用敷肚脐。

二、人工荨麻疹

人工荨麻疹临床病机较为多变，但病变反复发作、缠绵难愈，温象宽教授认为符合湿的黏滞特性，所以利湿、渗湿是治疗的关键，同时，由于"诸湿肿满，皆属于脾"，所以，根据具体辨证采用补脾、健脾、和脾胃之法也是其治疗的特点。

案例一

郑某，女，21岁。初诊于2012年5月5日。

病史：一年前搔抓后皮肤出现条状隆起，颜色淡红，一年间反复发作，伴有神疲乏力、失眠多梦，大便稀，每日两次，月经量少，舌淡少苔，脉缓。

西医诊断：人工荨麻疹。

中医诊断：风瘖瘟。

辨证：脾虚湿滞，风邪外袭。

治法：健脾益气，祛风除湿。

方药：

①内服：参苓白术散，每日两次，每次1袋；人参健脾丸20丸，每日两次，每次1丸。氯霉他定，每日两次，每次1片。

②外用：麦饭石1袋泡水洗脸，清丽B皂洁面。

5月12日二诊：搔抓后皮肤仍起条状隆起，色淡红，舌淡苔白，脉缓。

方药：太子参30g，白术15g，茯苓15g，炙甘草6g，当归10g，川芎10g，白芍10g，生地黄15g，炒山药15g，白扁豆15g，炒薏苡仁15g，砂仁8g，莲子肉10g，鸡内金10g，炒莱菔子15g，建曲15g。5剂，水煎服，每日1剂，早、晚分服。

5月17日三诊：条状隆起已不明显，食欲差，纳呆，晨起觉咽中有痰，舌淡苔白，脉缓。

方药：二诊方去当归、白芍、生地黄，加陈皮10g、法半夏10g、焦三仙各10g、浮萍10g、防风10g，5剂，水煎服。

【简析】患者神疲乏力、失眠多梦、大便稀，有脾虚之象，脾胃为“后天之本”“气血生化之源”，脾虚气血生化乏源，卫气化生不足，固表防御能力不足；又脾虚运化无力，津液代谢失调，湿浊内生。在外之卫表不固，内有湿浊内蕴，风湿之邪乘虚内侵，发为风瘖癗。先以人参健脾丸健脾益气，参苓白术散健脾除湿。二诊患者仍起风团，以参苓白术散加减治疗，用太子参、白术、茯苓、炙甘草、炒山药、白扁豆、炒薏苡仁、砂仁、莲子健脾化湿，当归、生地黄、白芍、川芎补血和血，炒莱菔子、建曲、鸡内金健脾胃、消积滞，畅通气血运行之通道。三诊条状隆起发作明显减少，纳呆明显，去滋腻之当归、白芍、生地黄，加陈皮、法半夏理气和胃、燥湿化痰。《三因极一病证方论·瘾疹证治》曰：“世医论瘾疹，无不谓是皮肤间风……内则察脏腑虚实，外则分其寒暑风湿，随证调之，无不愈。”荨麻疹虽病在肌表，但多与脏腑虚实变化密切相关，应从整体出发，本例荨麻疹之治疗即是如此，健脾燥湿贯穿始终。

案例二

彭某，女，65岁。初诊于2020年9月11日。

病史：自述4年来皮肤一经搔抓即起片状风团，痒甚，遇热则减轻，常于立秋后发作。患者10年前因子宫肌瘤切除子宫，3年前因胆结石切除胆囊。饮食可，二便正常，舌暗淡而胖，舌下静脉曲张，苔薄白，脉缓滑。

西医诊断：人工荨麻疹。

中医诊断：风痦瘰。

辨证：风寒外袭，脾虚生湿。

治法：辛温透表以疏风，健脾渗湿以止痒。

方药：

①内服：麻黄5g，桂枝10g，杏仁10g，白芍15g，荆芥10g，防风10g，羌活10g，白芷10g，五加皮10g，桑白皮10g，地骨皮10g，牡丹皮10g，干姜皮10g，陈皮10g，扁豆皮10g，茯苓皮10g，白鲜皮10g，大腹皮10g，当归10g，浮萍10g，冬瓜皮10g，生姜10g，红枣3枚。3剂，水煎服，每日1剂，早、晚分服。

维生素C片、芦丁片、谷维素片，每日3次，每次3片，五维甘草那敏胶囊1盒，每日3次，每次1片；富马酸酮替芬片，每日1次，每次1片。

②外用：荨麻疹酊外涂患处，清丽B皂外洗。

9月14日二诊：服药后未见新发风团，舌脉同前。

方药：初诊方生姜改为5g，继服5剂。

9月21日三诊：搔抓后未起风团，划痕征（-），饮食可，小便基本正常，大便偏干，平素嗜睡，自觉倦怠乏力，舌暗，苔薄白，左脉弦滑，右脉细。

方药：五加皮10g，桑白皮10g，地骨皮10g，牡丹皮10g，干姜皮10g，陈皮10g，扁豆皮10g，茯苓皮10g，白鲜皮10g，大腹皮10g，当归10g，浮萍10g，冬瓜皮10g，炙黄芪30g，生白术10g，茯苓10g，党参15g，炙甘草6g，桂枝10g，石菖蒲10g，五加皮10g，红景天10g。5剂，水煎服。维生素C片、芦丁片、谷维素片继服。

【简析】患者所患之病为人工荨麻疹，证属风寒型，以麻黄、桂枝、荆芥、防风、羌活、白芷祛风透表，桂枝配白芍、姜、枣调和营卫，麻黄、桂枝、杏仁相配发汗解表，五加皮祛风除湿，干姜皮、陈皮除风湿散寒理气，桑白皮除肺热、消肿利水，牡丹皮、地骨皮清热凉血，白鲜皮燥湿清热、祛风止痒，冬瓜皮、茯苓皮、大腹皮、扁豆皮利水消肿除湿，浮萍散风解表，当归和血脉。服药后风团未新发，药物起效，略减辛温发散之力，将生姜量减半。三诊时患者搔抓后已不起风团，有倦怠乏力、嗜睡等气血不足之象，加红景天、黄芪、生白术、党参、茯苓、炙甘草益气健脾，石菖蒲化湿和胃、开窍豁痰，五加皮祛风湿、补肝肾，诸药合用扶正祛邪、标本兼顾。

案例三

张某，男，39岁。初诊于2020年6月22日。

病史：皮肤经搔抓即起条或块状风团两年，有痒感，自述一进食后即排便，舌胖，色暗红，苔薄白，脉缓滑。

西医诊断：人工荨麻疹。

中医诊断：风瘖瘟。

辨证：脾胃不和，湿浊内蕴。

治法：健脾和胃，燥湿化痰。

方药：焦白术15g，苍术10g，法半夏12g，炒山药18g，炒薏苡仁30g，莲子肉10g，炒芡实30g，建曲10g，当归10g，浮萍10g，五加皮10g，桑白皮10g，地骨皮10g，牡丹皮10g，干姜皮10g，陈皮15g，扁豆皮15g，茯苓皮15g，白鲜皮10g，大腹皮10g，冬瓜皮15g，生姜5片，红枣10枚。6剂，水煎服，每日1剂，早、晚分服。维生素C片、特非那定片，每日3次，每次1片。

6月28日二诊：起风团已缓解，痒感减轻，舌暗红，苔白，脉弦缓。

方药：继服初诊方10剂。

10月12日三诊：搔抓后风团已基本不起，左耳鸣，嗡嗡作响，近两月加重，大便不成形，小便量少，舌暗，苔白，脉缓滑。

方药：柴胡10g，黄芩10g，青蒿6g，磁石（先煎）30g，朱砂（冲）0.5g，白术10g，茯苓10g，陈皮10g，法半夏10g，炙甘草10g，党参10g，蝉蜕5g，蚕沙10g，砂仁（后下）5g，生姜4片，红枣5枚。4剂，水煎服。

10月17日四诊：耳鸣缓解，舌暗，苔白，脉缓滑。

方药：三诊方继服7剂。维生素C片、芦丁片，一日3次，一次3片。

【简析】本例患者证属脾虚湿滞，以焦白术、炒山药、莲子肉、苍术、炒薏苡仁健脾化湿，法半夏燥湿化痰，炒芡实补脾止泻，当归、浮萍疏风和血，加大皮类药中健脾利湿之陈皮、扁豆皮、茯苓皮用量。三诊时患者已基本不起风团，补述耳鸣症状，胆经、胃经皆循行过耳，用柴胡、黄芩、青蒿和解少阳、清利肝胆，党参、白术、茯苓、炙甘草、陈皮、法半夏健脾化湿，蚕沙祛风除湿、和胃化浊，砂仁温脾开胃化湿，磁石聪耳明目，朱砂清心镇惊，蝉蜕疏散肌表风邪。

三、急性荨麻疹

急性荨麻疹以皮肤骤起风团、瘙痒较甚为特征，温象宽教授根据此发病特点，认为其以风邪外袭为总病机，而招致风邪外袭的原因则各有所不同，故而治则也应随之而变。现举二三以说明：

（一）散寒通络，祛风止痒

案例

林某，女，60岁。初诊于2012年2月14日。

病史：正月十五外出受风冷后周身泛发淡红色风团，痒甚，在某医院服药、贴脐后仍有新起，有高血压病史，一年多来常有下肢及足踝部肿，可自行消退。现皮肤仍可见大小不等之片状风团，头晕，肢冷，饮食、二便正常，血压144/84mmHg，舌体略胖，边有齿印，色暗淡，苔薄白，脉弦缓。

西医诊断：急性荨麻疹。

中医诊断：瘾疹。

辨证：风寒外袭。

治法：祛风散寒，通络止痒。

方药：荆芥10g，防风10g，苍术10g，当归10g，羌活6g，白芷10g，钩藤（后下）10g，桑寄生15g，甘草6g，连翘10g，白鲜皮10g，海桐皮10g，蒺藜10g，乌梢蛇10g，川芎10g，天麻10g。6剂，水煎服，每日1剂，早、晚分服。

2月20日二诊：服第3剂后红色风团泛发，第4剂后变淡，第5剂后未再发，长期睡眠不好，舌偏燥，脉弦缓。

方药：初诊方去羌活、苍术、川芎，加浮萍20g、赤芍10g、炒酸枣仁30g、夜交藤30g、合欢皮10g、合欢花10g、蝉蜕6g。6剂，水煎服。

【简析】《诸病源候论·风瘙身体瘾疹候》曰："邪气客于皮肤，复逢风寒相折，则起风瘙瘾疹。"患者为外出受风冷后急性起病，结合肢冷及舌脉等症状，辨证属风寒型，治以荆芥、防风祛风解表，苍术、羌活、白芷祛风除湿，天麻、乌梢蛇、海桐皮祛风通络，蒺藜、白鲜皮祛风止痒，当归养血活血，川芎活血行气，桑寄生补肝肾、祛风湿，钩藤平肝息风。二诊风团已明显消退，去辛散之羌活、苍术、川芎，加浮萍、蝉蜕疏风清热，赤芍清热凉血，患者素有失眠之症，加炒酸枣仁宁心安神，夜交藤养血安神、祛风通络，合欢皮、合欢花解郁安神。

（二）健脾祛湿，清热疏风止痒

案例

王某，女，58岁。初诊于2012年1月4日。

病史：近日来周身皮肤一抓即起风团，色红，痒甚，以躯干及上肢为主，划痕征（++），背部弥漫鲜红斑丘疹，结痂，舌体胖，质暗，苔白腻，脉弦缓。

西医诊断：急性荨麻疹。

中医诊断：瘾疹。

辨证：痰湿内蕴化热，感触风邪，风热相搏。

治法：健脾祛湿，清热凉血。

方药：

①内服：五加皮 10g，桑白皮 15g，地骨皮 10g，牡丹皮 10g，干姜皮 10g，扁豆皮 10g，茯苓皮 10g，白鲜皮 10g，大腹皮 10g，冬瓜皮 10g，当归 10g，陈皮 10g，浮萍 10g。7 剂，水煎服，每日 1 剂，早、晚分服。

②外用：麦饭石泡水洗脸，清丽 B 皂洁面。

1 月 11 日二诊：起风团缓解，扁桃体化脓，右上肢丘疹成簇，刺痛，大便干，舌偏干，质红，苔黄燥，脉缓滑。

方药：

①内服：板蓝根 30g，大青叶 30g，连翘 30g，槐花 15g，忍冬藤 30g，甘草 6g，川楝子 10g，延胡索 10g，黄芩 10g，当归 10g，北豆根 10g，紫草 30g，蒲黄 10g，五灵脂 10g。5 剂，水煎服。维生素 C 片、芦丁片，每天 3 次，每次 3 片。

②外用：姜黄消痤搽剂。

1 月 17 日三诊：疱疹已经结痂，疼痛，已经静脉滴注利巴韦林、甘草酸酐，肌注维生素 B_1、B_{12}，舌偏红，苔薄黄，脉弦缓。

方药：制川乌（先煎 1 小时）9g，制草乌（先煎 1 小时）9g，乳香 10g，没药 10g，蒲黄 10g，五灵脂 10g，延胡索 15g，川楝子 15g，徐长卿 10g，马齿苋 30g，肿节风 30g，牡丹皮 10g，赤芍 10g，甘草 10g，紫草 30g。板蓝根 30g。6 剂，水煎服。

2 月 13 日四诊：疱疹已愈，搔抓后起风团已不明显，仍痒，舌偏红，苔薄白，脉弦缓。

方药：五加皮10g，桑白皮10g，地骨皮10g，牡丹皮10g，干姜皮10g，陈皮10g，扁豆皮10g，茯苓皮10g，白鲜皮10g，大腹皮10g，当归10g，浮萍10g，冬瓜皮10g，连翘10g，槐花10g，乌梅10g，五味子10g，银柴胡10g，防风10g。7剂，水煎服。

2月27日五诊：皮损红，舌偏红，苔少，脉弦滑。

方药：

①内服：湿毒清胶囊每天3次，每次4片；维生素C片、芦丁片、泛酸钙片，每天3次，每次两片。

②外用：荨麻疹酊100ml外擦。

【简析】患者舌体胖，苔白腻，起红色风团，痒甚，又背部见鲜红斑丘疹，考虑为体内有湿邪，湿邪内蕴困脾，脾失健运则又生湿，湿浊内蕴，阻滞气机，日久化热，遇风则风热相搏结而发为瘾疹。治以诸皮类药健脾祛湿，当归、陈皮理气和血，浮萍疏风。二诊患者出现扁桃体化脓、右上肢丘疹，有热毒内盛之象，针对标症治以清热解毒，用忍冬藤、连翘、板蓝根、大青叶、北豆根、甘草、黄芩，诸药合用外疏内清、清热解毒，紫草、槐花清热凉血，川楝子、延胡索、当归、蒲黄、五灵脂行气活血止痛。三诊疱疹已结痂，疼痛明显，以川乌、草乌祛风除湿止痛，板蓝根清热解毒，乳香、没药、蒲黄、延胡索、川楝子活血行气止痛，牡丹皮、赤芍、紫草、肿节风清热凉血，甘草清热解毒并调和诸药。四诊患者扁桃体化脓及疱疹基本已愈，起风团及痒减轻，继以连翘清解余之热毒，槐花清肝泻火、凉血止血，以诸皮类药以皮治皮，银柴胡味甘性凉，清热凉血；防风味辛甘性温、祛风胜湿；乌梅、五味子味酸、收敛生津，四药配合，寒热共济，收散补邪兼顾，阴阳并调。五诊患者痒基本已止，以湿毒清胶囊养血润肤、祛风止痒，维生素C片、芦丁片、泛酸钙片维持血管弹性、增强毛细血管抵抗力、降低毛细血管的脆性和通透性。

（三）健脾益肺，固表祛风止痒

案例

隆某，女，43岁。初诊于2014年8月27日。

病史：1周前周身皮肤起大小不等之片状风团，色红，痒，伴有腹痛，患有胆汁反流性胃炎多年。现躯干及上肢仍可见少量风团，舌红，苔白，脉弦缓。

西医诊断：急性荨麻疹。

中医诊断：风瘖瘟。

辨证：脾虚肺弱，风袭腠理。

治法：健脾益肺，固表祛风。

方药：生黄芪30g，白术10g，陈皮10g，枳壳10g，苍术10g，白芍12g，益母草30g，防风10g，乌梅10g，五味子10g，银柴胡10g，浮萍30g，蝉蜕6g，苦参30g，槐花15g，连翘15g，甘草10g。6剂，水煎服，每日1剂，早、晚分服。

11月10日二诊：风团已基本消退，周身皮肤发红、痒，舌偏红，苔薄白，脉缓。

方药：益母草 30g，地肤子 30g，蛇床子 30g，苦参 30g，乌梅 10g，防风 10g，浮萍 10g，蝉蜕 10g，当归 10g，五加皮 10g，桑白皮 10g，地骨皮 10g，牡丹皮 10g，干姜皮 10g，陈皮 10g，扁豆皮 10g，茯苓皮 10g，白鲜皮 10g，大腹皮 10g，冬瓜皮 10g。7 剂，水煎服。维生素 C 片、芦丁片，每日 3 次，每次 3 片。荨麻疹酊外用。

12 月 12 日三诊：风团已消，除足底外全身皮肤红、痒基本消退，舌淡红，苔白，脉沉缓。

方药：三诊方改蝉蜕为 5g、地肤子为 15g、蛇床子为 15g、苦参为 15g，加生黄芪 30g、桂枝 10g、白芍 12g、川椒 10g。红枣 10 枚。7 剂，水煎服。

【简析】脾胃为后天之本，气血生化之源，患者有胆汁反流性胃炎病史，脾胃功能不和则气血化源不足，气虚则卫外不固，血虚则肌肤失养，风邪乘虚侵袭肌肤，则出现风团、瘙痒等症。用生黄芪、白术健脾益气固表，苍术健脾燥湿，陈皮、枳壳调气，益母草调血，防风、浮萍、蝉蜕疏散风邪，乌梅、五味子味酸收敛，苦参燥湿止痒。二诊风团基本消退，皮肤红痒明显，益母草微寒清热兼活血，地肤子、蛇床子、苦参止痒，诸皮类药合乌梅、防风、浮萍、蝉蜕健脾祛湿、疏风和血。三诊时加入止痒之川椒，用生黄芪实卫气固表，桂枝加白芍、红枣调和营卫气血，气血冲和则诸症自退。

（秦亚莉整理）

第四节 湿疹与皮炎

一、湿疹

湿疹是多种内外因素共同作用引起的，有剧烈瘙痒的迟发型超敏反应，是一种常见的皮肤炎症反应。其皮损特点为多形性损害、对称分布、瘙痒剧烈，有渗出倾向，并且反复发作，易发展成慢性等。

湿疹的诱发因素复杂，发病机制目前尚未完全阐明。多发于儿童或者青少年时期，成人也有发生。根据病程的长短和典型皮损的临床特征，一般分为急性、亚急性和慢性湿疹。急性湿疹常表现为在红斑基础上粟粒大小的丘疹、丘疱疹，严重的可以出现水疱、糜烂和渗出，并且逐渐向周围蔓延，融合成片，边界不清楚。患者自觉瘙痒难忍，热水烫洗及搔抓常加重皮损。如果继发感染则形成脓疱、脓痂，出现淋巴结肿大，严重者甚至出现发热等全身症状；亚急性湿疹的特点为红肿和渗出减轻，糜烂面干燥、结痂及脱屑，皮损呈暗红色。仍有丘疹及丘疱疹，瘙痒仍旧剧烈；慢性湿疹主要表现为皮肤局部粗糙肥厚，浸润性暗红斑，不同程度的苔藓样变，可有色素沉着或色素减退。患者自觉阵发性瘙痒，瘙痒剧烈。病情时轻时重，迁延数月、数年或更久。

湿疹属于中医古籍中记载的“奶癣”“浸淫疮”“湿毒疮”“血风疮”“绣球风”等。温象宽教授认为本病的发病有内、外两个方面：内因有体质遗传的先天禀赋不耐、脾胃虚弱而运化失调，或因精神过度紧张、情志变化、劳累等，而外因有风湿热侵袭，或因灰尘、花粉、动物皮毛、病灶感染而过敏等。总体为风、湿、热、虚、瘀，内因、外因相互夹杂。

下面将温教授治疗湿疹的辨证思路总结如下。

在湿疹的诊疗中，温教授以湿疹分型为纲，结合体质辨体、辨证治疗，形成了独到的辨证用药思路。主要有：①药疗与心理疏导相结合，与病患为友，体察病患所苦。②明确西医诊断，结合中医辨证，确立治疗总则。③以分型为纲，聚焦邪正关系，急性湿疹着眼于病邪，以祛邪为主；亚急性、慢性湿疹着眼于调脏腑失衡，祛邪兼以扶正。④内服、外用结合用药。

温教授治疗湿疹内服药的辨证特点总结如下。

（一）立足分型，祛邪应急

湿疹急性期以“疮”的特点更明显，表现多为糜烂、渗出等。温教授认为其外感病因多相兼致病，临证需辨清各类病因之多寡，针对性地祛邪应急。湿疹病因涉及风、湿、热、虚、瘀，总体以湿邪侵犯居多。全身表现为湿邪壅盛者，以祛湿邪为主，多选用萆薢、土茯苓、通草、泽泻、牡丹皮、白鲜皮、苦参、路路通等利湿之品；若风邪偏重，常用荆芥、防风、羌活、秦艽、徐长卿、蝉蜕、地龙疏风解表；热重加生薏苡仁、滑石、黄柏清热利湿；有瘀血则加活血化瘀之品，如山楂、当归等。

案例

张某，男，32岁。初诊于2018年10月24日。

病史：患者20天前右小腿内侧出现巴掌大红斑，有渗出，二便正常，饮食尚可，舌淡红苔白，脉滑。

西医诊断：急性湿疹。

中医诊断：湿毒疮。

辨证：湿热瘀阻。

治法：清热利湿，祛风止痒。

方药：

①内服：湿毒清胶囊。用法：每日3次，每次4片。

②外用：除湿止痒洗剂（先），冲洗患处后湿敷，一日3次。

除湿止痒软膏（后），湿敷后涂抹患处，每日3次。

10月30日二诊：仍有渗出，渗出附近现丘疹小红点，患者自觉瘙痒，舌淡红，苔白腻，脉沉缓。沿用一诊辨证及治法。

方药：

① 内服：苍术10g，黄柏10g，茯苓10g，荆芥10g，防风10g，羌活10g，秦艽12g，徐长卿12g，蝉蜕12g，地龙12g，生薏苡仁30g，当归10g，山楂10g，神曲10g，路路通15g，麦芽10g，甘草10g。5剂，水煎服，每日1剂，早、晚分服。

②外用：复方黄柏液（先），冲洗患处后湿敷。

火箭队抑菌乳膏（后），湿敷后涂抹患处，白天用。

贝一美乳膏（后），湿敷后涂抹患处，夜晚用。

11 月 5 日三诊，左小腿红斑变暗，已无渗出，身痒缓解。

外用：康复新液（先），湿敷患处，每日 3 次。

肝素钠乳膏（后），湿敷后涂抹患处，每日 3 次。

11 月 19 日四诊：皮损变淡，丘疹趋于消退，无渗出。

①内服：湿毒清胶囊。用法：每日 3 次，每次 4 片。

② 外用：3% 硼酸洗液。用法：湿敷患处，每日 3 次。

湿毒清软膏。用法：湿敷 3% 硼酸后涂抹患处，每日 3 次。

2019 年 1 月 23 日五诊：皮损基本消退，身痒明显缓解。嘱服湿毒清胶囊 1 周善后。

【简析】本案例初诊和二诊的皮损渗出明显，符合湿疹急性期表现。结合局部及脉象辨证为湿热瘀阻，给予清热利湿、祛风止痒的湿毒清胶囊并配合外用药物以缓解局部症状。二诊发现渗出、瘙痒仍明显，脉象转为沉缓。风盛则痒，所以加大疏风祛湿力度。选用苍术、黄柏、茯苓、生薏苡仁祛湿；荆芥、防风、羌活、秦艽、徐长卿疏风；路路通疏风、祛水除湿；舌苔厚腻，故选用山楂、神曲、麦芽通腑导滞；当归养血活血。三诊皮损表现转为亚急性，继续沿用此治疗思路内外结合进行治疗，至五诊时皮损基本消退。

（二）内调脏腑，兼顾祛邪

湿疹为内外因综合作用的结果。温教授在治疗时除重视祛邪外，多兼顾脏腑。尤其在亚急性湿疹和慢性湿疹，结合湿疹的部位及伴见症状辨明脏腑后，内外合治。如局部湿疹，位于阴部、脐部或乳房，此为肝经所过部位，故从肝论治；主症为丘疹、结痂、脱屑，同时伴腹胀、纳呆、便溏或干结不畅、舌苔腻等为脾运化失司，从脾论治；主症为丘疹、红斑、糜烂，伴咽红、咽痛，或咳嗽、流涕，苔薄黄，舌质红，脉浮数为风热犯肺，从肺论治；湿疹泛发或有红皮病倾向者，从心论治；湿疹伴腰膝酸软，大便异常者，从下焦肾论治。

1. 疏肝、燥湿、利水

案例

杨某，女，22岁。初诊于2015年8月15日。

病史：患者以前乳晕部位曾患有湿疹，近两月又犯。局部皮肤色红、瘙痒、糜烂、有渗出。舌淡，苔白滑，脉滑。

西医诊断：乳晕湿疹急性发作。

中医诊断：湿疮。

辨证：湿邪壅盛。

治法：燥湿止痒疏肝。

方药：

①内服：萆薢15g，土茯苓30g，通草6g，泽泻15g，生薏苡仁30g，滑石15g，黄柏15g，牡丹皮10g，白鲜皮15g，苦参30g，甘草6克，乌梅10g，五味子10g，金钱草30g，苍术15g。5剂，水煎服，每日1剂，早、晚分服。

②外用：复方黄柏液，湿敷患处，每日3次。

除湿止痒软膏，湿敷后涂抹患处，每日3次。

8月21日二诊：显效，患处已无渗液，仍轻微瘙痒，脉弦缓，沿用初诊辨证及治法。初诊方去金钱草、萆薢、土茯苓、泽泻，苦参用量减半。5剂，水煎服。

【简析】乳房为足厥阴肝经所过部位，本案患者乳晕部位曾患湿疹，近两月又犯。局部皮肤色红、瘙痒、糜烂、有渗出。8月正值长夏季节，长夏五行应土，天行湿气，乳房部位易出汗，再加上透气不好，故旧病复发。患者脉滑、舌苔白滑提示湿邪内蕴，治疗以燥湿止痒，兼疏肝理气。方用萆薢、黄柏、泽泻走下焦，分利清浊；土茯苓、通草清热、祛湿、通经；生薏苡仁、苍术健脾渗湿；滑石、金钱草清热利湿；白鲜皮、苦参祛湿止痒；肝体阴而用阳，选牡丹皮凉血疏肝；乌梅、五味子酸敛生津柔肝，同时可防止大量燥湿、利湿之剂伤阴；乌梅合甘草酸甘化阴；甘草调和诸药。同时外用复方黄柏液湿敷患处后再用除湿止痒软膏涂抹。二诊时患处已无渗液，舌淡苔白，脉缓。仍沿用前方思路，依据患处及舌苔表现，适当减轻燥湿利水力度，初诊方去金钱草、萆薢、土茯苓、泽泻，苦参用量减半。中医认为脾主运化水液，脾胃健运则能很好地布散水液，使水津四布，而不会产生痰湿等病理产物，同时脾运健旺则外湿也不容易侵袭。

2. 健脾、利水、逐瘀

案例一

路某，男，2岁。初诊于2018年11月23日。

病史：今年夏天两面颊起红疹，渗水，瘙痒，抓破结痂后有暗红色斑片。便干，指纹偏紫，舌暗红、苔白。

西医诊断：慢性湿疹。

中医诊断：奶癣。

辨证：脾虚湿盛。

治法：健脾利湿，祛风止痒。

方药：

①内服：太子参 10g，白术 5g，茯苓 5g，甘草 5g，土茯苓 10g，黄柏 4g，生薏苡仁 10g，白鲜皮 10g，地肤子 10g，路路通 5g，荆芥 15g，防风 15g，当归 10g，车前子 10g。6 剂，水煎服，每日 1 剂，早、晚分服。

②外用：除湿止痒洗剂。用法：冲洗患处后湿敷，每日 3 次。

除湿止痒软膏。用法：湿敷后涂抹患处，每日 3 次。

11 月 27 日二诊：显效，两面颊皮损减轻，仍痒，舌红，脉滑数。有热象，故调整治疗方法为清热祛湿。

方药：

①内服：生地黄 10g，生石膏（先煎半小时）10g，地骨皮 6g，桑白皮 6g，地肤子 6g，土茯苓 6g，当归 6g，车前子 6g，生甘草 3g。6 剂，水煎服，每日 1 剂，早、晚分服。

②外用：除湿止痒洗剂，冲洗患处后湿敷，每日 3 次。

除湿止痒软膏，湿敷后涂抹患处，每日 3 次。

12 月 25 日三诊：两面颊现散在皮疹。沿用二诊思路，二诊方减去车前子，加木通 6g、槐花 6g、茯苓 6g。6 剂。水煎服，每日 1 剂，早、晚分服。随访停药后，湿疹未复发。

【简析】中医有脾主运化水液，小儿脏腑娇嫩，脾虚不运，湿浊内生。内湿浸淫肌肤，逢长夏季节，外湿引动内湿，故面频起红疹，渗水，瘙痒。结合便干、指纹偏紫、舌暗红、苔白，辨为脾虚湿盛，给予健脾利湿、祛风止痒。选用补气健脾的四君子汤（太子参、白术、茯苓、甘草）补气健脾；再结合土茯苓、黄柏、生薏苡仁、白鲜皮、地肤子、车前子以利水渗湿，荆芥、防风、路路通疏风，当归养血活血以防疏风、利湿太过而伤及阴血。二诊皮损减轻，出现舌红，脉滑数。考虑小儿易寒易热的特点，改用生石膏、地骨皮、桑白皮清热；地肤子、土茯苓、车前子祛湿；生地黄、当归凉血补血养阴；生甘草调和诸药。三诊时仅有散在皮疹，沿用二诊思路，调整车前子为木通，以清热利湿活血，加槐花清肝凉血；茯苓渗湿健脾。

案例二

马某，男，59岁。初诊于2018年4月3日。

病史：去年8月份，先为右臂上起小红疹，抓破出水，后泛发全身，对称性分布，腿部较甚，用激素治疗缓解后又复发，目前仍在最初部位遗留暗红斑，偶尔附近起丘疹，曾服中药（具体药物不详）致纳差，现尚有精神不佳、头晕、嗜睡之象。脉缓细，舌暗红，边有齿痕。

西医诊断：亚急性湿疹。

中医诊断：浸淫疮。

辨证：脾虚湿瘀。

治法：健脾利湿，活血化瘀。

方药：

①内服：党参30g，苍术15g，白术15g，茯苓15g，甘草10g，法半夏10g，陈皮10g，萆薢10g，泽泻10g，生薏苡仁30g，土茯苓30g，黄柏10g，白鲜皮10g，苦参15g，姜黄10g，川牛膝10g，山楂15g，鸡内金15g。12剂，水煎服，每日1剂，早、晚分服。

②外用：黑豆馏油软膏，涂抹患处，每日1次。

布特氟芬那酸丁酯软膏，涂抹患处，每日1次。二者交替使用。

4月15日二诊：腿部湿疹情况缓解。上肢仍有小红点，自觉瘙痒。舌暗淡，苔白，脉弦缓。沿用初诊辨证及治法。初诊方去川牛膝、山楂、鸡内金，加蝉蜕6g、僵蚕6g、大黄6g。

半月后随访，腿部湿疹消退，上肢红点只剩一二，亦不觉瘙痒。嘱续服成药参苓白术散巩固疗效。

【简析】患者在去年8月份始右臂起小红疹，后泛发全身，红疹呈对称性分布，瘙痒，抓破出水，皮损符合湿疹特征。患者自述精神不佳，头晕，嗜睡。中医认为，气虚与湿盛皆可导致疲乏，精神不佳。而人体之气的主要来源为脾胃化生的水谷精微，另外，脾主运化水液。脾气虚，脾失健运，会导致一身之气虚，也会导致水湿停聚。患者初始发病时间为8月，处于长夏季节，五行应土，在脏为脾，结合舌体胖大，边有齿痕，故病在脾无疑。目前患者最初起疹部位仍遗留暗红斑，综合判断为脾虚湿瘀证。治以健脾利湿、活血化瘀。方中党参、白术、茯苓、甘草补气健脾；山楂、鸡内金消食导滞，减轻脾胃负担，脾健则运化强劲，气血生化有源，水液能布散到周身；苍术、法半夏、陈皮、泽泻、生薏苡仁健脾理气渗湿；萆薢、土茯苓、黄柏、白鲜皮、苦参祛湿止痒；姜黄、川牛膝行气导滞，活血化瘀。全方配合补气、利水、逐瘀，以期达到脾健湿祛，气血畅通的状态。二诊时，患者腿部湿疹情况有所缓解，继续沿用原方思路。湿疹多与过敏有关，故在原方基础上加蝉蜕、僵蚕抗过敏，去活血之川牛膝，消食导滞之山楂、鸡内金，加大黄泻下攻积，活血祛瘀，使邪有出路。

3. 清心、凉血、消滞

案例

王某，女，4岁。初诊于2019年5月12日。

病史：小腿、手臂、腰部有淡红色斑疹，瘙痒，舌质红，苔薄白。其母诉说孩子易上火起溃疡，溃疡多起于舌尖，口腔时有异味，性情急躁，易哭闹。

西医诊断：慢性湿疹。

中医诊断：湿疮。

辨证：心火亢盛。

治法：凉血清心，理气消滞。

方药：

①内服：一号方：生地黄6g，赤芍6g，木通3g，淡竹叶3g，白薇5g，生甘草5g，紫草3g，谷芽3g，炒麦芽3g，青蒿3g。5剂，水煎服，分3次口服。

二号方：乌梅50g，焦山楂50g，炒麦芽50g。煎水代茶饮。

② 外用：贝一美乳膏。用法：涂抹患处，每日 3 次。

5 月 29 日二诊：显效，舌暗红，苔少，脉缓。

方药：

消风止痒颗粒，每日两次，每次 1 袋。

保和丸，每日两次，每次 1 丸。

维生素 AD 滴剂，每日 1 次，每次 1 丸。

6 月 26 日三诊：疹退，仍痒，舌红。沿用二诊治疗方案。

【简析】本例患儿局部症状不甚严重，而心火旺的伴见症明显。表现为容易上火，舌尖起溃疡，哭闹，性情急躁，口腔时有异味。心主血脉，心藏神，故治疗以导赤散（生地黄、木通、淡竹叶、生甘草）泻心火，养心血，和心神；赤芍、紫草凉血活血；白薇、青蒿清虚热；谷芽、炒麦芽消食导滞。另外，选乌梅、焦山楂、炒麦芽水煎代茶饮，调理脾胃。脾胃是一身气机升降的枢纽，气机调畅则脏腑安宁。外用贝一美乳膏，显效。

4. 补肾、化气、利水

案例一

武某，女，53 岁。初诊于 2019 年 11 月 22 日。

病史：两手背皲裂多时，神疲，纳差，手脚凉，白带量多，大便不成形，脉缓细，舌淡暗，苔白。

西医诊断：慢性湿疹。

中医诊断：湿疮。

辨证：脾肾阳虚。

治法：健脾温肾，祛湿止带。

方药：

①内服：党参 10g，生白术 15g，茯苓 15g，炙甘草 6g，金樱子 30g，芡实 30g，白及 30g，白蔹 30g，当归 10g，补骨脂 10g，黄芪 30g，柴胡 5g，升麻 5g，海螵蛸 10g，益智仁 10g，乌药 10g。7 剂，水煎服，每日 1 剂，早、晚分服。

② 外用：维生素 E 乳膏，涂抹患处，每日 3 次。

11 月 29 日二诊：皲裂好转，脚仍潮湿、凉，背困，舌红，苔白，脉细缓。

方药：初诊方改党参为太子参 30g，改海螵蛸为桑螵蛸 10g，加肉苁蓉 4g、细辛 5g、制附子（先煎）10g、神曲 10g，甘草 10g。7 剂，水煎服，每日 1 剂，早、晚分服。

12 月 6 日三诊：服二诊方后大便成形，白带量减少，腰背困减轻，眠差多梦。继续沿用上述治疗思路。

方药：肉苁蓉 30g，细辛 5g，制附子（先煎）10g，川芎 10g，生白术 15g，茯苓 15g，炙甘草 6g，金樱子 30g，芡实 30g，当归 10g，补骨脂 10g，黄芪 30g，柴胡 15g，升麻 15g，桑螵蛸 10g，益智仁 5g，乌药 10g，神曲 10g，龙眼肉 30g。7 剂，水煎服，每日 1 剂，早、晚分服。

【简析】本案为皲裂性湿疹，根据腰背困、神疲、纳差、手脚凉、白带量多、大便不成形诸症，辨证为脾肾阳虚。脾主运化水液，肾主水，脾肾阳虚，则水湿停留，湿性趋下，患者苦带下，湿浸肌肤而成湿疹；局部湿邪停留，影响患处血液运行，肌肤营养不足、皲裂；脾虚运化无力，故纳差；脾为气血生化之源，脾气虚则患者神疲；脾主四肢，阳虚温煦不足，故患者手脚凉。先予健脾温肾，祛湿止带。选用党参、生白术、茯苓、炙甘草四君子以补气健脾；金樱子、芡实收敛虚散之气，固涩止带；白蔹、白及敛疮生肌，消肿止痛；益智仁、乌药、补骨脂温肾阳；海螵蛸收湿敛疮止带；黄芪益气升提，升麻、柴胡升中焦之气；当归养血活血。全方共奏健脾温肾，祛湿止带，敛疮生肌之功。二诊时手部皲裂好转，说明脾失运化得以扭转，气血生化有源，皲裂处能够得到气血濡养。但患者仍有脚凉潮湿、背困、脉细缓表现，沿用初诊思路，并加大温肾助阳力度，改海螵蛸为桑螵蛸，加肉苁蓉、细辛、制附子；三诊时起效明显，大便成形，白带量减少，腰背困减轻，眠差多梦沿用之前治疗思路。

案例二

梁某，女，54 岁。初诊于 2020 年 11 月 13 日。

病史：两年半前手掌皮肤红疹，抓破后出现皲裂，手憋胀，发痒。舌淡胖，苔厚腻，左脉缓尺弱，右弦。

西医诊断：慢性湿疹。

中医诊断：湿疮。

辨证：脾肾不足，湿邪郁阻。

治法：健脾益气，利水渗湿。

方药：

①内服：桂枝 12g，干姜 6g，党参 10g，白术 15g，茯苓 15g，甘草 6g，陈皮 10g，法半夏 10g，当归 10g，川芎 10g，泽兰 10g，土茯苓 15g，苍术 15g，黄柏 10g，蝉蜕 30g，鸡内金 30g，白及 30g。7 剂，水煎服，每日 1 剂，早、晚

分服。

②外用：除湿止痒洗剂。

11 月 20 日二诊：症状好转，舌暗淡，苔白腻，脉缓细。效不更方。

【简析】脾主运化水液，肾主水，根据舌淡胖、苔厚腻以及脉象缓尺弱，本案辨为脾肾不足，湿邪郁阻。郁阻不通，气血失调，肌肤不荣，故局部皲裂、瘙痒。方中选用土茯苓、苍术和黄柏燥湿；桂枝、干姜温中散寒，健脾化饮；鸡内金健脾、消积滞；脾为后天之本，气血生化之源，故加党参、白术、茯苓、甘草、陈皮、法半夏（六君子）以健脾益气，燥湿利水；当归、川芎养血活血；白及敛疮生肌，消肿止痛；泽兰消散瘀滞、行水消肿。

（三）祛邪扶正，固护阴精

湿疹病机多风、湿、热、虚、瘀夹杂，各有偏颇。但患病日久，湿郁气滞，气郁成瘀、成热；热又能伤人体阴分，另外祛湿利水药也能伤及阴液。故温教授在治疗中会祛邪兼顾扶正，常用玄参、天门冬等滋阴之品以固护阴精，丹参、当归之品养阴血、固阴精。

1. 益气养阴

案例

齐某，女，20 岁。初诊于 2019 年 8 月 4 日。

病史：两年前出现散发性粟粒大小的丘疹，外用药物时好时坏。去年 10 月，出现全身泛发，瘙痒、流清稀黄脓水，此起彼伏，有苔藓样变，以脖颈、小腹为甚，被诊断为湿疹，曾服用中药（具体药物不详）。目前面部局部热痒，患者述居室潮湿。舌暗红，苔白，脉沉缓细。

西医诊断：慢性湿疹。

中医诊断：浸淫疮。

辨证：气阴不足，湿热瘀阻。

治法：祛湿清热，脱敏止痒。

方药：

①内服：萆薢 15g，土茯苓 20g，生薏苡仁 30g，黄柏 10g，丹参 15g，苦参 20g，白鲜皮 30g，地肤子 30g，皂角刺 15g，甘草 6g，徐长卿 10g，蝉蜕 10g，乌梢蛇 10g，蜂房 10g。7 剂，水煎服，每日 1 剂，早、晚分服。

氯雷他定片。每日 1 次，1 次 1 片。

②外用：除湿止痒洗剂，冲洗患处后湿敷，每日 3 次。

贝一美乳膏，湿敷后涂抹患处，每日 3 次。

8 月 11 日二诊：服上药后未见明显效果。舌暗红，苔白。考虑气虚湿阻明显，拟补气利水，辅以活血养血。

方药：初诊方去徐长卿、皂角刺，加黄芪 30g、蒺藜 30g、牡丹皮 15g、苍术 15g、路路通 10g、木通 10g、地龙 12g，黄柏加至 15g，丹参加至 30g。7 剂，水煎服，每日 1 剂，早、晚分服。

8 月 18 日三诊：皮损及瘙痒明显好转，但出现大量剥脱干皮舌淡红，苔白厚腻，脉细缓。考虑上方虽药到病退，但有燥伤气阴之弊，故治以补气养阴，疏风止痒。方药：白茅根 30g，赤芍 10g，牡丹皮 10g，玄参 10g，天门冬 10g，丹参 30g，黄芪 30g，制何首乌 15 g，荆芥 10g，防风 10g，甘草 10g。10 剂，水煎服，每日 1 剂，早、晚分服。

半月后随访，患者未出现瘙痒、起疹。

【简析】湿疹由多种内外因素共同作用引起，风、湿、热、虚、瘀等内外因相互夹杂，属于迟发型超敏反应。本案患者居室潮湿，散发性湿疹，时好时坏，去年 10 月慢性湿疹急性发作，目前仍有面部局部热痒。舌暗红，苔白，脉象沉缓细，考虑本病以湿为主。治以清热去湿，疏风止痒。选用萆薢、土茯苓、生薏苡仁祛湿；苦参、白鲜皮、地肤子祛湿止痒；黄柏清热燥湿；乌梢蛇、蜂房祛风通络，攻毒、杀虫；皂角刺托毒；徐长卿、蝉蜕疏风；丹参祛瘀、凉血、消痈；甘草调和诸药。另加氯雷他定抗过敏。初诊服用 7 剂后效果不明显。患者病程持续 3 年，中医认为气能生津、行津、摄津。内湿多与气的失常有关，结合脉沉缓细的征象，断为气虚湿阻，故调整治疗思路为补气利水辅以活血。仅保留黄柏、苍术祛湿，加黄芪补气，牡丹皮、丹参凉血活血，路路通、木通、地龙通络。三诊皮损及瘙痒明显好转，出现大量剥脱干皮，考虑二诊方重以活血通络、祛风除湿而损伤气阴，故用当归饮子加减以补气、养血滋阴、疏风止痒。方中玄参、天门冬养阴，白茅根、赤芍、牡丹皮、丹参凉血，制何首乌补肝肾、益精血，荆芥、防风疏风，甘草调和诸药。

2. 养血和血

案例

徐某，女，53岁。初诊于2018年10月27日。

病史：患者自述患有脚癣，去年国庆右侧食指外伤后继发感染，怀疑感染与脚癣有关。皮损表现为干裂、瘙痒，并波及手心，便干，手热，舌偏红、苔燥，脉浮缓细。

西医诊断：皲裂性湿疹。

中医诊断：湿疮。

辨证：阴血不足，热毒蕴结。

治法：清热解毒，消痈散结，敛疮生肌。

方药：

① 内服：湿毒清胶囊，每日3次，每次4片。

② 外用：白蔹30g，白及30g，大枫子30g，胡桃皮30g，肉桂15g，当归30g，木香15g，川椒15g，马齿苋30g。5剂，水煎泡手足，每日3次，每次1小时。

汉草萃中草药乳膏，泡浴后涂患处，每日3次。

11月2日二诊：皮损情况有好转，仍觉瘙痒。初诊方加野菊花，5剂，水煎泡手足，每日3次，每次1小时。

半月后随访，患者称泡完5剂后已不再瘙痒，又自行抓取5剂巩固疗效。目前状况良好。

【简析】本案因受伤后感染出现症状，皮损以干裂、瘙痒为主，被诊断为慢性湿疹。结合手热、舌偏红苔燥及便干的情况，中医辨证属本体阴血不足，出现热毒蕴结。内服湿毒清胶囊以清热、祛风、止痒，外用配合泡洗方。方中白蔹、白及清热解毒、消痈散结、敛疮生肌，肉桂温经活血，当归、木香理气活血，大枫子、川椒除湿、杀虫、止痒，胡桃皮、马齿苋清热解毒、散结消肿。全方共奏清热解毒，消肿散结，杀虫止痒，敛疮生肌之功。

综上，温教授对湿疹的治疗把握整体原则，根据脏腑辨证，结合患者体质，进行综合调理。局部治疗根据皮损分期选择合适的外用药物，兼顾近期和远期疗效、控制症状、减少复发，提高患者生活的质量。

附：汗疱疹

汗疱疹是一种发生在手掌、足趾、指（趾）间、指（趾）侧的小水疱。汗疱疹的发病机制目前还未研究清楚，多认为它是一种内源性的湿疹样改变，把它归为湿疹的一个特殊类型，又称出汗不良性湿疹。汗疱疹的发病与个人体质、自主神经功能紊乱、精神因素有关，好发于青少年，往往有一定的季节性，容易发生在春季、夏季、春夏及夏秋交界。皮损为群集或散在的位于表皮深处的小水疱，疱内含清澈、发亮浆液，偶可变浑浊，肤色正常，一般不自行破裂，干涸后脱皮，露出红色新生上皮组织，周围皮肤正常。

本病属中医“田螺疱”“手汗”“蚂蚁窝”范畴，多与“湿”相关。

温教授认为汗疱疹多为汗出不畅，病位在表，内与肺相关。肺主皮毛，肺气宣发肃降。通过肺的宣发，津液可以布散到人体的外周皮肤和头面孔窍，经过组织代谢，最后化为汗液排出体外。汗出不畅，邪郁肌表则手掌皮肤起疱、脱皮。治疗取发汗解表通络为基本原则。选用麻黄、荆芥、防风、蝉蜕等透表药物，表虚不固加黄芪固表，湿郁则用苍术、苦参、土茯苓、黄柏、生薏苡仁、藿香之品祛湿。

案例一

侯某，女，42岁。初诊于2014年5月30日。

病史：患者手掌起疱、脱皮1个月，手干燥、不出汗、不痒。饮食、二便正常，无其他不适症状。

西医诊断：汗疱疹。

中医诊断：田螺疱。

辨证：汗出不畅，郁阻肌肤。

治法：发汗解表，宣肺通络。

方药：

外用：麻黄15g，杏仁15g，桂枝15g，甘草10g，红枣3枚，鸡血藤30g，白及30g，生姜10片。5剂，每日1剂，水煎外洗。

医嘱：减少洗手次数，避免接触肥皂、洗衣粉、洗涤粉等刺激物，不要手撕脱皮，保持情绪舒畅。

6月6日二诊：症状缓解，未再起疱、脱皮，自觉手干燥也有缓解。

外用：仍用原方外洗巩固疗效。

【简析】患者手掌起疱、脱皮，饮食、二便正常，无其他不适症状，诊断为汗疱疹。治疗用发汗解表，宣肺通络。方中麻黄、杏仁、桂枝、甘草、生姜、红枣取伤寒麻黄桂枝各半汤之意，发汗解表，调和营卫气血；鸡血藤舒筋活络；白及收敛、消肿生肌。全方配合，既微微祛邪又帮助局部上皮组织再生，外用效果良好。

案例二

赵某，女，40岁。初诊于2014年6月12日。

病史：今年夏天手掌多汗，起疱，脱皮，瘙痒不甚，舌暗红，苔白，脉滑。

西医诊断：汗疱疹。

中医诊断：手汗。

辨证：湿热郁表。

治法：疏风清热，燥湿利水通络。

方药：

①内服：荆芥10g，防风10g，蝉蜕6g，牛蒡子10g，苍术15g，生石膏（先煎）10g，知母10g，生地黄15g，苦参30g，土茯苓30g，黄柏15g，生薏苡仁30g，藿香10g，香薷10g，甘草10g。7剂，水煎服，每日1剂，早、晚分服。

谷维素，每日3次，每次两片。

②外用：炉甘石洗剂，涂抹患处，每日3次，白天用。

除湿止痒膏，涂抹患处，每日1次，夜晚用。

7月18日二诊：手掌部位汗仍多，基本无疱，皮肤干，脱皮，舌淡红，苔薄白，脉缓滑，仍为邪郁肌表，在疏风燥湿基础上再加益气固表之品。

治法：清热燥湿，益气固汗。

内服：浮小麦30g，麻黄根10g，生黄芪30g，当归10g，黄连10g，黄柏10g，五味子15g，山茱萸30g，石膏（先煎）30g，生地黄30g，牡丹皮15g，地骨皮10g，龙胆草10g，黄芩10g。7剂，水煎服，每日1剂，早、晚分服。

【简析】夏季气候以暑邪为主。暑为阳邪，鼓动气血趋外，气能行津，故人会出现汗多、口渴等表现。本案患者表现为手汗多，汗出不畅，故起疱、脱皮、瘙痒。苔白、脉滑、提示湿邪郁表。选择疏风解表，燥湿利水通络的治疗方法。方中荆芥、防风、蝉蜕疏风解表；生石膏、知母清热泻火，清解暑热；牛蒡子除散热外还兼解毒之功；苍术、苦参、土茯苓、黄柏、生薏苡仁燥湿利水；藿香、香薷解表化湿；生地黄滋阴凉血，防燥湿太过伤阴；甘草调和诸药。同时配合炉甘石洗剂外洗和除湿止痒软膏涂抹患处。二诊时，手掌基本无疱，皮肤表现为干燥、脱皮，手掌部位汗仍多。根据中医理论，气不仅行津，亦能生津、摄津。故选用生黄芪益气固表，浮小麦、麻黄根固表止汗，石膏清热泻火，龙胆草、黄连、黄柏、黄芩清热燥湿，生地黄、牡丹皮、地骨皮补充阴津，五味子、山茱萸酸收固阴。全方清热、燥湿、固表、补阴并用。达到祛邪兼扶正，消除内外因的目的。

案例三

朱某，男，30岁。初诊于2015年6月2日。

病史：每年夏天，手掌多汗，起水疱、脱皮，不痒。自觉疲乏，舌暗红，苔白，脉缓，右脉细。

西医诊断：汗疱疹。

中医诊断：手汗。

辨证：气虚不固。

治法：益气固表敛汗。

方药：

①内服：贞芪扶正颗粒，每日3次，每次1袋。

谷维素片，每日3次，每次两片。

②外用：手足脱皮康，涂抹患处，每日3次。

6月10日二诊：起水疱、脱皮减轻，继续沿用前方思路进行治疗。

【简析】气能生津、行津、摄津。本案患者，每年夏天都会出现手掌多汗，起水疱、脱皮，这提示一种体质状态；并且患者自觉疲乏，气为阳，为人体的能量，表现为活力；疲乏结合脉缓、脉细，辨证为气虚不固而致汗出。选用成药贞芪扶正颗粒以益气、固表、敛汗。同时外用手足脱皮康涂抹患处。二诊时患者局部症状明显减轻，继续沿用前方思路进行治疗。

综合案例可知，温教授对汗疱疹的治疗并不拘泥于局部外洗方。其会根据患者出汗或不出汗、出汗之多少和伴见症状进行辨证论治。中医有肺主皮毛，肺主宣发，将卫气宣发于体表，主司汗孔的开阖。故对无汗者从肺进行治疗，以宣肺解表。针对汗多之证，则进一步辨别是气虚不固之虚证还是湿郁肌表之实证，又或虚实兼有，而后依据辨证结果进行组方用药，多能达到良好的效果。

二、特应性皮炎

特应性皮炎，又称“遗传过敏性湿疹”“特应性湿疹”。是一种常见的、慢性、复发性炎症性皮肤疾病，以反复发作的慢性湿疹样皮疹为主要表现，伴有显著的皮肤干燥和瘙痒。其发病与遗传、环境等因素关系密切，心理因素（如精神紧张、焦虑、抑郁等）也发挥着一定作用。

随着年龄阶段不同，特应性皮炎皮损呈现不同特征。婴儿期皮疹以急性湿疹表现为主，皮损多分布在头皮、两颊和额部，后逐渐蔓延至四肢伸侧。儿童期主要呈亚急性和慢性皮损表现，皮疹往往干燥肥厚，有明显苔藓样变；青少年期与成人期皮损也以亚急性和慢性为主，大部分呈干燥、肥厚性皮炎损害，部分患者也可表现为痒疹样；老年期男性多于女性，皮疹通常严重而泛发，甚至出现红皮病。

特应性皮炎类似于中医的“血风疮”“奶癣”“浸淫疮”“四弯风”。温教授根据本病的发病特点，认为皮损虽然病位在体表，但主要矛盾一方面与脾虚湿气难除相关，另一方面，久病入血，又和阴血亏虚失润关系最为密切。故临证多从脾胃论治，从调理血分入手。

（一）健脾益气，渗湿止痒

湿邪是特应性皮炎的关键致病因素。“诸湿肿满，皆属于脾”，湿邪的产生与脾关系密切。又脾胃为后天之本，气血生化之源。脾气虚，后天不济，气血生化乏源，则影响机体的抗病祛邪及康复能力，故温教授在皮炎治疗中常搭配四君子、人参健脾丸健脾益气；参苓白术散健脾化湿；神曲、山楂、麦芽消食导滞，使六腑之气顺降，脾气得升，气血输布而营养周身。

案例一

岳某，男，12岁。初诊于2018年6月22日。

病史：婴儿期即有湿疹，皮损位于双手、四肢弯曲部位，皮肤干燥、瘙痒，偶有渗出。现多以手部为主，反复出现瘙痒，舌暗红，苔白，脉缓。

西医诊断：特应性皮炎。

中医诊断：四弯风。

辨证：脾虚湿盛。

治法：健脾益气，渗湿止痒。

方药：

①内服：多皮饮加减。

多皮饮（大腹皮10g，地骨皮10g，五加皮10g，陈皮10g，当归10g，冬瓜皮10g，桑白皮10g，扁豆皮10g，干姜皮10g，白鲜皮10g，茯苓皮10g）加路路通10g、蝉蜕6g、苍术10g、白术10g、徐长卿10g、太子参30g、防风6g。6剂，水煎服，早、晚分服，服10天。

人参健脾丸，每日两次，每次1丸。

复方甘草酸苷，每日两次，每次两片。

②外用：火箭队草本抑菌乳膏，涂抹患处，每日两次，白天用。

尿素维生素E乳膏，涂抹患处，每日1次，夜晚用。

7月15日二诊：皮损有好转，但食欲不振，舌暗，苔白滑，脉缓滑，在初诊方基础上加消食导滞药。

方药：

①内服：初诊方加焦山楂10g、焦麦芽10g、焦神曲10g，15剂，水煎服，早、晚分服，服半月。

②外用：火箭队草本抑菌乳膏，涂抹患处，每日两次，白天用。

尿素维生素E乳膏，涂抹患处，每日1次，夜晚用。

【简析】本案例患者婴儿期有湿疹，目前以手部皮损为主，反复瘙痒，诊断为特异性皮炎脾虚湿盛型。药物选用多皮饮健脾除湿，疏风和血；加太子参健脾益气；苍术、白术健脾燥湿；路路通疏风通络，利水除湿；徐长卿散寒除湿；防风疏风胜湿；现代研究证实蝉蜕有抗过敏的药理作用。结合人参健脾丸益气健脾，丸药缓缓补之。全方共奏健脾益气，燥湿利水之功。配合局部外用火箭队草本抑菌乳膏和尿素维生素E乳膏，缓解局部症状。二诊时症状有好转，患者不思饮食，故在原方的基础上加焦三仙消食导滞。

案例二

陈某，女，6岁。初诊于2015年11月14日。

病史：从小患湿疹。近两三年皮损由局部小颗粒转为成片，瘙痒剧烈，舌暗红，苔白，脉缓。过敏原包括鸡蛋、牛肉、羊肉。曾经自行注射脱敏针，效果不佳。

西医诊断：特应性皮炎。

中医诊断：湿疮。

辨证：脾虚湿盛。

治法：健脾益气，渗湿止痒。

方药：

①内服：参苓白术颗粒，每日两次，每次半袋。

②外用：火箭队草本抑菌乳膏，涂抹患处，每日两次，白天用。

尿素维生素 E 乳膏，涂抹患处，每日 1 次，夜晚用。

11 月 28 日二诊：皮损有好转，仍痒，舌尖偏红，苔白，脉缓，沿用上次的辨证思路及治疗方法。因瘙痒明显，故在原基础上增加防参止痒颗粒，每日两次，每次 1 袋。

12 月 19 日三诊：腰背时痒，有小抓痕，舌暗淡，根部苔白厚腻，脉细缓。症状较前进一步减轻，苔厚腻，考虑积滞未清，继续沿用前方思路，在健脾益气的同时再辅以消食导滞，选成药参苓白术颗粒配保和丸内服。外用尿素维生素 E 乳膏，涂抹患处，每日 1 次，夜晚用。

2016 年 1 月 9 日四诊：症状稳定，舌象正常，脉缓，皮肤干。继续内服参苓白术颗粒健脾益气。外用尿素维生素 E 乳膏涂抹患处，夜晚用。

2 月 27 日五诊：近几天停药后症状加重，身痒，有抓痕，舌红无苔，脉缓，辨为气阴不足，治疗以健脾、益气、养阴为原则。

方药：

①内服：太子参 30g，山药 30g，石斛 15g，玉竹 15g，麦冬 10g，生地黄 15g，白术 10g，茯苓 10g，甘草 10g，蝉蜕 6g，僵蚕 6g，丹参 10g，白鲜皮 10g，沙苑子 10g，当归

10g，白芍 10g，陈皮 6g。7 剂，水煎服，每日 1 剂，早、晚分服。

维生素 AD 滴丸，每日 3 次，每次两丸。

维生素 E 胶囊，每日两次，每次 1 丸。

维生素 C 片，每日两次，每次两片。

②外用：尿素维生素 E 乳膏，涂抹患处，每日 3 次。

3 月 5 日六诊：仍有瘙痒，抓痕，舌暗红，苔白，脉缓。五诊方去石斛、玉竹、麦冬、生地黄，改甘草为 6g，加姜黄 6g、白鲜皮 10g、山楂 10g。

【简析】本案患者从小患湿疹。近两三年皮损由小颗粒转为成片，瘙痒剧烈，舌暗红，苔白，脉缓。过敏原包括鸡蛋、牛肉、羊肉。患者曾自行打脱敏针，效果不佳。中医认为脾主运化，食物经过脾的运化作用才能化为精微，成为可被人体吸收的物质。目前患者仍对鸡蛋、牛肉、羊肉这些动物蛋白过敏，故选择健脾益气成药参苓白术颗粒，加强脾胃功能，调整体质，并配合局部外用尿素维生素 E 乳膏、火箭队草本抑菌乳膏。因瘙痒剧烈，配合防参止痒颗粒消风止痒。治疗中，患者出现症状加重、身痒、有抓痕、舌红无苔、脉缓症状，判断为气阴不足证，用太子参、山药、白术、茯苓健脾益气；石斛、玉竹、麦冬、生地黄、白芍养阴；蝉蜕、僵蚕、沙苑子均有抗过敏作用，故配合使用以缓解症状；当归、丹参养血活血；白鲜皮利水；陈皮燥湿理气；甘草调和诸药。

（二）清热疏风，养血和阴止痒

脾虚气血生化不足或久病迁延伤阴，致血虚化燥生风，也可致特应性皮炎发生。根据“治风先治血，血行风自灭”这一治疗原则，治宜健脾养血、润燥祛风。遇此类型患者，温教授常选用当归饮子加减以养血、和血、祛风；有脾虚证者合健脾益气化湿。

案例

彭某，女，9岁。初诊于2018年6月13日。

病史：对称性手、足、肘后瘙痒，脱皮，甚则裂口3年。儿时患过湿疹，体瘦，挑食，便次多，舌暗红，苔白燥。

西医诊断：特应性皮炎。

中医诊断：湿疮。

辨证：阴虚血燥。

治法：清热凉血，疏风止痒。

方药：

① 内服：

防风10g，蝉蜕10g，炒苍术10g，生地黄15g，地骨皮15g，当归10g，荆芥12g，亚麻子15g，石膏6g，甘草10g，木通6g。10剂，水煎服，每日1剂，早、晚分服。

复方甘草酸苷，每日两次，每次两片。

参苓白术颗粒，每日两次，每次1袋。

维生素A片，每日3次，每次两片。

维生素E胶囊，每日两次，每次1丸。

② 外用：贝一美乳膏，涂抹患处，每日3次。

6月27日二诊：显效，继续服用初诊方10剂。

8月3日三诊：患者自述服二诊方后病情缓解明显，则停止治疗，但停药后手、足部又出现裂口，伴瘙痒。继续内服原方，并以白蔹30g、白及30g、黄柏30g、当归30g、甘草10g、马齿苋30g、地榆10g。10剂，水煎泡手、足，尿素维生素E乳膏涂抹患处。

【简析】本案患者儿时有湿疹，目前症状以瘙痒、脱皮，甚则裂口为主。结合体瘦，舌暗红，苔燥，辨为特应性皮炎阴虚血燥证。药物选用当归、生地黄养血；阴虚生内热，故用地骨皮、石膏清热；燥热风动，故选用防风、蝉蜕、荆芥疏风；亚麻子养血祛风；炒苍术、木通利水；甘草调和诸药。患儿体瘦，挑食，故配合成药参苓白术颗粒健脾利湿、调整体质。局部外用贝一美乳膏，显效后患者自行停药，结果又出现症状，在继续内服原方的基础上加外洗方。其中白蔹、白及、地榆消肿散结，生肌敛疮；马齿苋清热解毒；黄柏清热燥湿；当归养血活血；甘草解毒，调和诸药。水煎泡手足，以缓解局部症状。

三、接触性皮炎

接触性皮炎是皮肤、黏膜单次或多次接触外源性物质后，接触部位甚至之外的其他部位发生的炎症性反应。皮肤表现有肿胀、红斑、水疱，甚至大疱。本病有明确的接触史，去除病因后可自行痊愈。接触性皮炎属于过敏性、变应性皮肤病。

临证特点为：有明确的接触史；有一定的潜伏期，从接触到发生皮炎短则数分钟，长则数日；皮损部位与接触部位基本一致；临床多呈急性皮炎改变，如肿胀、红斑、密集红色丘疹、水疱、渗出及糜烂等，长期反复发作后可形成局部皮肤干燥、脱屑、皲裂等慢性皮炎改变；全身症状轻微；去除病因后可痊愈。

接触性皮炎属于中医学“漆疮”“膏药风”等范畴。温教授认为其病因涉及湿、热、毒、瘀，并以湿为核心病因。在治疗接触性皮炎时，温教授尤其重视内服与外用相结合。针对局部症状较重者，常配合外洗方。外洗方多选用苦参、白鲜皮、土茯苓、黄柏燥湿利水止痒，川椒、明矾、百部、蜂房杀虫止痒，徐长卿解毒、利水消肿，地肤子、蛇床子、苦参祛湿止痒。内服方则重在祛湿，祛湿的同时在整体观的指导下细辨脏腑，兼调气血。

具体辨治思路及用药见案例。

（一）化湿通络

湿为皮炎的核心病因，湿浊浸淫肌肤导致气血失和，脉络瘀阻不通，局部肌肤失养，接触异物后发为皮炎。温教授选用多皮饮加味（大腹皮、地骨皮、五加皮、陈皮、冬瓜皮、桑白皮、扁豆皮、干姜皮、白鲜皮、茯苓皮、当归、浮萍）治之，诸皮合用，以皮达皮，起健脾、化湿、止痒的功效。

案例

赵某，男，11岁。初诊于2015年5月9日。

病史：去年夏天贴背俞穴治哮喘，导致局部皮炎，瘙痒，结暗红痂，后泛发全身。现在肘后散见暗红斑点、瘙痒。自觉咽喉部有痰但咳之不出，化验鱼类、牛肉、羊肉、化妆品、蒿、杨絮等均过敏，用多种抗过敏药物均未获显效。舌暗红，苔白厚腻，脉缓。

西医诊断：接触性皮炎。

中医诊断：膏药风。

辨证：湿浊浸淫肌肤。

治法：燥湿利水，通络止痒。

方药：

①内服：大腹皮 10g，地骨皮 10g，五加皮 10g，陈皮 10g，当归 10g，冬瓜皮 10g，桑白皮 10g，扁豆皮 10g，干姜皮 10g，白鲜皮 15g，茯苓皮 30g，益母草 20g，徐长卿 10g，地肤子 20g，桔梗 10g，蝉蜕 6g。7 剂，水煎服，每日 1 剂，早、晚分服。

葡萄籽胶囊，每日 1 次，每次 4 粒。

盐酸酮替芬片用法，每日 1 次，每次两片（60mg）。

②外用：美宝维肤膏，涂抹患处，每日两次。

5 月 23 日二诊：显效，斑点消退，瘙痒减轻，喉部感觉轻快。舌暗红，舌苔转薄些，脉缓。效不更方，继服 10 剂。

【简析】本案患者因背俞穴贴敷药导致局部皮炎，瘙痒，起暗红痂，有明显的接触史，属于中医学“膏药风”的范畴。患者除局部症状外，还有多种食物和蒿、杨絮等的过敏史。属于“异禀质”体质。曾用多种抗过敏药未起效，故应着眼于体质，从整体角度出发进行体质调理。患者自觉咽喉部有痰，咳之不出，属于典型的痰饮郁结在咽喉部位的症状，并且舌苔白厚腻，脉缓，均提示机体处于湿浊瘀积状态。故用益母草、徐长卿利水、活血、解毒；考虑局部瘙痒明显，用地肤子祛湿止痒；桔梗宣肺利咽、祛痰排脓；蝉蜕疏风；当归和血。全方共奏燥湿利水、和血通络、止痒之功。结合口服盐酸酮替芬片以改善过敏状态，葡萄籽胶囊补充营养素，局部外用美宝维肤膏涂抹患处。二诊时患者斑点消退，瘙痒减轻，喉部感觉轻快些，说明方与病机相应，效不更方，继续沿用前方。

（二）祛湿邪，调脏腑

1. 祛湿健脾

临证外湿病因会与内湿相互引动，内湿责之于脾。故湿疹、皮炎多从脾胃进行调理。脾喜燥而恶湿，湿盛选苍术、泽泻、土茯苓、苦参等燥湿之品，为脾之运化提供良好环境；脾虚则选参苓白术散之类以健脾化湿。

案例

王某，女，42岁。初诊于2015年8月23日。

病史：患者15岁起手背侧起丘疱疹，抓破出水，至今未愈。平时接触冷水多，洗菜多，近日腹部隐痛，月经提前1周，量特少，舌淡，苔白厚腻，脉缓滑。

西医诊断：接触性皮炎。

中医诊断：漆疮。

辨证：脾虚湿阻。

治法：祛湿止痒。

方药：

外用：萆薢15g，土茯苓30g，苍术15g，黄柏15g，生薏苡仁30g，泽泻15g，白鲜皮30g，甘草5g，地肤子30g，蛇床子30g，苦参30g，百部30g。7剂，每日1剂，水煎取汁外洗，每日3次，每次1小时。

复方黄柏液（先），冲洗患处后湿敷。

除湿止痒膏（后），湿敷后涂抹患处。

9月2日二诊：外用止痒效果好，汗多，乏力，舌脉同前。口服湿毒清胶囊，每日3次，每次3粒；参苓白术散，每日3次，每次2袋。白天选用复方黄柏液湿敷、除湿止痒膏涂抹患处，夜晚更换黑豆馏油软膏涂抹。

9月9日三诊：局部仍有出水，微痒，乏力同前，舌淡苔白，脉缓滑。继续沿用前方，参苓白术散改为汤剂，外用川百止痒洗剂外洗。

患者未再来求诊，1周后随访，称症状消失，嘱咐继续服用参苓白术散以巩固疗效。

【简析】患者15岁起出现手背侧起丘疱疹，抓破出水，至今病史近30年。结合接触冷水多的行为方式及月经量极少，舌淡苔白厚腻，脉缓滑，判断本病属脾虚湿阻证。症状经年未愈，需从调理体质入手，治疗时分层级施行。初诊先予外洗方祛湿止痒，解除局部症状。二诊时反馈止痒效果好，外用方取得良好效果。继续外用复方黄柏液和除湿止痒膏，夜晚交替涂抹黑豆馏油。脾主运化，为气血生化之源，脾虚气血不足，故月经量少。气能生血、行血、摄血，气血失和，故月经提前。选用湿毒清胶囊与参苓白术散内服，取健脾祛湿、养血润燥、祛风止痒之意。三诊时局部症状进一步缓解，但汗多、乏力不变，故将参苓白术散改为汤剂。中医有“汤者，荡也”之说，汤剂较散剂力量更加迅猛，荡涤脏腑，加大健脾祛湿力度。外用改为川百止痒洗剂。最终症状消失，续服参苓白术散健脾祛湿，巩固疗效。

2. 疏肝利水

近年来，越来越多的研究发现，皮肤病的发生或皮肤病症状的加重与心理因素密切相关。精神、情绪异常可能影响中枢神经系统功能，导致自主神经功能紊乱，从而影响皮肤微血管舒缩功能，出现皮肤及毛发的营养不良；还可影响汗腺的分泌，从而导致一些皮肤疾病的发生。中医认为肝的功能与情绪密切相关。肝疏泄功能正常则人体气血调和，情绪表达适度。反之，情绪失常，肝失疏泄，木旺乘土，可导致脾胃的气机升降失常、气血失和及津液代谢失常。温教授在皮肤病诊治中强调药疗与心理引导相结合，认为内在脏腑、气血失调再加外因引动，则局部症状反复发作。其临证遇到情绪变化大的患者时多考虑从肝论治。方选调神汤，方中既有党参、红枣补益中气，又有大黄、车前子祛湿；既有柴胡升气，又有苏子降气；既有石膏、黄芩清热，又有桂枝、川椒温通；既有柴胡发散，又有牡蛎收敛。全方重在协调，通过协调而使整体与局部达到有机统一，使失衡之阴阳归于平衡。肝的疏泄功能需要本体的藏血充足、涵敛肝气，才能使肝气柔和调达，故患者如有肝血不足，则加酸枣仁养血柔肝；若热轻，则酌减石膏；肝郁较重者，加郁金理气解郁；夹瘀者，酌加丹参、牡丹皮之品。

案例

王某，女，32岁。初诊于2015年5月30日。

病史：今年生产后用洗衣粉洗衣服。之后出现两手、足瘙痒至今。眠差，舌淡苔白，脉弦缓。

西医诊断：慢性接触性皮炎。

中医诊断：漆疮。

辨证：肝郁气滞。

治法：疏肝理气，养血柔肝。

方药：

①内服：生牡蛎30g，生山药30g，车前子10g，大黄10g，桂枝10g，丹参30g，郁金15g，柴胡15g，黄芩15g，党参30g，川椒10g，苏子30g，甘草10g，炒酸枣仁30g，红枣3枚，蝉蜕15g防风10g。7剂，水煎服，每日1剂，早、晚分服。

盐酸酮替芬用法，每日1次，每次两片（60mg）。

②外用：万克肤疾宁，涂患处，每日3次。

6月10日二诊：睡眠好转，舌淡苔白，脉缓。沿用初诊思路，初诊方去防风。5剂，水煎服。

12月14日三诊：手背侧、手心起水疱，出水，瘙痒，舌暗红，苔白，脉缓。

辨证：湿郁肌表。

治法：燥湿、利水、止痒。

方药：

①内服：湿毒清胶囊，每日 3 次，每次 4 片。

②外用：苦参 30g，白鲜皮 30g，地肤子 30g，蛇床子 30g，百部 30g，蜂房 10g，土茯苓 10g，黄柏 10g，徐长卿 10g，川椒 10g，明矾 10g。7 剂，水煎取汁泡手。

除湿止痒软膏，涂抹患处，每日两次。

4 月 13 日四诊：显效，不再有新起水疱，瘙痒减轻，效不更方，继续内服湿毒清胶囊，外洗方 5 剂水煎泡手，结合除湿止痒软膏涂抹患处。

【简析】本案患者从产后用洗衣粉而出现手足瘙痒至今，表现出情绪方面的高度紧张。睡眠差，舌淡苔白，脉弦缓，提示肝血不足，肝郁气滞。故先采用疏肝理气，养血柔肝的治疗方法。处方中柴胡、黄芩和解少阳，疏肝理气；郁金、丹参理气活血；生山药、党参、红枣、甘草补中焦脾胃，使气血生化有源；炒酸枣仁养肝血；生牡蛎重镇安神、潜阳补阴；中医认为瘙痒症状多与“风”相关，故用蝉蜕、防风疏风，桂枝通络，车前子、大黄清热利湿，川椒杀虫止痒，苏子化痰。全方通补兼施，同时内服盐酸酮替芬抗过敏，外用万克肤疾宁改善局部症状。二诊时，患者睡眠好转，舌淡苔白，脉缓。仍用原方思路内调脏腑。三诊时，整体状态趋好而局部手背侧、手心起水疱，出水，瘙痒，舌暗红苔白，脉缓。说明在疏肝作用下湿邪有达表趋势，故加大燥湿、杀虫、止痒力度，用中药煎汤外洗，结合除湿止痒软膏涂抹患处。四诊时显示上述治疗方案起效，不再有新起水疱，瘙痒减轻。

（三）和血调血

1. 化湿逐瘀

湿为阴邪，弥漫浸渍，易阻气机，气机不畅，伤及血分时出现气滞血瘀。临证温教授常将祛湿与逐瘀结合，选萆薢、土茯苓、苍术、黄柏、生薏苡仁、木通、泽泻等燥湿，丹参、牡丹皮、赤芍活血或选用中成药代之。

案例

张某，女，35岁。初诊于2015年8月29日。

病史：患者在清洁居家卫生后，右手第三、四节指缝间出现红斑、水疱3~4天，瘙痒明显。少腹部隐痛，月经延期1周未至，舌胖大，色暗红，苔白脉缓。

西医诊断：接触性皮炎。

中医诊断：漆疮。

辨证：血瘀湿阻。

治法：祛湿通络。

方药：

①内服：萆薢30g，土茯苓30g，苍术15g，黄柏15g，生薏苡仁30g，黄芩10g，黄连10g，木通10g，泽泻10g，防风10g，乌梅10g，五味子10g，五倍子10g，舒筋草30g，滑石15g，甘草5g，赤小豆30g，苦参30g。5剂，水煎服，每日1剂，早、晚分服。

氯雷他定片，每日 1 次，每次 1 片。

桂枝茯苓丸，每日 1 次，每次 1 丸。

②外用：复方黄柏液（先），冲洗患处后湿敷。

除湿止痒膏（后），湿敷后涂抹患处。

9 月 6 日二诊：皮损好转，瘙痒减轻，舌脉同前。沿用初诊辨证用方，5 剂，水煎服，第三煎取汁外洗。外用 3% 硼酸溶液湿敷患处。

9 月 11 日三诊：显效，舌暗红，边有齿痕，脉缓。在去除氯雷他定后效果明显，说明中药方证相应，继续沿用前方思路，去五倍子、赤小豆，改黄连为 5g，加党参 15g，续服 3 剂。半月后随访，患者皮损已痊愈。

【简析】患者右手第三、四节指缝间出现红斑、水疱 3～4 天，伴瘙痒。有明确的接触史，根据局部的急性炎症反应及以往没有湿疹病史，考虑为接触性皮炎。结合月经延期及舌脉表现，辨证为血瘀湿阻，确定祛湿、活血、通络的治疗方法。内服方中，萆薢、土茯苓、苍术、木通、泽泻、苦参重在祛湿；湿郁日久化热，针对内热表现，用黄柏、生薏苡仁、黄芩、黄连、滑石、赤小豆祛湿兼以清热，舒筋草、防风祛风解表、胜湿；乌梅、五味子、五倍子收敛，防止疏风祛湿而伤阴；甘草调和诸药。同时配合成药桂枝茯苓丸活血化瘀。因接触性皮炎属于过敏性、变应性皮肤病，故配合使用氯雷他定片抗过敏。二诊局部皮损好转，瘙痒减轻。沿用初诊辨证用药，水煎方第三煎外洗，配合 3% 硼酸溶液湿敷，并减去氯雷他定片。三诊在撤去抗过敏药的情况下，局部炎症好转，证明方证相应，故继续沿用前方思路。

脾主运化水液，运化失常则易生内湿，同时脾又易被湿困，故加党参健脾益气，减轻黄连用量，以防苦寒伤脾，续服3剂，随访患者痊愈。

2. 养血润燥

针对血燥阴虚，肌肤不荣为主证者，温教授选用当归饮子加减以养血润燥、清热凉血。

案例

刘某，女，28岁。初诊于2015年6月4日。

病史：春节后面部、颈部起红疹，感觉干、热，目前颈部好转，曾长期使用面膜。舌偏红苔少，脉细。

西医诊断：慢性接触性皮炎。

中医诊断：漆疮。

辨证：血热血燥。

治法：清热凉血。

方药：

①内服：荆芥10g，防风10g，牛蒡子6g，蝉蜕10g，苍术10g，石膏（先煎）30g，知母10g，山药30g，生地黄30g，牡丹皮10g，当归10g，胡麻仁15g，凌霄花30g，赤芍10g，太子参30g，甘草10g。7剂，水煎服，每日1剂，早、晚分服。

②外用：丹皮酚软膏，涂抹患处，每日两次。

6月15日二诊：症状好转，疹色仍红，眼中分泌物多。舌尖红、苔白，脉缓。沿用初诊方治疗思路，加鬼箭羽10g、浮萍30g。7剂，水煎服。

8 月 18 日三诊：曾经好转，便秘后又出现干痒，舌暗苔白，脉缓细说明患者为内热体质，便秘不通致热势再起，仍沿用清热泻火思路。

内服：龙胆泻肝丸，每日两次，每次 1 丸。

氯雷他定片，每日 1 次，每次 1 片。

【简析】本案患者曾长期使用面膜，春节后面部、颈部起红疹，感觉干、热。根据局部色红、发干、发热表现，结合舌红苔少、脉细考虑为阴虚伴内热，给予清热凉血。石膏、知母清热泻火，生地黄、牡丹皮、赤芍滋阴凉血，当归养血和血；凌霄花凉血、祛风，荆芥、防风、蝉蜕疏风，牛蒡子解毒，胡麻仁润燥。血为阴，气为阳，阴阳互根互用，气足则脏腑功能强健，才能化生阴血，所以用山药、太子参、甘草补气。二诊时症状好转，但疹色仍红，眼睛分泌物多，说明邪热仍盛，沿用初诊治疗思路，在原方的基础上加行血通经、散瘀止痛之鬼箭羽与散风热之浮萍。三诊时距离二诊已两月有余，患者自述曾经好转，最近便秘后再犯。考虑患者大便秘结，六腑不降，气机不通而致热势再起。故仍续用前期治疗思路，内服龙胆泻肝丸清肝胆实火、泄肝胆湿热。

四、淤积性皮炎

淤积性皮炎又称“郁积性湿疹”“静脉曲张性湿疹”“重力性湿疹”，也叫“低张力性皮炎”，属于周围血管病中一种常见、难治性疾病。其发病可急可缓，临床上以下肢慢性潮红、小腿红斑、色素沉着、水疱、丘疹、糜烂，反复难愈，后期出现皮肤干燥、脱屑及苔藓样变为特征。

本病皮损好发于小腿，常伴下肢静脉曲张，且以中老年人为多。初起为小腿下 1/3 轻度水肿，胫前、踝部红斑，伴褐色色素沉着，继而出现湿疹化皮疹，可有水疱、丘疹、糜烂、渗液、结痂。反复难愈会出现皮肤干燥、脱屑、肥厚、皲裂、苔藓样变等慢性湿疹改变。日久整个小腿皮肤增厚，呈棕褐色，甚至形成不易愈合的溃疡。患者自觉不同程度的瘙痒。

淤积性皮炎属中医的“筋瘤”“湿疮”范畴，中医认为其发生与湿、热、瘀三邪密切相关。

温教授在诊治淤积性皮炎时，将湿、瘀作为病机的两大核心，内外结合用药。内服药物除了辨体、辨证治疗外，均配活血化瘀之品，如益母草、当归、丹参、制乳香、制没药、大黄、川牛膝、姜黄、鸡血藤等，收到良好效果。具体见案例。

案例一

李某，男，80 岁。初诊于 2015 年 3 月 27 日。

病史：患者右小腿静脉曲张 6 年，起溃疡 10 余天，小腿、足肿胀，足跟部严重。足背动脉搏动良好。有高血压病史，耳聋，时有便秘。舌淡红，舌中苔厚腻，脉弦滑。

西医诊断：淤积性皮炎。

中医诊断：湿疮。

辨证：湿邪下注，伴血瘀。

治法：燥湿利水，活血化瘀。

方药：

①内服：益母草30g，当归30g，丹参30g，制乳香10g，制没药10g，熟大黄10g，金银花30g，马鞭草30g，泽泻30g，黄柏15g，苍术15g，生黄芪30g，川牛膝10g，车前草30g，炮甲珠4g，皂角刺10g。5剂，水煎服，每日1剂，早、晚分服。

维生素E软胶囊，每日1次，每次1粒。

维生素A软胶囊，每日两次，每次1粒，服两周。

②外用：乳酸依沙吖啶清洗液、复方黄柏液、抹立可软膏。乳酸依沙吖啶清洗液清洗、湿敷患处后用复方黄柏液湿敷，最后用抹立克涂患处，每日3次。

1月15日二诊：症状好转，小腿部溃疡变浅。舌苔变薄，脉弦滑。脉象体现患者仍有余热，故沿用初诊时治疗思路，略减少攻邪、清热解毒力度。在初诊方基础上去丹参，减炮甲珠为3g，改车前草为车前子（包煎）10g，7剂，水煎服。外用药同上，减为每日两次。

5月7日三诊：溃疡已经长平，舌淡胖，苔中心白厚，脉弦缓，足肿。舌象表现仍有湿象，溃疡日久，耗伤气血，舌淡、脉缓，是不足之象，故在二诊方活血通络、渗湿利水的基础上加益气养血之品。

方药：

①内服：益母草30g，生黄芪30g，王不留行30g，路路通10g，川牛膝10g，鸡血藤30g，桂枝10g，赤芍10g，甘草6g，金银花30g，络石藤15g，海风藤15g，姜黄15g，熟大黄10g，当归30g，山楂15g。7剂，水煎服，每日1剂，

早、晚分服。

7月6日四诊：右足内踝肿胀，左足轻微肿。舌淡红苔白，脉弦缓。肿胀考虑水液停积，故在三诊处方基础上加大渗湿利水、活血通络力度。

①内服：三诊方去海风藤、络石藤，加枳实10g、厚朴10g、黄柏10g、苍术10g、泽泻15g，王不留行改为15g。7剂，水煎服。外用玄明粉500g，分10次，水煎，湿敷肿胀部位。

12月16日五诊：溃疡已结痂，舌暗淡，中心裂纹，脉弦滑，自述流口水。仍沿前方治疗思路，续服7剂巩固疗效。

【简析】本案患者有静脉曲张病史，静脉曲张在中医学属“瘀血”范畴。瘀血阻滞，影响到气的运行，气不能行津，进而出现气滞、血瘀、水停。病理性产物聚集影响到新血生成，局部组织失去营养，所以出现溃烂。根据时有便秘，舌淡红，舌苔中厚腻，脉弦滑的全身征象，辨证为血瘀湿阻，治疗以祛邪为主。年老之人，本身气血不足，故辅以补虚。方中选用泽泻、黄柏、苍术、车前草燥湿利水；益母草、马鞭草、川牛膝活血散瘀、解毒、利水消肿；当归、丹参、制乳香、制没药活血化瘀；熟大黄活血、导滞；金银花通络止痛；炮甲珠、皂角刺消痈散结、舒筋活络；生黄芪益气。全方攻补结合，以攻邪为主，共奏燥湿利水、活血化瘀之功。

二诊时，间隔一段时间，患者症状好转，小腿部溃疡变浅。舌苔变薄，脉弦滑。舌苔变薄，可见邪实已不像初诊时严重，沿用前方思路。继续燥湿利水，活血化瘀。略减少攻邪力度，去丹参，炮甲珠减量，改车前草为车前子，取利水消肿功效，减轻清热解毒力度。

三诊、四诊时患者溃疡已经好转很多，突出症状为足肿，故加大利水消肿力度，选用王不留行、路路通、川牛膝、鸡血藤、金银花、络石藤、海风藤、益母草活血通络，利水消肿；生黄芪补气，桂枝温通化气；赤芍、姜黄、熟大黄、当归、山楂活血，甘草调和诸药。

四诊在三诊方剂的基础上去海风藤、络石藤，加枳实、厚朴、黄柏、苍术、泽泻，王不留行改15g以加强理气燥湿利水的作用，并外用玄明粉湿敷消肿。

五诊时溃疡已结痂，据舌脉表现仍有余邪未清，沿用四诊方7剂巩固疗效。

案例二

李某，男，69岁。初诊于2016年3月15日。

病史：患者在仓库工作20余年，工作时间为站立体位。小腿静脉曲张，伴下肢溃疡6年。近1月来出现睡眠不佳、纳差、便溏。12年前患脑梗死，目前血压不高，但有时会有头部窜痛感。舌淡红，苔白，脉弦细。

西医诊断：淤积性皮炎。

中医诊断：筋瘤。

辨证：瘀血阻络。

治法：通经活络兼益气补血。

方药：

①内服：当归10g，生地黄15g，桂枝15g，白芍15g，黄芪30g，血竭2g，木瓜15g，牛膝10g，红花10g，乌梢蛇15g，威灵仙10g，鸡血藤30g，甘草6g，山楂15g，神曲15g，白术15g，茯苓10g。7剂，水煎服，每日1剂，早、晚分服。

②外用：康复新液湿敷患处。

3月23日二诊：小腿部溃疡已结痂。夜尿多，纳差，眠差，舌淡红，苔白燥，脉弦细。初诊方有效，原方去乌梢蛇、当归，加夏枯草15g、丹参10g、路路通10g、百合30g，续服7剂。外用药亦同前。

3月31日三诊：局部症状没有变化，大便成形，口腔起溃疡，舌淡红，苔白，脉弦细。二诊方去百合、夏枯草、生地黄，加桑螵蛸10g、黄连10g、肉桂3g、山药30g、生薏苡仁30g，续服7剂。

半月后随访，患者腿部溃疡开始褪痂，未再起溃疡。自述起夜减少，睡眠较之前有改善。嘱续服3剂以巩固疗效。

【简析】本案患者因常年站立体位，导致下肢局部气血不通，瘀血阻滞，瘀血不去，新血不生，局部组织一方面由于瘀血阻滞、气血不通，败血腐蚀血肉；另一方面，瘀血不去，新血难生，营养缺乏，故而出现溃疡。给予通经活络、益气补血。方中选用木瓜、牛膝、红花、乌梢蛇、威灵仙、鸡血藤活血化瘀、通络；血竭化瘀止痛、生肌敛疮、消肿生肌；当归、生地黄、白芍养血和血；黄芪配当归，补气生血敛疮，配红花、乌梢蛇、威灵仙、鸡血藤等药加大活血通络之效；患者纳差，大便稀溏，舌苔偏厚，故选白术、茯苓、甘草健脾益气；山楂、神曲消积导滞。外用康复新液通利血脉，养阴生肌。二诊时小腿部溃疡已结痂，患者表现夜尿多，纳差，眠差，舌淡红，苔白燥，脉弦细。沿用前方思路，去乌梢蛇、当归，加夏枯草清肝火，散郁结；丹参、路路通活络通经；百合养阴。三诊大便成形，但口腔起溃疡，睡眠仍差，夜尿多考虑年老肾气不足，心肾失交。故去百合、夏枯草、生地黄此三味易折损阳气之品，加桑螵蛸温补肾阳；黄连、肉桂交通心肾；山药、生薏苡仁健脾益气，清热排脓。

（王艳整理）

第五节　瘙痒性皮肤病

一、皮肤瘙痒症

瘙痒症是一种无明显原发性皮肤损害而以瘙痒为主要症状的皮肤感觉异常的皮肤病。其临床特点是：皮肤阵发性瘙痒，搔抓后常出现抓痕、血痂、色素沉着和苔藓样变等继发性损害。临床上有局限性、泛发性两种。局限性者以阴部、肛门周围最为多见，泛发性者可泛发全身。

瘙痒症要除外某些系统性疾病，如糖尿病、肝病、肾病等，西医学多认为与食物过敏、药物过敏等因素有关。本病中医称为“风瘙痒”，亦称“痒风”。《外科证治·痒风》记载：“遍身瘙痒，并无疮疥，搔之不止。”温象宽教授对本病的辨治思路是本于“皮肤瘙痒”这一主症，从“风”而治，并遵循“治风先治血，血行风自灭”的原则，确立多种和血祛风之法。

（一）养血和血，息风止痒

此治则主要是针对因血虚血燥而生风的病患，温教授治疗皮肤瘙痒症遵循整体观念与辨证用药的原则。在血虚风燥型辨证施治中，他主张息风的同时兼用养血通络法，并将扶正与祛邪相结合。在病机变化复杂的皮肤瘙痒症中，临床常用四物汤加味方养血和血、息风止痒。四物汤加味方中，熟地黄养血填精，滋阴补肾；白芍补血柔肝；当归补血活血，润燥滑肠；紫草凉血，清热解毒；川芎活血行气，祛风止痛；制何首乌补益精血、补肝肾；荆芥、防风、蒺藜祛外风。诸药合用，标本兼治，可有效降低皮肤瘙痒症的复发率。

案例

曹某，女，42岁。初诊于2012年2月16日。

病史：患者前胸及肩前自觉瘙痒半年，月经来潮前症状加重，由于瘙痒较为明显，故时常抓挠而形成多处血痂，右手指端有脱皮现象，平素喜食生冷，舌苔薄白，脉沉缓。

西医诊断：皮肤瘙痒症。

中医诊断：风瘙痒。

辨证：血燥生风。

治法：养血和血，息风止痒。

方药：

①内服：当归10g，川芎12g，蒺藜30g，生黄芪30g，荆芥10g，防风10g，桂枝10g，白芍12g，炙甘草6g，羌活6g，白芷10g，乌梢蛇16g，淫羊藿10g，丹参5g。5剂，水煎服，每日1剂，早、晚分服。

②外用：皮康（先）、百草止痒膏（后）外涂。

3月6日二诊：初诊方5剂后，皮肤瘙痒减轻，但皮损成大片红斑，舌暗红、苔薄白、脉缓。初诊方继服6剂，并配乌蛇止痒丸两盒。外用曲安奈德新霉素贴膏少涂。

1月后病人电话告知，已无瘙痒，红斑基本消退。

【简析】本病例患者发病多在月经前出现，说明与营血不足、卫外失和密切相关。故在主方基础上合桂枝汤进行加减治疗，以养血和营、祛风止痒，方中一方面以当归、川芎、丹参、养血活血，血行风自灭；另一方面以桂枝、白芍调和营卫。以荆芥、防风、乌梢蛇祛风；羌活、白芷温经散寒；现代药理研究认为淫羊藿有改善微循环的作用，并对机体免疫功能有双向调节作用；甘草调和诸药。效不更方，故二诊继服6剂，并加服乌梢蛇止痒丸增强凉血止痒、消斑的功效。

（雷文婷整理）

（二）凉血和血，息风止痒

此治则主要是针对因血热血燥而生风的病患，其主方为：生地黄、赤芍、牡丹皮、黄连、白鲜皮、蒺藜、地肤子。本病瘙痒多呈阵发性，每于睡前加重，因剧痒搔抓，皮肤可出现抓痕、血痂、苔化、色素沉着或色素减退等继发性损害。其病机为血分瘀血，郁久化热。治以凉血活血和血，从而达到止痒的目的，方中生地黄凉血养血；赤芍、牡丹皮配黄连凉血活血，且不留瘀；白鲜皮、蒺藜、地肤子祛风止痒；共同起到凉血和血活血、祛风止痒的目的；结合类药，通络、扶正、祛邪三者相辅相成，是温教授辨治中的一个特色。

案例一

赵某，男，40岁。初诊于2018年1月5日。

病史：全身瘙痒两月余。患者两月来瘙痒无尽，搔抓不止，素大便干，有高血压病史，伴有耳鸣健忘、失眠多梦、五心烦热、盗汗、腰膝酸软，舌红瘦小，少苔，脉细数。

西医诊断：皮肤瘙痒症。

中医诊断：风瘙痒。

辨证：血热血燥生风。

治法：凉血和血，息风止痒。

方药：

①内服：乌梢蛇10g，黄连3g，生地黄30g，牡丹皮15g，蝉蜕6g，僵蚕10g，地龙10g，赤芍15g，白鲜皮15g，蒺藜15g，远志10g，酸枣仁30g，龙骨30g，牡蛎30g，煅珍珠母30g，甘草10g，地肤子30g 。7剂，水煎服，每日1剂，早、晚分服。

②外用：复方黄柏液外搽，每日两次。

二诊家访：患者用药后瘙痒明显缓解，初诊方继服7剂，以巩固疗效。

【简析】本例病患起病多由久病失治或病后失调，具有血热血燥生风的基本特点。但复杂之处是患者兼有肝肾阴虚、虚阳内扰之象，更加重了“风痒”。所以在主方基础上，加滋补肝肾、缓肝息风之品，如龙骨、牡蛎、煅珍珠母等。

（雷文婷整理）

案例二

赵某，女，80岁。初诊于2019年2月25日。

病史：全身瘙痒2～3年，灼痒剧烈，抓破后溢血，遇热痒甚，伴口干，大便干，口渴心烦，舌红苔腻，脉弦滑。

西医诊断：皮肤瘙痒症。

中医诊断：风瘙痒。

辨证：阴虚血热。

治法：滋阴凉血止痒。

方药：

①内服：生地黄30g，牡丹皮15g，赤芍10g，蒺藜15g，白鲜皮15g，地龙10g，蝉蜕10g，乌梢蛇10g，白茅根30g，地肤子30g，蛇床子10g，泽泻10g，当归30g，火麻仁10g，何首乌15g，甘草8g。5剂，水煎服，每日1剂，早、晚分服。并配服麻仁滋脾丸2盒。

②外用：止痒酊（先）、火箭队抑菌乳膏（后）外搽。

服用上方，瘙痒明显减轻，嘱继服6剂，并服麦味地黄丸调理。

【简析】《诸病源候论》云："风瘙痒者，是体虚受风，风入腠理，与血气相搏，而俱往来于皮肤之间，邪气微，不能冲击为痛，故但瘙痒也。"本例患者年高，其热象乃阴虚血热之象，此为"体虚"，"风入腠理，与血气相搏"，则气血失和，血行不利，"故但瘙痒也"。所以取"治风先治血，血行风自灭"之义。方中用当归、火麻仁、何首乌、白茅根滋阴凉血、养血和血，生地黄、牡丹皮、赤芍凉血活血，地肤子、蛇床子、泽泻、白鲜皮清热解毒燥湿，蝉蜕、蒺藜疏风清热、透疹止痒、地龙、乌梢蛇清热息风、甘草解毒和中。诸药合用疹消而痒止。

（雷文婷整理）

（三）平肝养血，息风止痒

此治则主要是针对肝肾阴虚、阴虚动风的病患，其主方为：白芍、柴胡、桑寄生、怀牛膝、益母草、天麻、钩藤、生龙牡、白鲜皮、蒺藜、地肤子、地龙、乌梢蛇等。随着社会的快速发展，生活节奏的加快，人们承受着巨大的压力，促使大部分人成了"熬夜族"，甚至日夜颠倒。长此以往会引起失眠，而经常性的睡眠不足，往往会导致内分泌、免疫系统障碍。中医认为："人卧则血归于肝。"人在睡眠时，肝阴得以滋养而制约肝阳，反之，睡眠不足，必然导致阴虚阳亢，"阳气盛则寤"，会加剧失眠症状，由此形成阴阳不调证。每当情志不畅、焦虑恼怒、夜不能寐时，则肝火内动，化热动风，血虚肝旺，瘙痒加剧，夜间尤甚。故血虚肝旺，血虚生风，血瘀生风为其病机之关键。故予养血平肝息风为治则，并佐以息风通络、重镇安神之品。肝主藏血、主情志，体阴而用阳，在处方中运用柔肝清肝之品，白芍养血柔肝息风，柴胡疏散肝之郁气，肝气顺则血行；肝肾同源，精血互生，益母草、桑寄生、怀牛膝滋阴补肾、益精补血。天麻、钩藤、生龙牡常用以重镇安神，潜阳息风；白鲜皮、蒺藜、地肤子祛风止痒；地龙、乌梢蛇等活血化瘀通络。

案例一

王某，女，50岁。初诊于2012年9月23日。

病史：躯干及四肢皮肤瘙痒伴脱屑3个月。症见全身皮肤干燥，伴少量脱屑，可见抓痕及血痂，情绪波动后瘙痒加剧，失眠多梦，纳可，二便调，舌红苔薄，脉弦数。

西医诊断：皮肤瘙痒症。

中医诊断：风瘙痒。

辨证：血虚肝旺。

治法：平肝养血，息风止痒。

方药：制何首乌30g，醋炒柴胡12g，龙骨15g，牡蛎15g，当归10g，生地黄10g，赤芍20g，川芎5g，防风9g，生黄芪25g，蒺藜30g，威灵仙10g，紫草20g，乌梢蛇10g。5剂，水煎服，每日1剂，早、晚分服。

二诊：痛痒明显减轻，脱屑减少，情绪稳定，睡眠改善。初诊方减去威灵仙、紫草，加玄参10g、鸡血藤18g。5剂，水煎服。

三诊：病情基本痊愈，嘱患者忌饮酒，清淡饮食，沐浴不要过频繁，水温不要过热，慎起居。

【简析】该患者一方面肝旺生风，风胜则动，同时兼血虚不荣肌肤，另导致全身泛发皮肤瘙痒、干燥脱屑等。所以方用生地黄、赤芍、当归、川芎、紫草以养血平肝，防风祛风止痒，蒺藜、龙骨、牡蛎、醋炒柴胡疏肝敛阳以息风，威灵仙、乌梢蛇入十二经脉，主诸风。后加玄参、鸡血藤养血滋阴，整体调理，注重根本。

（朱军整理）

案例二

董某，男，80岁。初诊于2015年3月23日。

病史：四肢、背部皮肤时痒，痒时难以控制，抓后局部可有抓痕、红肿，因过度搔抓，现小腿有三四处肥厚、苔藓化皮损，出汗、摩擦及食辛辣之物刺激可诱发或加重瘙痒，舌红苔白，脉弦。

西医诊断：皮肤瘙痒症。

中医诊断：风瘙痒。

辨证：肝肾阴虚，虚风内动。

治法：补益肝肾，息风止痒。

方药：

①内服：天麻30g，钩藤15g，生龙牡各30g，益母草30g，桑寄生15g，怀牛膝10g，黄芩10g，白鲜皮30g，地龙15g，防风10g，柴胡10g，甘草10g，百合20g，白芍30g。7剂，水煎服，每日1剂，早、晚分服。

②外用止痒酊（先）（自制）、黄皮肤（后）外搽。

二诊：瘙痒明显减轻，皮损处仍有一两个硬结节，口苦咽干，舌红苔白，脉滑。初诊方加王不留行30g、天花粉15g，去柴胡，并外搽除湿止痒膏善后。

【简析】本患者瘙痒症为年高肝肾阴虚，阴虚风动，加之病久湿热蕴结肌肤所引发的瘙痒证候，治以白芍、益母草、桑寄生、怀牛膝滋阴补肾、益精补血；天麻、钩藤、生龙牡潜阳息风，重镇安神；地龙、防风通络搜风；并酌加白鲜皮、黄芩等清热利湿之品。

（雷文婷整理）

（四）健脾利湿，息风止痒

此治则主要是针对脾虚湿胜，浸淫肌肤而痒的病患，温教授顺应脾“喜燥恶湿”之特性，在多皮饮（五加皮、干姜皮、陈皮、桑白皮、白鲜皮、牡丹皮、地骨皮、冬瓜皮、茯苓皮、大腹皮、扁豆皮、浮萍、当归）的基础上随症加减。因考虑到本病之发生主要是风邪侵入机体所致，而风属于百病之长，与他邪容易结合；而脾虚不能生金，致肺卫失固，又是风邪入侵的根本。故以补脾、益气、祛风、止痒为其治疗大法。多皮饮是中医临床用于肺脾气滞、湿溢肌肤之水肿的常用药方，温教授活用本方，一方面取其健脾之功，另一方面取其以皮治皮之意，解决“皮肤瘙痒”这一主症。

案例

赵某，男，40岁。初诊于2018年1月5日。

病史：全身瘙痒两月余，夜间甚，出汗则更甚，大便黏，舌红苔腻，脉弦滑。

西医诊断：皮肤瘙痒症。

中医诊断：风瘙痒。

辨证：脾虚湿盛，兼阴血不足。

治法：健脾利湿，养阴和血。

方药：

①内服：地骨皮 9g，五加皮 9g，桑白皮 15g，干姜皮 6g，大腹皮 9g，白鲜皮 15g，牡丹皮 9g，赤苓皮 15g，冬瓜皮 15g，扁豆皮 15g，川槿皮 9g，制何首乌 20g，胡麻仁 30g，川芎 10g，防风 15g，蝉蜕 10g。5 剂，水煎服，每日 1 剂，早、晚分服。

②外用：清丽 B 皂洗浴。

二诊家访：患者用药后瘙痒明显缓解，初诊方继服 7 剂以巩固疗效。

【简析】本证病患病机复杂，既有脾虚湿盛之象，又兼阴血不足。故以多皮饮以皮治皮，重点突出健脾利湿之效，以川芎、防风、蝉蜕祛风止痒，以制何首乌、胡麻仁养阴和血，甘草调和诸药。

（雷文婷整理）

二、慢性单纯性苔藓

慢性单纯性苔藓又称“神经性皮炎”，是一种以阵发性皮肤瘙痒和皮肤苔藓样变为特征的慢性炎症性皮肤神经功能障碍性疾病。本病多见于成年人，好发于颈部、四肢、腰骶，以对称性皮肤粗糙肥厚、剧烈瘙痒为主要表现。西医学认为与精神因素、胃肠道功能障碍、内分泌系统功能异常、体内慢性病灶感染、局部刺激等多因素有关。因其皮损较厚，如牛领之皮，中医也称“牛皮癣”“摄领疮”。

温教授认为本病初期虽因风湿热毒阻滞肌肤，或局部的机械刺激所导致，但本病的缠绵、持久性与情志失调、气血失和密切相关。故治疗的总则以调整病患的体内环境及调理气血为主，并根据其整体辨证的思路进行用药。

（一）调神养形，理血止痒

此治则主要适用于难治性慢性单纯性苔藓，其主方以刘绍武先生的调神汤（石膏、牡蛎、桂枝、大黄、车前子、柴胡、黄芩、党参、苏子、川椒、甘草、红枣）为基础方，调整因长期精神压力大而造成的神经功能紊乱，寒热并用、升降并用、收散并用、补泻并用（寒有生石膏、黄芩，热有桂枝、川椒；补有党参、红枣，泻有大黄、车前子；升有柴胡，降有苏子；散有柴胡，敛有牡蛎），相反相成，协调阴阳，通过调神以养形。同时根据本病的自身特点，“久病入血”，酌加丹参、郁金等和血理血之品。

案例一

贾某，男，50岁。初诊于2015年1月20日。

病史：患者被诊断为“神经性皮炎”多年，多方诊治效果不显。其后项部皮损增厚，剧烈瘙痒，肢体烦重，心悸，寐差，头晕目眩，皮纹暗紫，皮嵴隆起，皮损为米粒至粟粒大小的扁平丘疹，丘疹呈圆形或多角形，有鳞屑、抓痕、血痂等，右膝下冰凉，舌淡苔白，脉迟。

西医诊断：慢性单纯性苔藓。

中医诊断：牛皮癣（摄领疮）。

辨证：湿热内蕴，气血失和。

治法：清热利湿，调神理血。

方药：

①内服：生龙牡各 30g，大黄 10g，车前子 10g，党参 30g，川椒 10g，苏子 30g，甘草 10g，丹参 30g，郁金 15g，炒酸枣仁 30g，合欢皮 20g，夜交藤 30g。10 剂，水煎服，每日 1 剂，早、晚分服。

②外用：万克肤疾宁（先），肝素钠、复方丙酸氯倍他素软膏（后）外涂。

服上药后瘙痒减轻，苔藓变薄，效不更方，继服 7 剂。

【简析】本例患者病久入血，夜间瘙痒明显，为湿热胶着于血分，气血失和。故以主方调神养形、理血为主，加炒酸枣仁、合欢皮、夜交藤养血安神。

（雷文婷整理）

案例二

刘某，女，46 岁。初诊于 2015 年 3 月 17 日。

病史：患者皮肤肥厚粗糙，呈苔藓样变及色素沉着，瘙痒多年。口渴，身热，皮纹暗紫，皮嵴隆起，丘疹呈圆形或多角形，有鳞屑、抓痕、血痂等。舌质红，并见瘀紫，苔薄黄，脉浮涩。

西医诊断：慢性单纯性苔藓。

中医诊断：牛皮癣（摄领疮）。

辨证：气血失和，风热引动。

治法：调神理血，疏散风热。

方药：

①内服：生龙牡各30g，车前子10g，酒大黄10g，丹参30g，郁金15g，柴胡15g，黄芩15g，党参30g，法半夏10g，川椒10g，蒺藜30g，白鲜皮30g，荆芥30g，胡麻仁15g，甘草10g。7剂，水煎服，每日1剂，早、晚分服。

②外用：万克肤疾宁（先），肝素钠（后）外涂。

服上药后瘙痒明显减轻，苔藓变薄，改服桂枝茯苓丸、人参归脾丸调理。

【简析】根据口渴、身热、浮涩、苔薄黄，为风热之象，并见皮纹暗紫、皮嵴隆起、抓痕血痂等。舌质红瘀紫，脉无变化或浮涩会导致瘀结，以此辨为风热瘀结证。治宜疏散风热，活血化瘀。故方中以生龙牡、车前子、酒大黄、丹参、郁金、柴胡、黄芩、荆芥、胡麻仁、甘草清湿热、软坚散结；党参、法半夏、川椒、蒺藜、白鲜皮益气解毒止痒。

（雷文婷整理）

（二）疏泄肝胆，凉血止痒

此治则主要适用于慢性单纯性苔藓伴有明显的肝胆失于疏泄者。肝主疏泄，调畅气机，是保证人体气血津液代谢、情绪反应有一个良好内环境的基本条件。而“凡十一脏皆取决于胆”，胆为少阳春生之气，具有温煦、激发人体脏腑功能的特性。肝胆疏泄失职在本病的发病中主要是会引起人体内在气血失和，也是整体在局部病变的反映。对此种类型的辨治思路，温象宽教授主要是通过疏泄肝胆气血的方剂（如逍遥散、小柴胡汤等）来调理，并酌加凉血和血之品，如赤芍、牡丹皮等。

案例

李某，女，50岁。初诊于2018年9月30日。

病史：颈部皮肤苔藓样变伴瘙痒两年。两年来无明显诱因而自觉颈部皮肤瘙痒，反复搔抓后出现局部皮肤增厚，瘙痒剧烈时皮肤局部抓伤渗出，自行擦药膏治疗（具体不详）后症状稍缓解，但易反复发作，近期加重，故来诊。现颈部左侧可见局部皮肤皮嵴增厚，呈苔藓样变，部分抓痕、结痂，有少量鳞屑，伴口干、口苦，纳可，眠稍差，二便调。舌质红，苔薄黄，脉弦。

西医诊断：神经性皮炎。

中医诊断：牛皮癣（摄领疮）。

辨证：少阳不和。

治法：和解少阳，凉血祛风。

方药：柴胡15g，黄芩9g，天花粉18g，生地黄20g，乌梢蛇10g，牡丹皮10g，赤芍20g，僵蚕10g，甘草6g。5剂，水煎服，每日1剂，早、晚分服。

二诊：服初诊方后瘙痒明显减轻，口苦、口干缓解，舌质红，苔薄略黄，脉弦缓。效不更方，初诊方继服5剂。

【简析】本例皮损位于颈部且反复发作，瘙痒剧烈，经久不愈，循经络、部位论治，体侧、颈部均属病在少阳，皮嵴增厚呈苔藓样变者因虚和瘀。所以本病案以小柴胡汤加减进行治疗。柴胡、黄芩能和解少阳经之邪，加天花粉以生津止渴，加牡丹皮、生地黄、赤芍养血活血化瘀，加乌梢蛇、僵蚕祛风除痹则取“治风先治血，血行风自灭”之意，甘草调和诸药，又可清热解毒。

（朱军整理）

（三）活血化瘀，通络止痒

此治则主要适用于具有明显的气滞血瘀之象，以皮肤粗糙肥厚，瘙痒剧烈为特征者。由于病程持续时间较长，病入血分，气滞血瘀，影响了津血的濡养作用，故治以活血通络，来恢复津血的正常运行。由于本病的发生多伴有精神情志的症状，温象宽教授多以王清任的血府逐瘀汤为主方进行加减。

案例

张某，女，50岁。初诊于2017年12月17日。

病史：头皮、枕后起苔藓样皮疹、银屑，伴瘙痒反复发作6年，舌红苔白，脉弦。

西医诊断：神经性皮炎。

中医诊断：牛皮癣（摄领疮）。

辨证：气滞血瘀。

治法：活血化瘀，通络止痒。

方药：赤芍10g，柴胡12g，川芎10g，桃仁10g，红花5g，甘草10g，枳壳10g，赤芍12g，牛膝10g，乌梢蛇10g，羌活9g。5剂，水煎服，每日1剂，早、晚分服。

2018年1月2日二诊：服药后，患者鳞屑减少，瘙痒减轻，治疗有效，效不更方，继服7剂。

2018年1月12日三诊：经治疗后，患者鳞屑明显减少，瘙痒减轻，苔藓样皮损变薄，口干欲饮，二诊方加天花粉30g，继服7剂。

【简析】患者病史长达6年，反复发作，“久病入络”，“久病必瘀”。方用血府逐瘀汤加减。方中桃仁、红花、川芎、赤芍活血祛瘀；柴胡、枳壳疏肝理气；牛膝破瘀通经，引瘀血下行；甘草缓急，调和诸药。全方共奏活血调气之功。全方活血药与行气药相伍，既行血，又理气；祛邪与养血同施，本案患者患处位于足太阳膀胱经走行之处，加羌活引药入经，通络止痒。三诊患者口干欲饮，原方加天花粉生津止渴。

（朱军整理）

三、痒疹

痒疹是一组表现为经久不退的丘疹、结节且奇痒难忍的急性或慢性炎症性皮肤病的总称。好发于四肢伸侧，奇痒难忍。

痒疹的致病原因比较复杂，通常将其分为三大类：急性痒疹类、慢性痒疹类、系统性疾病痒疹类。其中慢性痒疹以结节性痒疹最为多见，好发于四肢，尤以小腿伸侧多见，面部、掌跖部较少累及。皮损特征为坚硬、圆形、红褐色或黑褐色丘疹或结节，表面粗糙，瘙痒剧烈。初起为淡红色丘疹，迅速变成半球形结节，局部角化明显，呈疣状外观，皮损周围有色素沉着或苔藓样变。

慢性痒疹，反复发作，持久不愈，中医称为“顽湿聚结”，为中医临床最为常见的类型。温象宽教授认为其湿邪内蕴是病本，复感外界风毒（或毒虫叮咬），致使湿邪与风毒结聚，导致经络阻隔，气血凝滞，形成结节而作痒。所以利湿、渗湿、化湿为治疗的主线，结合兼证或发病情况，伍以凉血、活血、养血、生津等法，随机应变。

（一）清热利湿，凉血止痒

龙胆泻肝汤是治肝胆实火或湿热循经上炎或下注的常用方。温教授用此方，主要是取其清利湿浊，降中有升，祛邪而不伤正的特点。用之临床，可使火降热清，湿浊得消，“顽湿聚结”可相应而愈。

案例

朱某，男性，52岁。初诊于2012年7月20日。

病史：双上肢起皮疹伴瘙痒反复发作1年。1年前无明显诱因双上肢起皮疹，瘙痒剧烈，期间曾到多家医院治疗，具体用药不详，病情时轻时重。全身皮肤散在红斑、丘疹、结节，以头颈部为重，色暗，可见大量抓痕及血痂，瘙痒剧烈，纳可，少寐，二便调，舌红，苔黄腻，脉弦滑。

西医诊断：结节性痒疹。

中医诊断：顽湿聚结。

辨证：湿热内蕴。

治法：清热利湿，凉血止痒。

方药：龙胆草 10g，车前子（包煎）30g，川木通 15g，苦参 10g，土茯苓 30g，黄芩 15g，千里光 15g，三棱 15g，莪术 15g，蒺藜 30g，蜈蚣两条。5 剂，水煎服，每日 1 剂，早、晚分服。

二诊：无新发皮疹，颜色变淡，瘙痒明显减轻，睡眠改善。随症在初诊方基础上去三棱、莪术，加槐花 15g、鸡血藤 15g、紫草 30g。5 剂。

三诊：10 剂后皮疹基本消退，瘙痒症状消失，随访半年无复发。

【简析】本例患者，西医诊断为慢性痒疹中的结节性痒疹，又称“疣状固定性荨麻疹”或“结节性苔藓”。患者舌红，苔黄腻，脉弦滑，为湿热之征象。故治以清热利湿、凉血止痒，予以龙胆泻肝汤加减。方中龙胆草清利肝胆湿热，苦参、黄芩清肝泻火，土茯苓、川木通、车前子渗湿清热，千里光祛风止痒。但根据患者病程长、皮疹色暗，证有血瘀之故，在清热利湿、凉血止痒的基础上，加三棱、莪术以活血化血、理气导滞，后又加入养血活血的鸡血藤，以防活血过度而伤血。

（朱军整理）

（二）健脾利湿，和血止痒

痒疹的特点是顽固性瘙痒，西医临床上多予以抗过敏、调节免疫等疗法治之，但难以根治，极易复发。温象宽教授认为缠绵黏滞是湿邪内蕴的特征，而“诸湿肿满，皆属于脾”，所以健脾利湿是大部分痒疹的主要治疗思路。由于多皮饮有健脾利湿、和血疏风的作用，故而是治疗痒疹最常用的基础方。本方“以皮治皮”，使诸药直达病所，一方面取“正气存内，邪不可干”之意，以扁豆皮、赤苓皮、大腹皮、冬瓜皮等健脾利湿，促进气血生化，增强人体正气；另一方面，取“治风先治血，血行风自灭”之意，以牡丹皮凉血和血，川槿皮理气活血，配以五加皮、白鲜皮祛风止痒利湿；同时予以桑白皮肃降肺热，以地骨皮清虚热，兼以养阴；干姜皮固表温阳，守而不走。

案例

赵某，男，40 岁。初诊于 2019 年 11 月 27 日。

病史：腰部、四肢散在成片状红色丘疹 10 余天。丘疹高出皮肤，瘙痒明显，夜间较甚。患者素喜食肥甘之物，嗜饮酒，舌胖苔腻，脉弦滑。

西医诊断：痒疹。

中医诊断：土风疮。

辨证：脾虚湿盛。

治法：健脾利湿，祛风和血。

方药：

①内服：地骨皮 9g，五加皮 9g，桑白皮 15g，干姜皮 6g，大腹皮 9g，白鲜皮 15g，牡丹皮 9g，赤苓皮 15g，冬瓜皮 15g，扁豆皮 15g，川槿皮 9g，紫草 15g，茜草 15g，墨旱莲 15g，生石膏 30g，知母 20g，藿香 10g，乌梅 15g。7 剂，水煎服，每日 1 剂，早、晚分服。

②外用：止痒酊外涂。

服初诊方后，皮损大部消退，瘙痒症状明显减轻。效不更方，继服5剂。

【简析】本证为典型的脾虚湿盛证，治宜健脾利湿、祛风止痒。在多皮饮健脾利湿、涤清胃肠积滞的基础上，酌加紫草、茜草、墨旱莲养血活血，加知母、生石膏、乌梅清热养阴凉血。

（雷文婷整理）

（三）清热利湿，凉血止痒

温象宽认为湿邪与热毒相合，不仅使病邪缠绵胶着，而且会致病邪逐渐深入营血分，甚或伤及阴津。因此，热毒之邪当用清法，湿邪当从下而利，并适当加入清营解毒、凉血活血之品，如生地黄、牡丹皮、赤芍、白茅根、郁金、皂角刺、夏枯草等。

案例一

赵某，男，51岁。初诊于2019年2月25日。

病史：背颈部局限性红色丘疹10余天。皮疹隆起，色红或灰褐，散在，触之坚实，剧痒时作。伴心烦口渴，小便黄，大便干稀不调。舌质红，苔黄腻，脉滑。

西医诊断：痒疹。

中医诊断：土风疮。

辨证：湿毒内蕴，外感风热。

治法：清热利湿，凉血止痒。

方药：

①内服：生地黄30g，牡丹皮15g，赤芍15g，白鲜皮

15g，蒺藜 15g，皂角刺 15g，山慈菇 10g，地肤子 15g，蛇床子 10g，泽泻 10g，白茅根 30g，郁金 10g，甘草 10g，蝉蜕 10g，连翘 30g。5 剂，水煎服，每日 1 剂，早、晚分服。

②外用：麦饭石泡水外洗、复方黄柏液外搽。

3 月 4 日二诊：瘙痒减轻，大便次数增多。

内服：连翘 30g，赤芍 10g，白芷 10g，皂角刺 15g，玫瑰花 10g，绿萼梅 6g，白花蛇舌草 30g，夏枯草 10g，甘草 6g，土茯苓 10g，土贝母 10g，土大黄 10g，莪术 10g，重楼 10g，山慈菇 10g，郁金 10g，白鲜皮 15g，蒺藜 15g。5 剂，水煎服，每日 1 剂，早、晚分服，并配以复方黄柏液外搽。

3 月 11 日三诊：瘙痒明显减轻，大便正常，阴部有潮湿感。在二诊方基础上减重楼、郁金、白鲜皮、蒺藜，加薏苡仁 30g、苍术 10g。5 剂，水煎服，每日 1 剂，早、晚分服。

【简析】本例病证乃患者素有湿毒内蕴，又外感风热引动，风热之邪与湿毒相合，不仅使病邪缠绵胶着，而且有逐渐深入营血分之势。湿热风毒，邪正交争于表，治宜清热除湿、祛风止痒。方用山慈菇、泽泻、白茅根、郁金清热利湿；地肤子、蛇床子、蝉蜕祛风止痒；生地黄、牡丹皮、赤芍养血和血；白鲜皮、蒺藜、皂角刺、连翘泻火解毒；甘草解毒，并调和诸药。诸药合用，共奏清热利湿、祛风止痒之功。

（雷文婷整理）

案例二

王某，女，26 岁。初诊于 2019 年 11 月 16 日。

病史：四肢散在、多发结节4月余。患者自述虫咬3日后四肢开始散发多个大米粒大小的结节，经多方治疗，效果不明显。结节为淡褐色，奇痒，伴口干，少寐，月经不调。舌红，苔薄少或黄腻，脉沉细。

西医诊断：痒疹。

中医诊断：土风疮。

辨证：湿热内蕴，阴津耗伤。

治法：清热利湿，凉血养阴。

①内服：生地黄15g，皂角刺15g，赤芍10g，白茅根30g，连翘15g，金银花15g，夏枯草10g，土贝母10g，土茯苓10g，陈皮10g，白鲜皮15g，蒺藜15g，甘草10g，甲珠粉（冲服）3g。7剂，水煎服，每日1剂，早、晚分服。

②外用：清丽香皂外洗，万克肤疾宁（先）、复方丙酸氯倍他索软膏（后）外搽，痒时外涂止痒酊。

12月7日二诊：瘙痒减轻，有色素沉着，舌质淡红，苔薄白，脉细数。以湿毒清胶囊善后。

【简析】本证津液亏乏，不能上承，则口渴；舌红，脉沉细为阴虚内热之象；脉沉而无力者，主里虚之候。故治宜清热利湿，凉血养阴。方中生地黄、赤芍、陈皮苦咸而凉，滋阴润燥；生地黄甘苦而寒，清热凉血，养阴生津，滋养肺胃阴津以润肠燥，以增赤芍滋阴润燥之力；夏枯草、土贝母散结，消肿，解毒；土茯苓解毒，除湿；白茅根、连翘、金银花清热凉血；皂角刺消肿托毒；白鲜皮、蒺藜、甲珠粉祛风解毒；甘草调和诸药。诸药合用，养阴增液。服药后症状缓解。

（雷文婷整理）

（四）清热利湿，活血止痒

慢性痒疹，反复发作，持久不愈，久病则入络成瘀，肌肤失于濡养，“治风先治血，血行风自灭”，故对于久病而有血燥生风者，多考虑在湿热的基础上，兼夹津亏血瘀之病机，需伍以养血活血润燥之品，如白芍、丹参、郁金、益母草等。

案例

陈某，男，44 岁。初诊于 2017 年 7 月 6 日。

病史：下肢皮疹病程迁延多年。皮疹坚硬，皮肤粗糙，干燥肥厚，瘙痒日轻夜重，精神倦怠，形体消瘦，舌质红，苔少，脉弦细。

西医诊断：痒疹。

中医诊断：土风疮。

辨证：血瘀血燥生风。

治法：养血活血，散结止痒。

方药：

①内服：柴胡 10g，枳壳 10g，白芍 12g，甘草 10g，香附 10g，丹参 30g，郁金 15g，天麻 10g，钩藤 15g，益母草 30g，白鲜皮 30g，蒺藜 30g，蝉蜕 10g，僵蚕 10g，姜黄 10g，熟大黄 10g。7 剂，水煎服，每日 1 剂，早、晚分服。

②外用：万克肤疾宁（先）、火箭队抑菌乳膏（后）外搽。

7 月 15 日二诊：瘙痒明显减轻，余症仍存。初诊方加鸡内金 10g，减香附。

7月23日三诊：诸症好转，皮疹变软。二诊方减天麻、钩藤、姜黄、鸡内金，加土茯苓10g、防风10g、晚蚕沙10g、防己10g。7剂，水煎服，每日1剂，早、晚分服。

【简析】本证病程迁延多年，气血不足，血瘀、血燥生风。然总因血虚而风从内生，肌肤失于濡润，治以养血活血润燥为主，结合清热利湿、祛风止痒，取“治风先治血，血行风自灭”之义。方中用白芍养血和血；丹参、郁金、益母草活血化瘀；香附、柴胡、枳壳行气，以助血行；熟大黄、姜黄活血通络；白鲜皮、蒺藜清热利湿；蝉蜕、僵蚕、祛风止痒；天麻、钩藤平肝息风；甘草调和诸药。

（雷文婷整理）

第六节　病毒性皮肤病

一、带状疱疹

带状疱疹是由水痘—带状疱疹病毒引起的急性感染性皮肤病。皮疹一般有单侧性和按神经节段分布的特点，排列成带状，由簇集性的疱疹组成，并伴有疼痛。本病夏秋季的发病率较高，发病前常有低热、乏力等症状，常因劳累、感冒等原因而诱发。本病与中医学文献记载的“缠腰火丹”“蛇串疮”“蜘蛛疮”等类似。

（一）清热利湿，行气止痛

《医宗金鉴·外科心法要诀·缠腰火丹》记载：“此证俗

名‘蛇串疮’，有干湿不同、红黄之异，皆如累累珠形。干者色红赤，形如云片，上起风粟，作痒发热，此属肝、心二经风火，治宜龙胆泻肝汤。”

带状疱疹临床以胁肋部多发，故临证时温象宽教授最常用的处方是龙胆泻肝汤加减，取其通络止痛、调和气血、清肝泻胆的功效。其主方用药为：龙胆草、柴胡、炒栀子、黄芩、生地黄、车前草、川楝子、赤芍等。重用龙胆草，上泻肝胆实火，下清下焦湿热，能退肝经热邪；黄芩归属为肺、胃、大肠经，特别是能清中、上二焦湿热；栀子能清泄三焦火邪，有清泄肝胆湿热、清心除烦之双重作用。两药合用，能清热泻火解毒，加强龙胆草清热利湿之功效。又因肝藏血，肝经实火会耗损阴血，本方中运用大量苦寒之品加重耗损阴血作用。加用生地黄能养血柔肝、滋阴凉血，从而达到平衡作用。肝喜条达，加入柴胡可防止苦寒之品致火热内蕴而达到舒畅肝胆的作用，和黄芩配伍能解肝胆之热，又能加强清上之力，引药入肝经，甘草调和诸药，能缓和全方苦寒作用。因本病常伴有神经痛，所以温象宽教授在早期即酌加郁金、川楝子、赤芍等理气止痛之品。

案例

李某，男，48岁。初诊于2019年4月16日。

病史：腰部皮肤疱疹3天。腰部皮肤疱疹成簇带状，疱壁紧胀，灼热刺疼，伴口苦咽干，口渴，烦躁易怒，失眠，纳可，大便稀，舌尖红，苔薄，脉弦数。

西医诊断：带状疱疹。

中医诊断：缠腰火丹。

辨证：肝胆湿热。

治法：清热利湿，行气止痛。

方药：

内服：龙胆草 6g，柴胡 10g，炒栀子 10g，黄芩 10g，生地黄 15g，车前草 15g，郁金 15g，薏苡仁 15g，合欢皮 10g，川楝子 10g，赤芍 10g，焦神曲 15g，金银花 12g。5 剂，水煎服，每日 1 剂，早、晚分服。并配合复合维生素 B 内服。

4 月 24 日二诊：上症好转，仍有疼痛，舌淡红，苔薄白腻，脉弦细。

方药：龙胆草 6g，炒栀子 6g，黄芩 10g，生地黄 15g，柴胡 15g，白芍 15g，板蓝根 15g，鱼腥草 10g，红藤 10g，忍冬藤 15g，泽泻 10g，车前子 15g，炒白芍 10g，茯苓 10g，炙甘草 6g，合欢皮 10g，郁金 10g。7 剂，水煎服，每日 1 剂，早、晚分服。

服上药后疱疹基本结痂，疼痛明显缓解。嘱患者继服 5 剂以巩固疗效。

【简析】本例患者为典型的肝胆湿热型。肝经湿热，阻滞气机，气血循行不畅，凝滞肌肤，不通则痛。故治宜清热利湿、行气止痛，以龙胆泻肝汤加减。故方用龙胆草大苦大寒，上泻肝胆实火，下清下焦湿热，为本方泻火、除湿两擅其功的君药。黄芩、炒栀子具有苦寒泻火之力，在本方配伍龙胆草，为臣药。泽泻、车前子清热利湿，使湿热从水道排出。肝主藏血，肝经有热，本易耗伤阴血，加用苦寒燥湿之品，再耗其阴，故用生地黄、当归滋阴养血，以使标本兼顾。方用柴胡，是为引诸药入肝胆而设，炙甘草有调和诸药之能。综观全方，泻中有补，利中有滋，以使火降热清、湿浊分清，循经所发诸证相应而愈。疱壁紧张，灼热刺疼，伴口苦咽干、口渴，烦躁易怒，食欲不振为肝郁气滞带状疱疹之象。故治宜行气止痛，养血敛阴，柔肝止痛。方中以生地黄、板蓝根、鱼腥草、红藤、忍冬藤、车前子、茯苓清利湿热；合欢皮、郁金行气止痛；炒白芍酸寒，养血敛阴，柔肝止痛；甘草甘温，健脾益气，缓急止痛。二药相伍，酸甘化阴，调和肝脾，有柔筋止痛之效。

（雷文婷整理）

（二）健脾利湿，清肝理气

带状疱疹属于中医学“蛇串疮”“蛇缠腰”“缠腰丹”等范畴，其发病与湿热、湿毒、瘀血阻络等密切相关，以老年人为主。年老则阳明经气先衰，阳明经与脾经互为表里，阳明衰则脾经经气弱，脾胃为运化水谷之重要枢纽，脾虚则运化水湿的功能减弱，水湿内停，郁久化火，火毒内蕴，外溢肌肤，发为疱疹；湿邪阻遏气机，经气不通，气血不畅则易致瘀。治疗则宜健脾祛湿、解毒通络。温教授拟健脾祛湿，清肝理气治疗带状疱疹患者，方中茯苓、白术益气健脾、利水渗湿；当归补血活血；土茯苓解毒、除湿；川楝子疏肝泄热，行气止痛；甘草调和诸药。全方共奏益气健脾祛湿、活血解毒、通络止痛之功。

案例

张某，男，68岁。初诊于2019年6月19日。

病史：腰部疱疹4～5天，伴疼痛，经住院好转，尿有明显异味。现皮肤淡红，有水疱，疱壁松弛，破后糜烂渗出，疼痛较轻，口不渴或渴而不欲饮，不思饮食，食后腹胀。舌胖，脉弦滑。

西医诊断：带状疱疹。

中医诊断：缠腰火丹。

辨证：肝经余热未尽，脾经湿盛。

治法：健脾利湿，清肝理气。

方药：

①内服：紫草30g，大青叶30g，板蓝根30g，土茯苓30g，生薏苡仁30g，黄柏10g，牡丹皮10g，苍术30g，甘草10g，延胡索15g，川楝子10g，蒲黄10g，五灵脂10g，茯苓10g，炒白术10g。7剂，水煎服，每日1剂，早、晚分服。并配合复合维生素B内服。

②外用：七味姜黄擦剂、阿昔洛韦乳膏外涂。

患者用药后疱疹基本结痂脱落，有轻微疼痛。效不更方，继服6剂。

【简析】本例患者疱壁松弛，破后糜烂渗出，疱疹颜色较淡，疼痛略轻，为肝经余热未尽，脾经湿盛之象，故治以健脾利湿、清肝理气。方中以土茯苓、生薏苡仁、黄柏、苍术、茯苓、炒白术健脾利湿；紫草、大青叶、板蓝根清解肝之余热毒邪；川楝子、延胡索行气解郁；牡丹皮凉血止痛；

蒲黄、五灵脂活血以行气止痛；甘草调和诸药。

（雷文婷整理）

（三）活血化瘀，行气止痛

带状疱疹又被称作“蛇串疮”，其主要是因机体虚弱，卫表不固，湿热毒邪从皮毛而入，蕴于经络而致；若再因情志内伤，肝气郁结，阻于经络，毒邪循经而发，进而导致气血瘀滞。其后遗症的发生，通常与治疗不当、邪毒未尽有关。治疗此病以解毒通络，行气活血，扶正固本为原则。因此对于带状疱疹的治疗，应紧抓气滞血瘀这一主证，治疗以活血化瘀药为主。由于老年人体质弱，日久脾虚湿盛，导致阳虚寒凝，气滞湿阻，经络痹阻，不通则痛，因此使用活血化瘀法治疗能够取得最佳的治疗效果。温教授认为，火热、热毒均为阳邪，热邪伤阴，耗伤人体阴液，或过用苦寒燥湿之品，致阴液更加不足，阴虚血亏，经脉拘急，且久病必瘀，日久入络，气阴两虚，瘀血内停，脉络不通，而致疼痛，临床见口干咽干、疼痛夜甚、舌红、苔薄或薄黄等热象。制乳没具有活血止痛及行气作用。郁金为活血化瘀、开郁止痛之药，专治一身上下诸痛。上述药物配伍，其机理是活血化瘀，通畅血脉，行气镇痛，故取得良好效果。

案例

孙某，女，60 岁。初诊于 2020 年 8 月 7 日。

病史：腰部疼痛月余。1 月前曾患带状疱疹，疱疹局部疼痛不止，皮色暗红，现皮损部位呈灰褐色，疼痛以夜晚或阴雨天加重，睡眠不好，纳食差，便秘，舌苔腻，脉弦细。

西医诊断：带状疱疹。

中医诊断：缠腰火丹。

辨证：气滞血瘀。

治法：活血化瘀，行气止痛，清解余毒。

方药：

①内服：制川乌（先煎1小时）9g，制草乌（先煎1小时）6g，地龙15g，制郁金10g，制乳没各15g，威灵仙15g，延胡索15g，蒲黄（包煎）10g，五灵脂10g，细辛5g，姜黄10g，枳壳15g，川芎10g，川楝子10g，甘草10g，大黄10g，桔梗12g，川牛膝10g。7剂，水煎服，每日1剂，早、晚分服。并配合内服维生素 B_1、维生素 B_{12}。

②外用：七味姜黄搽剂外涂。

服上药后疼痛明显减轻，夜晚尚有轻微刺痛。效不更方，继服6剂。

【简析】本证湿热之邪虽退但气血凝滞较甚，所以皮疹消退，但仍疼痛不止。治宜活血化瘀，行气止痛，清解余毒。舌苔腻、脉弦细为气滞血瘀之象。根据纳食差、便秘，辨为气滞；再根据疱疹疼痛，疼痛不止，辨为血瘀。故治宜理气活血止痛。方中以制川乌、制草乌、制郁金、威灵仙、延胡索行气止痛，地龙、制乳没、蒲黄、五灵脂活血化瘀，细辛、枳壳、川芎、川楝子、姜黄、甘草、大黄、桔梗、川牛膝清解余毒。

（雷文婷整理）

二、疣

疣是由人类乳头瘤病毒感染引起的皮肤表面的赘生物。根据临床表现和部位，分为寻常疣、扁平疣、跖疣、生殖器疣（尖锐湿疣）、疣状表皮发育不良等。

根据本病外发的特点，温象宽教授的治疗思路是：单发或少发者，以点涂外治，一般一次即可脱落。但对多发或反复发生者，则配合内服药进行调理。

（一）化痰清热，软坚散结

中医认为，本病为气血失和，腠理不密，复感外邪，凝聚肌肤而成。气血运行不畅，致营卫失司，卫气不固，腠理疏松，邪气易袭，与正气相搏于肌肤，易成瘀或结节，日久坚硬不化。温教授认为此病多属正气亏虚，湿瘀互结，筋肤不荣，遂生疣赘，治疗宜扶正、软坚、除疣，特别强调辨证时要注意分辨湿与瘀的之轻重。温教授的经验方中以夏枯草清热解毒，散风御邪；生地黄、黄精养血；当归、白芍、香附、川芎活血祛瘀、软坚散结；浙贝母、瓜蒌祛痰散结。

案例

梁某，女，19岁。初诊于2020年1月14日。

病史：西医曾予冷冻治疗，但足趾疣反复发作。月经正常，纳食、睡眠尚可，大便黏滞不畅，舌红，苔黄腻，脉细缓。

西医诊断：跖疣。

中医诊断：足瘊。

辨证：痰湿热瘀滞。

治法：化痰清热，软坚散结。

方药：

①内服：夏枯草12g，陈皮9g，茯苓12g，浙贝母9g，瓜蒌9g，丹参15g，怀牛膝9g，白术9g，柴胡6g，当归9g，白芍12g，香附6g，川芎9g，炒莱菔子9g，生地黄12g，黄精9g，薏苡仁30g，甘草6g，桔梗9g，鸡内金12g。5剂，水煎服，每日1剂，早、晚分服。

②外用：上药三煎外泡，冰糊点涂（温象宽经验方）。

患者用药1周后疣脱落。

【简析】《素问·至真要大论》中说："热淫于内，治以咸寒，佐以甘苦。"本证趾疣反复发作是因患者体内痰湿热与瘀滞胶着，所以外治点涂须与内服药物配合使用，清热化痰软坚，以绝病之根由。方中夏枯草泻火解毒软坚；痰湿热胶着必伤阴液，故辅以白芍、生地黄、黄精养阴增液而清热；佐以浙贝母、瓜蒌、薏苡仁化痰软坚；当归、白术、丹参养血活血；又柴胡、香附、川芎、炒莱菔子、云苓理气和血；陈皮、桔梗、鸡内金健脾化湿；怀牛膝凉血引药下行；甘草调和诸药。合而用之，除湿化痰软坚。

（雷文婷）

（二）凉血活血，祛瘀软坚

疣亦由风热毒邪搏于肌肤而生，或怒动肝火，肝旺血燥，筋气不荣，肌肤不润，局部气滞血瘀所致，外伤、摩擦常为其诱因。温教授采用丹参、怀牛膝理气活血化瘀、软坚散结；夏枯草、陈皮、炒莱菔子、浙贝母、瓜蒌理气化痰、软坚散结；生地黄、黄精和血；茯苓、薏苡仁利湿。诸药合用，共奏祛风清热、活血化瘀、软坚散结之效。此方治疗疣疗效好，且复发率低。

案例

王某，男，21 岁。初诊于 2019 年 10 月 14 日。

病史：手指寻常疣多年，皮疹顽固不退，疹色黄褐或黯红，干燥且无光泽，质地较硬，大小不一，不痒不痛，舌暗红，脉数。

西医诊断：寻常疣。

中医诊断：刺瘊。

辨证：痰湿热瘀互阻。

治法：清热除湿，祛瘀软坚。

方药：

①内服：紫草 9g，茜草 9g，生地榆 9g，槐花 9g，生地黄 12g，当归 9g，丹参 30g，黄芩 9g，黄柏 9g，苍术 15g，薏苡仁 30g，玄参 15g，茯苓 15g，蒲公英 30g，陈皮 9g，姜半夏 8g，紫苏叶 9g，桔梗 9g，甘草 6g，怀牛膝 9g。7 剂，水煎服，每日 1 剂，早、晚分服。

②外用：先以万克肤疾宁、复方倍氯米松樟脑乳膏外涂 5 日后再点涂冰糊。

患者用药 10 天后疣脱落。

【简析】本例患者变生寻常疣多年，病程较长，皮疹顽固不退，且疹色暗褐、质地较硬、干燥且无光泽，为痰湿热瘀互阻，胶固难除，故外治先以万克肤疾宁、复方倍氯米松樟脑乳膏局部软化，后点涂冰糊；同时配合内服药物使用，清热化痰除湿，凉血活血祛瘀，以助药力发挥。方中苍术燥湿健脾；薏苡仁利水消肿、健脾去湿；玄参清热凉血、滋阴降火、解毒散结；姜半夏燥湿化痰、消痞散结；紫苏叶芳香化湿；怀牛膝活血化瘀、引火下行；生地黄紫草、茜草、生地榆、蒲公英化痰；当归、丹参活血祛瘀；气为血之帅，气行则血行，故复佐少量桔梗理气，以助活血之力。槐花、黄芩、黄柏清热燥湿；茯苓、陈皮健脾祛湿；甘草调和诸药。

（雷文婷整理）

（三）健脾除湿，软坚散结

疣的反复发生多与湿痰难除关系密切，病总属本虚标实，脾胃虚弱为主，由湿聚为痰、痰瘀相互搏结而成。故调理之法中健脾除湿化痰为常用大法。

案例

陈某，男，42 岁。初诊于 2019 年 10 月 21 日。

病史：眼睑上单个细软的丝状突起赘生物，尖端为乳头瘤状。

西医诊断：丝状疣。

中医诊断：肉瘊。

辨证：脾虚湿盛。

治法：健脾除湿化痰。

方药：

①内服：太子参 30g，白术 10g，茯苓 10g，甘草 6g，陈皮 15g，石斛 30g，半夏 10g，豆蔻 30g，生薏苡仁 30g，焦四仙各 10g，鸡内金 10g，炒莱菔子 15g，生姜 3 片。5 剂，水煎服，每日 1 剂，早、晚分服。

②外用：冰糊点涂。

二诊家访，患者用药 1 周后疣脱落。

【简析】中医认为“脾虚湿盛”是丝状疣病机的关键，而“湿、痰、浊、瘀”是主要的病理基础。究其根本，脾虚湿盛之体质是内因基础，方中的太子参可补气固表，扶正补虚，是治疗气虚证之要药；白术可燥湿利水、补脾健胃；茯苓具有健脾补气之功效；陈皮、半夏可化痰燥湿；石斛滋养胃阴、生津液；豆蔻、生薏苡仁清热燥湿；焦四仙、鸡内金、炒莱菔子健脾开胃、消食导滞。诸药合用，共奏健脾除湿化痰之功。

（雷文婷整理）

（四）疏风清热，解毒散结

中医称扁平疣为“扁瘊”“千日疮”“枯筋病”等。《诸病源候论》谓：“疣目者，人手足边忽生如豆，或如结筋，或五个，或十个，相连肌里，粗强于肉。”《外科枢要》中指出：“疣属肝胆少阳经，风热血燥，或怒动肝火，或肝客淫气所致。”温教授认为本病之所以好发于青少年及儿童，是因为青少年正处于青春期发育旺盛、阳气升腾阶段，外感之风邪与体内阳气易于相搏于肌表，酿成风热毒邪侵害皮肤而致本病。故本病病因初起多为风热毒邪郁于肌表，病程日久则致肝旺血燥，筋肤不荣，肌肤不润。桑白皮、栀子具有较强清热凉血之功；牡丹皮、丹参、玄参凉血活血、解毒透疹；荆芥、防风疏风透表、清火，可解肺经风热毒邪。

案例

李某，女，21岁。初诊于2019年3月20日。

病史：左面颊扁平疣多发、色红、瘙痒3～4年，加重1月，纳眠可，二便调，舌淡红，苔白厚，脉软。

西医诊断：扁平疣。

中医诊断：扁瘊。

辨证：风热毒蕴。

治法：疏风清热，解毒散结。

方药：

①内服：荆芥9g，防风9g，白鲜皮12g，地肤子15g，薏苡仁30g，黄芩9g，茯苓12g，生地黄12g，牡丹皮9g，丹参15g，玄参15g，当归9g，桑白皮9g，栀子9g，连翘9g，夏枯草9g，浙贝母9g，甘草6g，桔梗9g，白芷9g。5剂，水煎服，每日1剂，早、晚分服。

②外用：扁平疣搽剂（温象宽经验方）外搽，每日两次。

9月10日二诊：症状减轻，9月7日月经至，伴乳房胀，小腹痛，咽痛，口渴，二便调，舌淡红，苔厚白，脉软。初诊方去荆芥、防风、白鲜皮、地肤子，加玫瑰花6g、牛蒡子9g、菊花12g、芦根30g、柴胡6g、白芍15g、枳壳9g。

9月17日三诊：服上药后，症状减轻，纳眠可，口渴喜饮，舌淡红，苔厚白，脉软。调整方药：生地黄12g，牡丹皮9g，丹参15g，黄芩9g，当归9g，百合30g，浙贝母9g，夏枯草9g，瓜蒌9g，桔梗9g，怀牛膝9g，玄参15g，白术9g，茯苓12g，薏苡仁30g，炒谷麦芽各15g，甘草6g。5剂，水煎服，每日1剂，早、晚分服。

9月24日四诊：服上药后，疣消减，继服5剂。

【简析】中医认为扁平疣多因肺卫不足、腠理不固及气血不和等，外感风热毒邪乘虚侵入，并蕴结于肌肤，郁滞不散而引发本病，温教授多采取疏风清热、解毒散结之治法。荆芥、防风祛风解表、透疹消疮；连翘清热解毒、散结消肿、疏散风热；白鲜皮、地肤子祛风解毒、清热燥湿；薏苡仁健脾渗湿、清热利水；黄芩清热燥湿、泻火解毒；配合茯苓、生地黄、牡丹皮、丹参、玄参、当归清热凉血；桑白皮、栀子、连翘宣畅气血以散血积气结；白芷祛风、燥湿、清热解毒；浙贝母、桔梗疏风清热；夏枯草散结；甘草调和诸药。

（雷文婷整理）

三、传染性软疣

传染性软疣是由传染性软疣病毒感染引起的一种传染性皮肤病。中医名为“鼠乳”“水瘊子”，皮损表现为特征性有蜡样光泽的丘疹或结节，顶端凹陷，能挤出乳酪状软疣小体。好发于儿童及青年人，潜伏期14天~6个月。传染途径主要是直接接触传染，也可自体接种。往往在公共浴池或游泳池传染，成人多通过性传播。

温象宽教授认为本病多因风邪与体内热毒相合，外窜经络、肌肤，总以清热疏风、解毒化痰为大法。尤在泾说："毒者，邪气蕴蓄不解之谓。"风热湿邪胶着、蕴蓄，谓之风热湿毒，马齿苋、蒲公英、板蓝根、大青叶有解热毒、疏风热的功效，地肤子、白鲜皮、蒺藜、苦参，有祛风热、止痒之效，皆是温教授常用之药。

案例

赵某，女，6岁。初诊于2018年12月2日。

病史：肛门周围有呈蜡样光泽的珍珠状红色小丘疹，顶端凹陷并能挤出乳酪样软疣，痒，已有两个多月，经他处医治，疗效慢，舌红脉弦。

西医诊断：传染性软疣。

中医诊断：鼠乳。

辨证：风热毒蕴。

治法：清热疏风，解毒化痰。

方药：马齿苋30g，蒲公英30g，板蓝根30g，香附30g，木贼30g，蜂房10g，生薏苡仁30g，地肤子30g，白鲜皮30g，蒺藜30g，苦参30g，大青叶30g。5剂，水煎服，每日1剂，早、晚分服。

二诊家访，患者用药后疣脱落。

【简析】传染性软疣这种疾病，中医认为风热毒邪是重要的致病因素，风为百病之长，四时皆可见之，其性善行而数变，若机体正气不足，腠理不固，则风邪易乘虚而入，郁于肌表，经络不畅，久而化热，风热毒邪相搏于肌肤而发为疣。温教授认为该病初起或骤然加重多因感受风热毒邪，治疗宜清热疏风、解毒化痰，常用马齿苋、蒲公英、板蓝根清热解毒，香附、木贼疏散风热，蜂房攻毒杀虫、祛风止痛；生薏苡仁、地肤子、白鲜皮、蒺藜清热疏风，苦参、大青叶清热燥湿。

（雷文婷整理）

四、手足口病

手足口病为西医学病名，中国古代文献中没有相关记载，大多数医家一般将手足口归属为中医学中的“温病”“口糜”“时疫”“春温”“湿温”等范畴。

温象宽教授认为手足口病所患为时疫之邪，传播迅速，故必须及时给予清热解毒之剂；根据临床发病情况，多侵犯肺脾而发病，脾胃湿热是其发病的内环境，肺失宣降，气机失于宣畅是病发之由。故处方中清热解毒、宣降肺气与醒脾和胃为主方思路。综上所述，手足口病系肺脾湿热证，病理上主要为外感时疫、湿热两邪相合，湿郁化热，阻于中、上二焦，继而三焦气机不畅，而肺气失宣可以影响脾的运化，使湿浊进一步加重，病位主在肺与脾，然湿热是其病情演变的主要因素，本方根据发病的病因病机，以清热解毒的药物结合醒脾之药，有助于湿热的宣解，同时外邪经由肌表疏泄，从而达到治疗目的。

案例

石某，男，32岁。初诊于2013年6月15日。

病史：数日前发热打消炎针，发现臀部、手前臂、口腔有水疱，手、足、口、臀部等部位出现斑丘疹、疱疹，口痛，流涎，可伴有发热，流涕咳嗽，纳差，或恶心呕吐，咽痛，尿黄短，大便干结或便溏，舌红，苔薄黄腻，脉弦。

西医诊断：手足口病。

中医诊断：时疫。

辨证：邪犯肺脾。

治法：宣肺清热，化湿透邪。

方药：

①内服：金银花15g，苍术10g，黄柏10g，生薏苡仁15g，白鲜皮10g，苦参10g，地肤子10g，百部10g，板蓝根10g，紫草20g，赤小豆15g，甘草5g，滑石15g。3剂，水煎服，每日1剂，早、晚分服。

②外用：川百止痒洗剂（先），除湿止痒膏（后）。

二诊家访，患者用药后手足口病治愈

【简析】手足口病属于中医“温病”“瘟疫”范畴，具有“卫气营血”的传变规律。病因为感受手足口病时邪，此邪具有湿热、风热特点。手足口病时邪由口鼻而入，内侵肺脾，卫表被遏，肺气失宣，则见发热、头痛、咳嗽、流涕等；邪毒循经，熏蒸口舌，则口腔发起疱疹、口痛、拒食、流涎；湿热熏蒸四肢，则手足疱疹，本证治疗宜宣肺清热、化湿透邪，常用金银花清热解毒；苍术、黄柏清热燥湿；生薏苡仁健脾补肺、清热利湿；白鲜皮、苦参、地肤子，百部祛风胜湿、解毒止痒；板蓝根、紫草、赤小豆清热解毒、凉血；滑石解毒清热、通淋利尿；酌加甘草补气之品。

（雷文婷整理）

第七节　其他疾病

一、黄褐斑

黄褐斑是一种发生于面部皮肤的淡褐色或褐色的色素沉着性皮肤病。皮损常对称分布于颧部及颊部，亦可累及前额、鼻、口周或颊部，皮损为大小不一、边缘清楚的黄褐色或深褐色斑片，常无自觉症状。

黄褐斑相当于中医的“面尘”“黧黑斑”，历代医家多从肝郁气滞、肝肾不足、脾虚湿蕴、气滞血瘀、痰饮等方面论治本病。《医碥》曰：“面上黧黑斑，水虚也。”《灵枢》亦曰：“肾病者，颧与颜黑。”

温象宽教授认为黄褐斑的初期与肝郁气滞因素关系较大，久病则与脾、肾两脏关系密切。发病初期：忧思抑郁，血弱不充，火燥精滞，肝火旺盛，上冲于面而发生黄褐斑。久病及肾，肾为先天之本，肾藏精，肾阴不足，水火不济，虚火上炎，面失所养而生面尘。肾虚损及肝脾，而致人体阴阳失调，气血不和，气滞血瘀，不能上荣于面，而生黧黑斑。脾为后天之本，主运化，为气血生化之源，脾胃损伤，气血不足，不能上荣于面；或脾失健运，不能转输水谷精微，湿邪阻滞，凝而成痰，阻遏气机，气血凝滞颜面而成色斑。所以，黄褐斑的病机核心是脏腑功能失常，气血失和，故治疗上应在脏腑辨证的基础上兼顾气血。

（一）补脾益肾，补益气血

对于黄褐斑日久，面色晦暗，无光泽的患者，温教授辨治多以虚证为主，或虚实夹杂，且在辨证治疗的同时伍以补益气血之品。主方以二仙汤合黄芪桂枝五物汤加减。

案例

孙某，女，39岁。初诊于2006年1月14日。

病史：因双侧面颊及额部暗褐色斑片9年，加重半年余就诊。患者自述9年前孕期面颊部出现浅褐色斑片，范围逐渐扩大，未予正规治疗，半年前流产后色斑颜色加重，面色发黄。平素月经量少，色淡，经期提前7天，经期自觉腹部坠胀感明显，腰困，时有漏尿，乏力口干，偶有偏头痛，睡眠较差，易醒，深睡眠减少，苔白可见齿痕，脉弦细。

西医诊断：黄褐斑。

中医诊断：面尘。

辨证：脾肾两虚，气血不足。

治法：补脾益肾。

方药：

①内服：仙茅12g，淫羊藿12g，黄芪30g，红参9g，桂枝9g，白芍12g，当归15g，熟地黄10g，川芎9g，知母9g，升麻6g，夜交藤12g。9剂，水煎服，每日1剂，早、晚分服。

②外用：清丽面膜（温象宽经验方）加珍珠粉调匀后外敷，隔日一次，每次30分钟。

1月24日二诊：色斑较前颜色变淡，面色较前好转，患者自述服药后睡眠好转，无偏头痛发生，漏尿现象明显好转，苔白，边有齿痕，脉缓滑。

方药：

①内服：改仙茅为15g、淫羊藿为15g，去川芎。9剂，水煎服，每日1剂，早、晚分服。

②外用：清丽面膜加珍珠粉调匀后外敷，隔日一次，每次30分钟。

2月3日三诊：患者面部斑片较前明显变淡，面色较前红润有光泽，患者自述近3日来无漏尿现象发生，睡眠好，无偏头痛发生，经期较前提前3天，色及量均较前好转，坠胀感较前好转，现正值月经第五天，边有齿痕，苔白，脉滑。

方药：

①内服：二诊方去知母，加苍术12g。9剂，水煎服，每日1剂，早、晚分服。

②外用：清丽面膜加珍珠粉调匀后外敷，隔日一次，每次30分钟。

2月15日四诊：患者面部色斑呈淡褐色，面色红润有光泽。患者自述服药后无漏尿现象发生，睡眠好，精神好，可见少量齿痕，苔白，脉和缓有力。

方药：

①内服：三诊方减仙茅为12g、淫羊藿为12g，去夜交

藤，加党参12g、炒白术12g。9剂，水煎服，每日1剂，早、晚分服。

②外用：清丽面膜加珍珠粉调匀后外敷，隔日一次，每次30分钟。

【简析】本例患者自述9年前孕期出现黄褐斑，流产后加重，面色发黄，月经量少，色淡，经期自觉腹部坠胀感明显，腰困，漏尿出现。时有乏力，口干。偶有偏头痛，睡眠较差，易醒，深睡眠减少，可见齿痕，苔白，脉弦细。考虑为脾肾两虚，气血不足，不能上荣面部肌肤而生黧黑斑，故以二仙汤和黄芪桂枝五物汤补肾健脾、益气养血。二仙汤可温肾阳，补肾精，泻肾火，调冲任，方中仙茅、淫羊藿温肾阳、补肾精，知母泻肾火、滋肾阴，当归温润养血、调理冲任。

（二）活血化瘀，补益气血

在治疗黄褐斑的过程中，温教授强调调理气血的重要性，活血化瘀为治疗黄褐斑的常用治则。《灵枢·经脉》云："血不流则髦色不泽，故其面黑如漆柴者。"《灵枢·邪气脏腑病形》曰："十二经脉，三百六十五络，其血气皆上于面而走空窍。"《难经·二十四难》曰："脉不通则血不流，血不流则髦色不泽，故面黑如黧。"《太平圣惠方》所云："面上䵟……此由凝血在脏。"

案例

李某，女，45岁。初诊于2006年4月12日。

病史：面部褐色斑片7年余，加重3年。患者自述7年前日晒后面部出现褐色斑片，3 年前外用“祛斑霜”后突然加重，患者平素月经时有血块，经期腹痛明显，怕冷，腰困、腰酸，睡眠差，入睡困难，时有胃肠隐隐不适，乏力，舌红苔腻，边缘可见少量瘀斑，脉弦细涩。

西医诊断：黄褐斑。

中医诊断：面尘。

辨证：痰瘀互结，气血不足。

治法：补益气血，化痰祛瘀。

方药：

①内服：当归 15g，熟地黄 12g，川芎 15g，白芍 12g，桃仁 12g，红花 12g，清半夏 12g，陈皮 12g，黄芪 30g，杜仲 12g，肉桂 3g，桑寄生 12g。9 剂，水煎服，每日 1 剂，早、晚分服。

②外用：清丽面膜加珍珠粉调匀后外敷，隔日一次，每次 30 分钟。

4 月 20 日二诊：面部褐色斑片较前稍有变淡，面色较前好转，患者自述胃部不适、乏力、腰困均好转，睡眠稍有好转，腻苔较前消退，脉弦细。

方药：

①内服：初诊方加苍术 12g。9 剂，水煎服，每日 1 剂，早、晚分服。

②外用：清丽面膜加珍珠粉调匀后外敷，隔日一次，每次 30 分钟。

4 月 28 日三诊：面部褐色斑片较前明显变淡，患者自述胃部无明显不适，经期腰困明显好转，血块较前明显较少，经期怕冷明显好转，睡眠好转，舌淡红，苔薄白，脉细滑。

方药：

①内服：二诊方减川芎为6g、红花为6g，去桃仁。6剂，水煎服，每日1剂，早、晚分服。

②外用：清丽面膜加珍珠粉调匀后外敷，隔日一次，每次30分钟。

5月9日四诊：患者面部可见淡褐色斑片，范围较前缩小，中间可见正常皮肤，患者自述较前精神好转，无明显不适，舌淡红，苔薄白，脉细缓。

方药：

①内服：三诊方去清半夏、红花，改川芎为9g，加党参12g、山药12g。9剂，水煎服，每日1剂，早、晚分服。

②外用：清丽面膜加珍珠粉调匀后外敷，隔日一次，每次30分钟。

【简析】本例患者，月经有明显血块，伴腹痛，怕冷，腰困、腰酸，睡眠差，时有胃肠隐隐不适，乏力，舌红苔腻，边缘可见少量瘀斑，脉弦细涩。为寒凝血瘀，痰湿阻滞之象，予以补肾温阳活血、化痰、益气补血治疗，气血通畅，遂得以养颜美容。以桃红四物汤活血补血，加黄芪、杜仲、肉桂、桑寄生温补肾阳、益气养血。

（三）健脾益气，祛湿消斑

此治则主要针对黄褐斑而脾虚湿盛的患者。脾为后天之本，主运化饮食精华，为气血生化之源，脾胃损伤，气血化生不足，或脾失统摄，血不循常道，不能上荣于面；或脾失健运，不能转输水谷精微，湿邪阻滞，凝而成痰，阻遏气机，气血凝滞颜面而成色斑。温教授强调：患者疲劳、困倦、头闷、不适、睡眠欠佳、烦躁等症状为此型黄褐斑的辨证要素。

案例

季某，女，36岁。初诊于2007年5月12日。

病史：面部褐色斑片6年余，加重1年。患者自述6年前日晒后面颊部出现褐色斑片，逐渐加深，范围扩大，多处就诊并应用药物治疗而未见明显效果，1年前生产后明显加重，平素时常自觉疲劳，困倦，头闷、不适，月经色淡，白带量多，双下肢困重明显，舌淡胖，边有齿痕，舌苔薄白，脉濡缓。

西医诊断：黄褐斑。

中医诊断：面尘。

辨证：脾虚湿盛。

治法：健脾益气，祛湿消斑。

方药：

①内服：人参15g，黄芪20g，白术15g，茯苓15g，山药15g，莲子肉15g，扁豆10g，炒薏苡仁30g，砂仁（后下）10g，桔梗10g，炙甘草5g。9剂，水煎服，每日1剂，早、晚分服。

②外用：清丽面膜加珍珠粉调匀后外敷，隔日一次，每次30分钟。

5月22日二诊：褐斑颜色转淡，范围缩小，患者自述服药后头闷、不适明显好转，双下肢困重好转，精神好转，舌淡胖，齿痕好转，脉缓。

方药：

①内服：初诊方加升麻 3g、当归 9g。9 剂，水煎服，每日 1 剂，早、晚分服。

②外用：清丽面膜加珍珠粉调匀后外敷，隔日一次，每次 30 分钟。

5 月 21 日三诊：患者面部褐色斑片明显变淡，颊部基本消退，鼻部及额部仍有少量淡褐色斑片，舌淡苔白，边有齿痕，脉缓。

方药：

①内服：二诊方改升麻为 6g、黄芪为 30g，当归为 12g，去砂仁。9 剂，水煎服，每日 1 剂，早、晚分服。

②外用：清丽面膜加珍珠粉调匀后外敷，隔日一次，每次 30 分钟。

6 月 2 日四诊：患者面部褐色斑片基本消退，额部仍有少量淡褐色斑片，舌淡苔白，边有少量齿痕，脉缓。

方药：

①内服：予以患者人参健脾丸，每日两次，每次 1 丸，嚼服。

②外用：清丽面膜加珍珠粉调匀后外敷，隔日一次，每次 30 分钟。

【简析】本例患者自觉疲劳，困倦，头闷不适，月经色淡，白带量多，双下肢困重明显，舌淡胖边有齿痕，舌苔薄白，脉濡缓，为脾虚湿盛的表现，予以健脾利湿治疗，方药以参苓白术散为基本方，二诊褐斑颜色转淡，范围缩小，头闷不适、双下肢困重及精神明显好转，说明湿邪有气化之势，加升麻、当归为引气血上荣；三诊更加重黄芪用量，一方面引清阳之气上升，另一方面有气能生血之意。诸药相合，使湿邪得以运化，气血得以上荣与面。

（四）行气活血，补益肝肾

温教授认为黄褐斑日久往往会涉及多个脏腑，肾为先天之本，肾藏精，肾阴不足，水火不济，虚火上炎，面失所养而生面尘。肝肾之阴受损、肝气郁结，气血不能濡养肌表，阻于肌肤，而生面尘。肝阴失养，疏泄失职，如水枯则流缓，血液枯涩则运行不畅，不能上荣头面而出现褐斑。

案例

黄某，女，55 岁。初诊于 2008 年 4 月 6 日。

病史：面部褐色斑片 9 年余，加重 3 年。9 年前工作劳累后面部出现褐色斑片，经多种治疗而未见明显效果，3 年前亦因工作劳累后面部褐色斑片进一步加重，平素易怒，易悲，经量少，经期先后不定，舌质红，并见瘀斑，舌苔薄黄，脉细弦。

西医诊断：黧黑斑。

中医诊断：面尘。

辨证：肾虚血瘀证。

治法：行气活血，化瘀补肾。

方药：

①内服：桃仁 12g，红花 12g，当归 15g，生地黄 30g，川芎 9g，白芍 15g，女贞子 30g，墨旱莲 15g，桑椹 20g，沙

参 15g，菟丝子 15g，黄芪 15g，合欢皮 20g，陈皮 10g，甘草 6g。12 剂，水煎服，每日 1 剂，早、晚分服。

②外用：清丽面膜加珍珠粉调匀后外敷，隔日一次，每次 30 分钟。

4 月 18 日二诊：患者面部褐斑较前稍有变淡，自诉心烦易怒好转，舌红较前好转，脉弦细。

方药：

①内服：初诊方加黄精 15g、牛膝 10g。12 剂，水煎服，每日 1 剂，早、晚分服。

②外用：清丽面膜加珍珠粉调匀后外敷，隔日一次，每次 30 分钟。

4 月 30 日三诊：患者面部褐斑明显变淡，经量较前明显增多，色暗，大量血块，经期第四天。舌淡红，脉细滑。

方药：

①内服：二诊方改桃仁为 9g、红花为 9g，加葛根 12g、红参 9g。12 剂，水煎服，每日 1 剂，早、晚分服。

②外用：清丽面膜加珍珠粉调匀后外敷，隔日一次，每次 30 分钟。

5 月 12 日四诊：患者面部褐斑颜色明显变淡，侧面部耳前少量淡褐色斑片，自觉心情舒畅，精神好，舌淡红苔薄白，脉细。

方药：

①内服：三诊方继服 12 剂，水煎服，每日 1 剂，早、晚分服。

②外用：清丽面膜加珍珠粉调匀后外敷，隔日一次，每

次30分钟。

【简析】患者就诊可见舌红，有瘀斑，经量少，有血块，易怒易悲，为肝肾阴虚，瘀血阻滞的表现，肝肾阴虚，肝气郁滞，则易悲易怒；肝失所养，疏泄失职，如水枯则流缓，血液枯涩则运行不畅，不能上荣头面而出现褐斑。故温教授以桃红四物汤合二至丸活血化瘀，补益气血，滋水涵木，调理冲任，益阴潜阳治之。方中女贞子甘苦而凉，善能滋补肝肾之阴；墨旱莲甘酸而寒，补养肝肾之阴，又可凉血养血。加桑椹，则增益滋阴补血之力。合而用之，共奏滋补肝肾、益阴养血之功。桃红四物汤由四物汤加味桃仁、红花而成，可活血祛瘀，养血活血。方中以强劲的破血之品桃仁、红花为主，力专活血化瘀；以甘温之熟地黄（此例为生地黄）、当归滋阴补肝、养血调经；白芍养血和营，以增补血之力；川芎活血行气、条畅气血，以助活血之功。两方配合加减，使气血充足，肝肾得以滋养。

（刘琳整理）

二、斑秃

斑秃是一种骤然发生于毛发部位的非瘢痕性片状脱发性疾病。常发生在头部，也可发生在睛眉部、腋部等所有有毛发的部位。脱发区域头皮正常，常无自觉症状。

中医称其为“鬼剃头”“鬼舐头”“油风”，认为其多由肝肾不足、精血亏虚，或脾胃虚弱，气血生化无源，致血虚生风，发失所养；或肝气郁结，气机不畅，血液运行不利，致气滞血瘀，血不能濡养头发而致局部发落。

温象宽教授对斑秃的辨治遵从中西医结合的思路，现代医学认为斑秃是因毛囊免疫豁免机制破坏而引发的器官特异性T细胞介导的自身免疫病，临床初期常有精神情志因素影响，且斑秃发病过程中容易合并甲状腺疾病，所以在治疗中以中医调神、疏肝、补益之法进行整体调理。而中国传统医学有“风邪在于头，有偏虚处，则发秃落，肌肉枯死。或如钱大，或如指大，发不生，亦不痒，故谓之‘鬼舐头’”（《诸病源候论》）的认识。认为在斑秃发病期起可能与体有偏虚，风邪在头有关，斑秃日久与血气衰弱，肾气不足，又受风邪所致。在斑秃的发病过程中基本都为虚实夹杂，故而在治疗过程中还应随病情发展而辨证施治。

（一）滋阴润燥，养血安神

整理古书籍中对于斑秃病因病机的认识如下。一为气血虚弱，如《诸病源候论》中谓：“足少阴，肾之经也，其华在发。冲任之脉，为十二经之海，谓之‘血海’，其别络上唇口。若血盛则荣于须发，故须发美；若血气衰弱，经脉虚竭，不能荣润，故须秃落。”一为血燥风盛，如《外科证治全书·头部论治》中谓：“头发干枯，成片脱落，皮红光亮。”温象宽教授认为斑秃患者常有阴虚火旺，血燥生风，肝火旺盛，扰动心神之症。一方面阴虚血燥，不能荣发；另一方面，肝火内盛，扰动心神不得安宁，故治宜滋阴润燥、养血安神以生发。

案例

黄某，男，45岁。初诊于2006年10月8日。

病史：头部片状脱发反复发作7年余，加重3年。患者自述7年前理发时发现枕部2cm×2cm片状脱发斑，口服及外用中药治疗后出现新生毛发，其后时有新发脱发斑片。3年前脱发斑进一步增多，时有头晕、乏力、睡眠差、焦虑烦躁、口干口苦，查体可见头部多发大小不等的脱发区，部分中央可见细软毛发及点状萎缩，舌红苔黄，脉细弦。

西医诊断：斑秃。

中医诊断：鬼剃头。

辨证：阴虚血燥。

治法：滋阴养血润燥。

方药：

①内服：生地黄20g，玄参15g，当归10g，丹参15g，茯苓15g，白鲜皮12g，蛇床子15g，熟地黄12g，黄精12g，白芍12g，黄芩12g，黄柏12g。7剂，水煎服，每日1剂，早、晚分服。

②外用：侧柏叶酊（温象宽经验方），一日两次。

10月15二诊：患者自述头发脱落减少，口干口苦好转，烦躁好转，头晕减轻。查体未见明显新生毛发，舌红，苔薄黄，脉细。

方药：

①内服：初诊方去，改当归15g。7剂，水煎服，每日1剂，早、晚分服。

②外用侧柏叶酊，一日两次。

10月23日三诊：患者自述诸症继续好转，头发脱落减少，可见新生毛发，舌红苔薄，脉细。

方药：

①内服：二诊方改黄柏为9g，加夜交藤12g，去蛇床子、白鲜皮。9剂，水煎服，每日1剂，早、晚分服。

②外用：侧柏叶酊，每日两次。

11月8日四诊：患者自述无明显不适，可见大量新生毛发。

【简析】本例患者反复脱发7年，症可见头晕，乏力，睡眠差，焦虑烦躁，口干口苦，舌红苔黄，脉细弦，为阴虚血燥，血燥生风，肝火旺盛之表现，方选滋阴除湿汤加减。方中生地黄、玄参、当归、熟地黄、黄精、白芍滋阴养血润燥，白鲜皮、黄芩、黄柏清热解毒，丹参养血活血，茯苓养心安神，蛇床子止痒祛风止痒。全方共奏滋阴润燥、养血安神生发之功效。

（二）调神安形，疏肝理气

本病临床由情志因素引发者较多，温教授对此型一方面从整体调神、疏肝入手，另一方面结合患者全身情况进行辨证用药。下面谨以1例脾湿较重的案例来体会这一辨治思路。

案例

曾某，男，28岁。初诊于2012年5月8日。

病史：周身大片毛发脱落9月余。患者自述9月前因工作及情感原因出现失眠、脱发、口腔溃疡等症状，逐渐加重，现眉毛、腋毛等毛发也可见脱落，头晕、头痛，失眠易醒，入睡困难，胃胀痛不适，消化不良，舌苔白厚腻，脉细弦。

西医诊断：斑秃。

中医诊断：鬼剃头。

辨证：肝郁脾虚，湿邪阻滞。

治法：疏肝解郁，健脾利湿。方药：

①内服：柴胡 10g，龙骨 20g，牡蛎 20g，白芍 20g，侧柏叶 20g，夜交藤 20g，酸枣仁 30g，苍术 6g，白术 6g，生薏苡仁 20g，陈皮 12g，清半夏 12g，甘草 6g。9 剂，水煎服，每日 1 剂，早、晚分服。

②外用：侧柏叶酊，每日两次。

5 月 18 日二诊：患者自述头晕头痛，胃肠不适减轻，毛发脱落稍有减少，睡眠好转，仍较差，舌淡苔腻。

方药：

①内服：初诊方改生薏苡仁为炒薏苡仁 30g，加远志 9g，石菖蒲 12g。9 剂，水煎服，每日 1 剂，早、晚分服。

②外用：侧柏叶酊，每日两次。

5 月 27 日三诊：患者自述诸症继续好转，睡眠好转，心情舒畅，头发脱落明显减少，可见大量新生毛发，舌淡苔薄白，脉细弦。

方药：

①内服：二诊方去柴胡，加当归 12g、鸡血藤 15g。12 剂，水煎服，每日 1 剂，早、晚分服。

②外用：侧柏叶酊，每日两次。

6 月 9 日四诊：患者自述已无明显不适，可见大量新生毛发，舌淡苔白，脉细。

方药：

①内服：上方去炒薏苡仁、清半夏、白芍，加桑寄生12g。7剂，水煎服，每日1剂，早、晚分服。

②外用：侧柏叶酊，每日两次。

【简析】本例患者由情志因素而引发本病，责之于肝，方中柴胡、白芍疏肝解郁，龙骨、牡蛎安神潜阳，配以夜交藤、酸枣仁养血安神，苍术、白术、薏苡仁、陈皮、清半夏祛痰利湿，复诊加强化痰安神之功效。

（刘琳整理）

三、雄激素性秃发

雄激素性秃发分为男性型秃发和女性型秃发，是由于易感毛囊在双氢睾酮作用下出现微小化，生长期缩短，从而使毛发变细、变软，容易脱落。其中男性型秃发主要表现为：发际线后移，逐渐出现顶部脱落；女性型秃发主要表现为顶部或整个头部的稀疏。除脱发外，毛发的变细、变软也是其重要临床表现。男性雄激素性秃发在我国的发病率可以达到21.3%，近年来发病年龄逐渐年轻化，与生活节奏快，人们精神紧张、熬夜、喜甜食等不良生活习惯有关。

本病在中医古籍中与“蛀发癣”“发蛀脱发”密切相关。温象宽教授对本病的发病机制认为是两方面的因素：一是湿热蕴积。患者饮食不节等因素导致脾胃运化失职，湿热内生，上蒸巅顶，气血运行不畅，而致毛发脱落，湿热外溢则头发油腻。二是患者阴血不足、肾精亏虚。患者禀赋不足，先天肝肾亏虚；或后天阴血暗耗，久之及肾，致肾阴不足、肾精亏虚。精血不足，则毛发生长无源而发落，正如《诸病源候论·毛发病诸候》记载："若血盛则荣于须发，故须发美；若血气衰弱，经脉虚竭，不能荣润，故须发秃落……若血气盛则肾气强，肾气强则骨髓充满，故发润而黑；若血气虚则肾气弱，肾气弱则骨髓枯竭，故发变白也。"临床脱发日久更多见本虚标实的状态，以阴血不足、肾阴亏虚为本，湿热内蕴、浸淫肌肤为标，所以对本病的治疗为填精补血与清热（或健脾）利湿相辅。同时，在治疗过程中，应嘱患者保持良好的生活习惯。

案例

患者江某，女，32岁。初诊于2012年5月3日。

病史：弥漫性脱发8年余，加重半年余。患者自述8年前工作繁忙后出现脱发，半年前，脱发加重，同时伴有头皮瘙痒，头皮油脂分泌过多，头屑多。查体见头部弥漫性脱发，油脂多，大量头屑，可见抓痕，未见明显红斑等表现。患者平素时有胃肠胀满不适，不思饮食，烦躁易怒，梦多，睡眠欠佳，舌苔黄腻，脉濡滑。

西医诊断：雄激素性秃发。

中医诊断：发蛀脱发。

辨证：湿热内蕴。

治法：清热利湿。

方药：

①内服：清半夏15g，黄芩9g，黄连12g，干姜6g，夜交藤15g，栀子12g，苍术12g，侧柏叶12g，厚朴6g，陈皮

15g，甘草 9g。9 剂，水煎服，每日 1 剂，早、晚分服。

②外用：侧柏叶酊，每日两次。

5 月 12 日二诊：患者自述头油减少，头屑明显减少，瘙痒减轻，胃肠胀满不适明显减轻，睡眠好转，但仍有疲劳感，平素月经量少，舌苔厚腻较前明显好转，脉细缓。

方药：

①内服：初诊方加黄芪 15g、当归 12g、牡丹皮 12g。9 剂，水煎服，每日 1 剂，早、晚分服。

②外用：侧柏叶酊，每日两次。

5 月 21 日三诊：患者自述无明显头屑，无瘙痒，头发脱落明显减少，胃肠无明显不适，睡眠明显好转，偶有早醒，患者正值经期，经量少，腰困痛，舌淡，苔白滑，脉细缓。

方药：

①内服：圣愈汤加减，黄芪 30g，熟地黄 12g，当归 12g，川芎 9g，白芍 12g，红参 12g，制何首乌 20g，鸡血藤 20g，仙茅 12g，淫羊藿 12g，侧柏叶 12g，黄柏 12g。9 剂，水煎服，每日 1 剂，早、晚分服。

②外用：侧柏叶酊，每日两次。

5 月 30 日四诊：患者自述头发无明显脱落，无头皮不适，毛发较前明显生长，可见大量新生毛发。睡眠好转，精神好。舌淡苔白，脉较前有力。

方药：

①内服：守方继服 9 剂，水煎服，每日 1 剂，早、晚分服。

②外用：侧柏叶酊，每日两次。

【简析】雄激素性秃发又被称为“脂溢性脱发”。中医认为多因湿热上蒸，气血亏虚，无以养发；或肝郁气滞，气血不畅，毛发失养；或肾精亏虚，生发乏源所致。除头部弥漫性脱发、油脂多、大量头屑、可见抓痕、未见明显红斑等表现外，本例患者就诊初期有胃肠胀满不适、不思饮食、烦躁易怒、梦多、睡眠欠佳、舌苔黄腻、脉濡滑等胃肠湿热表现，本病的治疗需要清利湿热，也需要补肾益精，使发生有源。初诊以半夏泻心汤消痞散结和胃，调和肝脾，湿热得以清利，睡眠得以好转。三诊改用圣愈汤加减，安神助眠，补益气血，益肾填精，使毛发得以生长。

（刘琳整理）

四、白癜风

白癜风是由于皮肤和毛囊内的黑色素细胞内酪氨酸酶活性减低或消失，导致黑色颗粒生成进行性减少或消失而引起的局限性或泛发性脱色素性病变，是一种获得性特发性色素脱失性疾病，发病原因尚不明确，临床可看到有一定家族聚集性，可能为常染色体显性遗传性疾病，伴不同的外显率，常沿神经节段分布，以及合并有甲状腺疾病等自身免疫性疾病，可能与自身免疫引起黑色素细胞自身破坏有关。

传统中医学称白癜风为“白驳”“白驳风”“白癜”，中医临床辨证分型大致分为湿热蕴阻、气滞血瘀、肝郁气滞、气血不和、肝肾不足、脾肾阳虚、心肾不交、脾胃虚弱等。

温象宽教授对本病的辨治思路，主要有两点，一是气虚血滞，二是邪阻气机，致气血失和，不荣肌肤。

（一）补气生血，疏通脉络

温教授认为白癜风的产生多是由于气血不荣肌肤所致，而气虚血滞，经络不通，肌肤失养又是常见的病机改变，故治当以补气生血、通经活络为基本治则。

案例

张某，女，39岁。初诊于2009年3月有18日。

病史：双手足白斑5年，加重泛发周身1年。患者5年前无明显诱因双手足出现瓷白色斑片，白斑逐渐扩大、融合成片，边界清楚，于多处就诊未见明显效果。1年前劳累后泛发周身，患者平素易劳累乏力，时有胃肠胀满不适，大便黏腻、便溏交替，睡眠欠佳，梦多，舌淡红，苔滑腻，脉缓滑。

西医诊断：白癜风。

中医诊断：白驳风。

辨证：脾胃虚弱。

治法：益气健脾，补气养血。

方药：

①内服：当归12g，黄芪30g，白芍10g，太子参9g，炙甘草9g，炒白术15g，茯苓15g，豨莶草30g，陈皮12g，桂枝5g，土鳖虫10g，红枣3枚，生姜2片。12剂，水煎服，每日1剂，早、晚分服。

②外用：白斑酊（温象宽经验方），每日两次。

3月30日二诊：未见白斑明显扩大、增多，部分白斑颜色好转，患者自述胃肠不适好转，大便成形，每日每行，舌质红，苔薄黄，脉濡数。

方药：

①内服：初诊方去茯苓，加香附 12g、木香 6g。12 剂，水煎服，每日 1 剂，早、晚分服。

②外用：白斑酊（温象宽经验方），每日两次。

4 月 13 日三诊：躯干及四肢白斑范围较前缩小，可见多个色素岛出现，患者自述胃肠道不适明显好转，周身无明显不适。

方药：

①内服：人参 12g，炒白术 15g，干姜 3g，茯苓 15g，木香 12g，香附 9g，豨莶草 30g，苏木 6g，黑豆 30g，补骨脂 9g。12 剂，水煎服，每日 1 剂，早、晚分服。

②外用：白斑酊，每日两次。

4 月 25 日四诊：白斑范围明显缩小，白斑内色素岛增多，患者诉周身无明显不适。

方药：

①内服：三诊方加巴戟天 6g。12 剂，水煎服，每日 1 剂，早、晚分服。

②外用：白斑酊，每日两次。

【简析】本例患者就诊初期自述易劳累乏力，时有胃肠胀满不适，大便黏腻、便溏交替，睡眠欠佳，梦多，舌淡红，苔滑腻，脉缓滑。以归脾汤合小建中汤加减，此方由黄芪、太子参、炒白术、当归、炙甘草健脾益气、养血和血，豨莶草补元气、祛风湿、乌须发；陈皮、桂枝理气调中，并防补药呆滞。二诊加大行气健脾之功效。三诊以理中汤为主方，人参、炒白术、干姜温补脾胃，健脾益气，气血调和，经络通畅，则白斑自消。

（二）利湿化浊，调理气机

此治则常见于白癜风的发病初期及发展期，患者一般素体内有湿热瘀滞，由于多种诱发因素，如情志易怒及抑郁等，致肝失条达，气血失和；或饮食因素致湿浊不化而外泛于肌肤。湿浊内盛，阻滞气机，一方面使水液不得转化为津液，另一方面影响津血正常运转，使肌肤失于濡养。故以利湿化浊、调理气机为其治疗主线。

案例

孙某，女，45 岁。初诊于 2007 年 3 月 7 日。

病史：面部出现瓷白色斑片 1 年余，逐渐加重，泛发周身 3 月余。患者 1 年前无明显诱因面部出现蚕豆大小的白色斑块，范围逐渐扩大，3 月前无明显诱因泛发周身，患者自述平素时有潮热汗出，心中烦闷，睡眠差，烦躁易醒，入睡困难，乳房胀痛，有肿块，经期先后不定，舌红，苔黄厚腻，脉弦滑。

西医诊断：白癜风。

中医诊断：白驳风。

辨证：湿热蕴毒。

治法：利湿化浊，调理气机。

方药：

①内服：豆蔻 12g，石菖蒲 12g，茵陈 15g，连翘 12g，藿香 10g，黄芩 12g，牡丹皮 12g，栀子 9g，柴胡 6g，白芍 12g，当归 6g，茯苓 15g，炒白术 15g，薄荷（后下）6g。9 剂，水煎服，每日 1 剂，早、晚分服。

②外用：白斑酊，每日两次。

3 月 16 日二诊：患者面部白色斑块明显消退，未见新发白斑，自诉心中烦闷好转，夜间睡眠较前好转，乳房胀痛好转，舌红苔薄黄，脉弦。

方药：

①内服：柴胡 12g，龙骨（先煎）15g，牡蛎（先煎）15g，黄芩 10g，党参 15g，茯苓 15g，清半夏 15g，栀子 9g，香附 10g，砂仁（后下）6g，生姜 2 片，红枣 3 枚。9 剂，水煎服，每日 1 剂，早、晚分服。

②外用：白斑酊，每日两次。

3 月 26 日三诊：患者白斑较前明显消退，出现大量色素岛，睡眠明显好转，乳房肿块明显消退，无明显心中烦闷，

方药：上方减龙骨为 10g、牡蛎为 10g，给予白斑酊继续外用。

【简析】该患者病机初显湿热壅上，肝失条达，气机壅滞，故见心中烦闷，睡眠差，烦躁易醒，入睡困难，乳房胀痛，肿块，经期先后不定，舌红，苔黄厚腻，脉弦滑。治法应以清热利湿、疏肝理气为主，用三仁汤合丹栀逍遥丸加减，方中、茵陈、黄芩三药共为君药，清利湿热，石菖蒲、藿香、豆蔻行气化湿。丹栀逍遥丸是在逍遥丸基础上增添栀子、牡丹皮二味中药，共奏泻火除烦、凉血解毒、疏肝养

血、健脾和胃之功效。二诊时患者仍有心中烦闷，睡眠差，故用柴胡加龙骨牡蛎汤以理气安神。其中龙骨、牡蛎镇惊安神，黄芩、茯苓、清半夏、栀子、香附、砂仁清热，疏肝理气、行气宽中除烦，又有党参、红枣益气扶正，从整体出发，调理全身气机治本；另一方面安神治标。

（刘琳整理）

五、玫瑰糠疹

玫瑰糠疹是一种常见的炎症性皮肤病。好发于躯干和四肢近端，可见大小不等、数目不定的玫瑰色斑片，其上有糠状鳞屑。本病有自限性，一般持续 6 ~ 8 周可自愈。但也有经久不愈的情况，很多玫瑰糠疹患者延误治疗后容易遗留色素沉着。此症好发于 10 ~ 35 岁人群。在高温环境下，瘙痒感会更明显。部分患者在发疹前会短时间出现恶心、食欲不振、疲倦、头痛、发热等类似感冒的症状。

玫瑰糠疹属于中医的“风热疮”“风癣”范畴。中医认为，其发病多因外感风热之邪，闭塞腠理所致；内因则多与热伤阴液，血热化燥，外泛肌肤有关。

温象宽教授在辨治本病时，除考虑外感的因素外，主要结合本病血热的主病机，进而辨其虚实，包括祛风清热、滋阴润燥、清热凉血和养血凉血等。

（一）疏风清热，凉血消斑

此治则主要包含两种情况，一是由于营血不足，以致卫表疏松，风热外袭；二是体内有热，招致风邪外袭。内外合邪，使热毒瘀阻营血。

案例

李某，女，35岁。初诊于2019年5月12日。

病史：患者自诉两月前月经期间感冒后，前胸部出现小片红斑，在皮损边缘有白色领圈状脱薄屑，伴瘙痒，后双上肢亦出现类似皮损。患者曾在某三甲医院治疗，外用地奈德乳膏，疗效欠佳。后在某医院外用自制药膏后，症状暂时减轻，次月月经期间症状加重。现双上肢、前胸部可见密集红斑，蚕豆或花生米大小，脱薄屑，瘙痒，面黄，纳眠可，二便调。舌淡尖稍红，苔薄白腻，脉右弱左可。

西医诊断：玫瑰糠疹。

中医诊断：风热疮。

辨证：风湿热蕴肌肤，兼正气不足。

治法：疏风清热除湿，凉血消斑，佐以扶正。

方药：浮萍10g，蝉蜕9g，薄荷10g，栀子10g，白鲜皮18g，陈皮9g，牡丹皮10g，薏苡仁20g，生黄芪18g，甘草6g。5剂，水煎服，每日1剂，早、晚分服。

5月29日二诊：药后皮损全部消退，现仅前胸部残留几个丘疹，舌红，苔薄黄腻，脉右弱左可。

方药：荆芥10g，连翘9g，蝉蜕9g，薏苡仁20g，黄芩9g，厚朴10g，茯苓12g，甘草5g。7剂，水煎服，每日1剂，早、晚分服。

【简析】本案例患者月经期气血趋下，营卫不足，感受风寒，郁滞化热，加之本兼有脾湿，湿热郁于肌肤，外发红斑。方中浮萍、蝉蜕、薄荷外可疏风清热；栀子、牡丹皮内可清热凉血；白鲜皮、陈皮、牡丹皮、薏苡仁清热除湿；生黄芪、甘草扶正，以充表卫。二诊后苔黄腻，以祛风清热除湿为主，故去除黄芪，防滞气之嫌。

（二）祛风胜湿，养血凉血，活血消斑

此治则主要是针对血热且又有血燥的病患而设，临证患者瘙痒较为明显，此种病机下单纯清热凉血是不够的，需伍以养血之品如生地黄，同时由于血燥则血涩，故行气通络也常需兼顾。

案例

王某，女，35 岁。初诊于 2021 年 6 月 1 日。

病史：7 天前因劳动汗出受风，继而遍身皮肤出现红色痒疹，以四肢较多，疹如玫瑰，其红白皮肤界限清楚，红疹成片而高出于皮面，伴痒甚，搔后更为明显，皮肤干燥，无脓液等分泌物。食纳及二便正常，舌淡红无苔，脉缓。

西医诊断：玫瑰糠疹。

中医诊断：风热疮。

辨证：血燥生风兼风湿外袭，燥热内郁。

治法：祛风胜湿，养血凉血，活血消斑。

方药：干生地黄 15g，赤芍 12g，川芎 6g，丹参 12g，蒺藜 10g，炒地肤子 30g，地骨皮 12g，白芷 9g，羌活 6g，大青叶 10g，生甘草 6g，制香附 9g，炒枳壳 9g。5 剂，水煎服，每日 1 剂，早、晚分服。

二诊：患者服药 3 剂后，痒疹很快消退。

【简析】患者于劳动时，在烈日之下，汗出当风，兼受地下潮湿，风邪、湿热蕴于肌肤，而成是病，但从痒甚、皮肤干燥及舌象来辨治，本病患体内燥热之象较甚。所以外要祛风胜湿，内要养血和血凉血、清热利湿，外之风湿两解，则内里血燥得平，故而痊愈。炒地肤子为苦寒之药，为清热利湿治皮肤要药，白芷、羌活为风药，风能胜湿。蒺藜苦辛平，苦能燥湿，辛能行散，黄坤载谓其可“泻湿驱风”。治风先治血，血行风自灭。故用干生地黄、赤芍、川芎、丹参之药养血凉血活血。红色痒疹之处必气滞血涩，气血郁而化热，故用制香附、炒枳壳、大青叶、地骨皮行气通络，清热凉血；复以甘草解毒，调和诸药。

（朱军整理）

六、日光性皮肤病

日光引起的皮肤病指日光照射于人体可引起皮肤的急性或慢性炎性变化甚至诱发癌前病变及肿瘤，光引起的皮肤病可分为日晒伤、光毒反应、光变态反应等。日晒伤是日光暴晒后皮肤接受了超过耐受量的中波紫外线而引起的急性皮肤炎症；光毒反应是任何个体接受了超量日光照射，或虽为常规照射量，但皮肤含过量能吸光的物质或其他光敏物质使皮肤表面出现的急性损伤性反应，长期反复大量日晒也可引起光毒反应。皮疹主要发生在日晒部位，可表现为日光性荨麻疹、多形性日光疹、光变态反应性接触性皮炎、光感性药疹等。光毒性和光感性两种反应在临床上有时不易区分，有时初起是光毒性反应，但继之可产生光变态反应，或两者同时存在。临床表现为局部皮肤出现大片水肿性鲜红色斑片，边缘清楚，严重者红斑上可发生水疱或大疱，以及丘疹、结节、色素沉着斑等多种皮损，自觉灼热刺痛。严重者除皮疹外还可有目赤、眼睑肿胀，以及发热、头痛、头晕、心悸等全身症状。

本病多于春季和初夏发病，以中青年女性为主。中医称之为“日晒疮”。温象宽教授认为其病机主要为皮肤腠理不密，外感光热之毒，湿热郁结，内外合邪相搏而致病。

所以温象宽教授对本病的处理原则是：在清热解毒的基础上，还要考虑体内的环境因素，加以辨证论治。

案例一

杨某，男，53岁。初诊于2015年6月7日。

病史：患者诉3年前，因长期暴露于日光下工作，面颈、双手背皮肤出现少许红斑、丘疹，伴瘙痒，自用地塞米松乳膏后症状消失。但此后每经日晒，红斑、丘疹伴瘙痒等症状即再次发作，先后到多家医院皮肤科就诊，予以复方甘草酸苷片口服、外擦药物（其他具体用药不详），症状缓解不明显，皮疹逐渐波及颈部、双手背。两周前，因外出游玩被日光暴晒，症状再次发作并加重，为求进一步中医诊疗，遂至我门诊就诊。刻下面颈、双手背皮肤泛发红斑、丘疹，伴灼热痛痒，口干苦，纳可，平素喜食鱼鲜厚味食品，寐差，二便调。舌质红，苔黄腻，脉弦数。

西医诊断：日光性皮炎。

中医诊断：日晒疮。

辨证：湿热内蕴。

治法：清热利湿，祛风止痒。

方药：龙胆草 10g，苦参 10g，木通 10g，车前子 10g，土茯苓 20g，黄芩 10g，生地黄 10g，羌活 10g，独活 10g，生石膏（先煎）30g，蜈蚣 2 条。5 剂，水煎服，上午、下午各两次。忌辛辣油腻之物。

6 月 12 日二诊：患者经上述治疗后，红斑、丘疹消退，仍觉瘙痒，口干、口苦好转，纳食可，二便调。舌质红，苔黄，脉弦数。清热利湿，祛风止痒之法见效，效不更方，初诊方加牡丹皮 9g 继续服用 7 剂。

6 月 19 日三诊：病情稳定，红斑、丘疹消退，瘙痒减轻，口干、口苦好转，纳眠可，二便调。舌质红，苔薄黄，脉弦数。加玄参 15g、麦冬 20g、生地黄 20g 以养阴。继服 7 剂。

【简析】患者为中年男性，素体热盛，喜饮酒，饮食不忌，脾胃功能减弱，过食鱼腥发物，助湿生热，湿热内蕴，疏泄不畅，加之日晒，光热毒邪引发内邪，故见躯干、四肢发起红斑、丘疹；外感风热毒邪，肌肤瘙痒不适；湿热互结，故病情缠绵不愈；热扰心神，故眠差。舌质红，苔黄腻，脉弦，均为湿热之征。龙胆草清利肝胆湿热；苦参、黄芩清肝泻火；生石膏辛甘大寒，可清阳明之经热防风、羌活、独活为风升之药，风能胜湿，且能防苦参、龙胆草等苦寒之药伤阳；土茯苓、木通、车前子渗湿清热。病久入络，必用虫类药通络祛风，再恐清热利湿之力太过，疾病后期伤及阴液，故予玄参、麦冬、生地黄以顾护阴液。本病案体现了“清热利湿，首要之法”的运用。方药恰当，湿热之邪得去，则顽疾得除。

案例二

武某，女，41岁。初诊于2021年6月5日。

病史：患者素性急，因家中琐碎之事烦扰，几日不能寐。自述3天前突然脸上红肿，伴痒，遇日照加重，且颈部皮肤泛红痒，怒则加重，口干，易大便干，月经量少，无痛经，舌尖红，苔白，脉弦滑。

西医诊断：日光性皮炎。

中医诊断：日晒疮。

辨证：肾水不足，心火炎上兼外热郁肌。

治法：泻心火，滋肾水，解郁热。

方药：生地黄18g，天冬10g，白芍12g，胡黄连9g，黄芩10g，葛根10g，蒺藜10g，茯苓10g，牡丹皮9g，香附10g。5剂，水煎服，早、中、晚饭后服。

6月11日二诊：服上方后明显减轻，但是遇日照时仍泛红、痒，舌尖红，苔白，脉弦缓。初诊方加大青叶20g、金银花15g，5剂。

6月16日三诊：患者述基本痊愈，遇日光仍痒，不泛红，口不干，睡眠可睡四五个小时。二诊方去大青叶，继服5剂。

【简析】患者望而知之为木火有余，金水不足之体，故素性急，烦躁易怒，再因家中之事烦扰，致肝郁化火，与心火相合而上熏于面，故脸上红肿痒。遵仲景黄连阿胶汤之法，清上热，滋肾水。故方中生地黄为君，入肾则水足，天冬滋补金水，金水相生，白芍养肝血；改黄连为胡黄连，加黄芩清上热，而不易伤中；葛根清阳明郁热，引药上行；茯苓、香附理气安神。

（朱军整理）

七、癣病

癣病又称为“真菌病”，是由一组皮肤癣菌（主要由毛发癣菌属、小孢子菌属和表皮癣菌属）引起的毛发、皮肤及指甲感染。常见的癣病有手癣、足癣、体癣、股癣、花斑癣、头癣等。真菌直接镜检及培养阳性。

中医文献对手足癣的记载有很多，在明清的外科著作中，有几处关于手足癣的描述，文献中记载的“鹅掌风”“掌心风”等为手癣，而“脚湿气”“臭田螺”等指的是足癣。

温象宽教授认为反复发作或持续难愈的癣病，其基本病机有两方面，一是正气不足，二是体内有湿浊。中医文献中记载，手足癣病的诱因是外感湿热之毒蕴积皮肤而生，病久一方面湿热化燥，灼伤气血；另一方面湿浊阻内，水不化津，更使肌肤失养，则有皮肤起水疱、流清稀水，又有干燥、破裂、脱屑等表现。

由于本病外症较为明显，温象宽教授认为反复发作或持续难愈的癣病基本病机有两方面，一是正气不足，二是体内有湿浊，所以处理方法是内外并治，以祛湿为第一要义。

案例一

王某，男，35岁。初诊于2018年6月6日。

病史：患者有5年多脚气病史，近因脚气加重而前来诊治。现脚趾间溃烂、冰凉，色泽暗红，流清稀黄水。观其人为面白书生气质，素脾胃虚寒，畏寒而喜暖食，大便溏，小便清长，脉沉细。

西医诊断：足癣。

中医诊断：癣病。

辨证：寒湿下注。

治法：温阳散寒，燥湿止痒。

方药：党参12g，苍术10g，吴茱萸6g，花椒10g，炮姜3g，炙甘草10g，蛇床子15g。6剂，每日1剂，水煎两次合并，煎取药液约1000ml。每次内服50ml，每日分3次服，其余药液分3次外洗。

6月15日二诊：溃烂减轻，又以前方继服6剂。

6月25日三诊：诸症基本消除，为了巩固疗效，复以前方6剂，每两天1剂，内服、外用方法同前。随访1年，一切尚好。

【简析】患者为面白书生气质，素脾胃虚寒，畏寒而喜暖食，大便溏，小便清长，舌质红，苔根白略厚，脉沉细，诊断为脾胃虚寒，根据脚趾间溃烂冰凉，色泽暗红，流清稀黄水而辨为寒湿下注，予理中汤建中以恢复中焦脾胃腐熟运化之职，用蛇床子温阳散寒、燥湿止痒，加吴茱萸温阳散寒除湿，花椒燥湿醒脾、温阳止痒。方中药物相互为用，以奏其效。

案例二

刘某，男，10岁。初诊于2020年9月6日。

病史：患者偏瘦，述双足趾间起水疱，伴痒3个月。现患者双脚趾间起水疱、脱皮，部分出现糜烂，伴瘙痒。平素饮食不当则胃部不适。舌红，苔中根白厚，脉常。

西医诊断：足癣。

中医诊断：癣病。

辨证：脾虚食积兼湿化热。

方药：

①内服：茯苓10g，白术10g，陈皮6g，神曲6g，太子参10g，木香6g，豆蔻3g，莪术3g，连翘2g。7剂，水煎内服，每日两次。

②外洗：苦参30g，白鲜皮10g，土荆皮10g，野菊花20g，地肤子15g，土茯苓10g，黄连6g。水煎外用，并加100ml醋入药汤中。每日1次，后外涂达克宁软膏。

9月6日二诊：服初诊上方后足趾间起水疱干瘪，瘙痒减轻，纳谷馨。内服药继服7剂，再开3剂外用药。

【简析】患儿正值黄口之年，系平素脾胃虚弱，饮食积滞，湿热内蕴，加之正值伏暑，内外相干，湿热循经脉下注所致。方药以清热燥湿、解毒杀虫法治之。苦参、白鲜皮清热燥湿；野菊花、地肤子、土茯苓清热解毒利湿；黄连加强清热燥湿解毒之功，土荆皮为治癣要药，可杀虫止痒。内服之药，可健脾运湿，通降肠胃。方中以异功散运脾，木香、豆蔻、莪术通降肠胃。痞坚之处，必有伏热，连翘以除郁热。

（朱军整理）

第四章

学术成就

1936年温象宽出生在晋东北的定襄县宏道镇，1956年高考时以优异的成绩被天津医科大学录取。大学毕业后从事西医外科工作，20世纪60年代在忻县人民医院与陆占魁主治医师在一起工作（山大一院下放的皮肤科专家），耳濡目染学到了不少皮肤病的治疗经验。20世纪70年代国家开展西医学习中医的号召，温象宽在山西中医学校西学中班学习中医近一年，开始对中医理论有了明确的认识。随后在忻州地区人民医院（现忻州市人民医院）中医科跟名中医李养槐（山西中医大家李翰卿的儿子）实习，对中医精湛的临床疗效着迷，开始明确了自己的中医学术方向。20世纪80年代，其第二次参加了山西省中医研究所（现山西省中医院）的西学中班，再一次进行了两年的中医经典系统学习，使其对中医从经典到临床有了更深层次的领悟。至此，温象宽有了坚实的中、西医两套医学理论知识。两届西学中班学习结业后，其决定主攻中西医结合皮肤病的教学和临床研究，在山西中医学院（现山西中医药大学）中医外科学教研室主讲皮肤病学，并常年坚持在附属医院皮肤科一线从事临床诊治工作。由于温象宽在皮肤科卓越的工作成绩，20世纪90年代山西中医学院成立皮肤病研究所时，其被任命为研究所所长，即专心从事皮肤病的中医临床研究。

在进入中医的领域后，温象宽还受到其岳父赵行权和夫人赵存娥的影响，赵行权是定襄县名老中医，将其临床经验倾囊相授；赵存娥教授毕业于北京中医学院（现北京中医药大学），有坚实的中医基础理论功底，对其临证辨证的中医思维有着潜移默化的影响。

中西治学，兼收并用，吸取名家之长，为己所用。温象宽的治学过程是在现代医学理论及临床实践的基础上，研习中医经典及近代中医大家论著，博采众长，为我所用，逐渐形成了一套独特的皮肤病诊治体系。

下面仅就温象宽60年在皮肤病方面的学术成就及学术成果概览叙述如下。

一、辨病与辨证并举

辨病抓住矛盾的特殊性，辨证抓住矛盾的普遍性，是温象宽在皮肤病辨证论治中的核心思想。

皮肤是人体最大的器官，它不仅是与外界直接接触的器官，外界环境、日常生活接触到的物品会对皮肤病的发生发展造成影响，而且许多内脏组织等全身系统性疾病也可以反映到皮肤上来，患某些全身性疾病时，会在局部或全身皮肤及毛发、黏膜等处出现异常的变化，如因药物、食物引发的过敏反应，以及因内分泌失调引起的皮肤改变等。

温象宽认为：任何疾病的发生发展都有规律性，有些疾病是多因素致病，有些疾病的发展会有多种促发因素，作为一名皮肤科医师，要细心聆听患者描述的现病史，询问患者的生活习惯，并结合患者的具体情况予以指导。

皮肤病的诊治方法也和其他各科一样，不外乎辨证论治和辨病论治。前者是解决矛盾的普遍性，后者是解决矛盾的特殊性。矛盾的普遍性是寓于矛盾的特殊性之中的。研究每一个疾病，就是要掌握其矛盾的特殊性。掌握了矛盾的特殊性，就抓住了疾病的本质。这也说明了为什么单方、验方能治病，为什么一种病辨证分型越少则疗效越好，而分型越多则疗效越差的道理。但疾病的性质往往是复杂多变的，掌握其矛盾的特殊性并不容易，而了解其矛盾的普遍性相对来说就比较容易些。所以对大多数疾病来说，还只停留在辨证论治上，而不能辨病论治。关于辨病，也就是研究每一个疾病的诊断标准，鉴于中医一病多名甚至多病同名现象非常普遍，所以温象宽教授在辨病论治时，是以西医病名为准，参考对应的中医病名。

临床上应当怎样处理辨病论治和辨证论治的关系呢？遇到一个病，能应用辨病论治者，尽量采用辨病论治，这是皮肤科疾病相较于其他疾病来说更多用的一个诊断方法。当然，如果不能应用辨病论治者，则采用辨证论治。也就是说，遇到一种皮肤病，即使病的诊断暂时不能很快明确，也同样可用辨证论治的方法予以正确的处置，同样能收到相应的效果。

如何对于一个具体的皮肤病进行辨证呢？首先，和内科疾病一样，要辨其症状，包括全身症状和局部症状，尤其是后者更为重要，然后要辨疾病的性质。皮肤病的性质，温象宽的辨证思路是根据临床表现，首先分为急性和慢性两大类：

急性皮肤病 大多发病急骤，皮损表现以红、肿、热、丘疹、疱疹、脓疱、糜烂、渗液为主，同时伴有瘙痒、口干、口渴、便秘、尿黄、烦躁、发热、面红，舌质或舌尖红，舌苔黄腻，脉浮弦滑数有力。病因辨证多为风、湿、热、虫、毒，八纲辨证以实证、热证为主。其与脏腑的联系，一般与肺、脾、心三脏关系较为密切。正如《黄帝内经》云："诸痛痒疮，皆属于心。"因心主热，火之化，热甚则疮痛，热微则疮痒。《诸病源候论》云："肺主气，候于皮毛。脾主肌肉。气虚则肤腠开，为风湿所乘；内热则脾气温，脾气温则生热也。湿热相搏，故头面身体皆生疮。"

慢性皮肤病　大多发病缓慢。皮损表现为干燥粗厚，苔藓样变，鳞屑、皲裂、色素沉着或色素脱失，伴有脱发及指（趾）甲变化。自觉症状不重，多同时有口黏、口淡、纳呆、大便不干或溏泻、腹胀满，舌质多淡暗，舌体胖嫩或有齿痕，舌苔白滑或白腻，脉多缓细等。病因辨证大多为血瘀或营血不足，肝、脾、肾三脏亏损，冲任不调，八纲辨证以虚证、寒证为主；其与脏腑的联系，一般与肝、脾、肾三脏关系密切。因肝主藏血、主筋，爪为筋之余，血虚则生风生燥，皮肤爪甲失于濡养而为病；脾为后天之本，气血生化之源，主肌肉，运化水湿与水谷精微，脾虚则肌肤失去气血之濡养，水湿停留而为患；肾主藏精，为先天之本，黑色属肾，其华在发，肾精不足，则可形成先天性遗传性皮肤病，以及产生皮肤的色素改变和脱发等病变。

二、整体思维辨治皮肤病变

整体思维辨治皮肤病变是温象宽教授在皮肤病诊治过程中的又一个特点。

临证中，大多数皮肤病所涉及的病位不仅局限于皮肤表面，尤其是一些顽固的、病程较久的、反复发作的皮肤病，实际是一种内在脏腑气血失常的表现。也就是说，许多皮肤病，皮损现象为表象，脏腑失调为本原。所以温象宽教授在应对很多皮肤病（如湿疹、神经性皮炎、脱发、银屑病等常见皮肤科疾病）时所遵循的基本原则是整体辨治，聚焦邪正关系，着眼于调理失衡的脏腑气血，也就是说在掌握这些疾病的特殊规律时，还须整体调理和治疗。温象宽教授在整体辨证中，主要围绕以下两个方面进行辨证：

（一）辨皮损的发病部位与脏腑的关系

经络外应皮肤，内应脏腑。从皮肤损害发生的部位与经络联系，可了解与脏腑的关系，如皮损发生于鼻部者，多与肺经有关；皮损发生于唇部者，多与脾胃经有关；皮损发生于胁肋部和阴部者，多与肝经有关。从皮肤损害发生的部位与病因相联系，凡皮损发生于人体上部者，如头面、上肢等部位的，多由风温、风热引起，因风性上行、火性上炎；皮损发生于人体中部者，如腰背胁肋部位的，多由气郁、火郁所致，因气、火俱发于中；皮损发生于人体下部者，如臀部、下肢的，多由湿热或寒湿引起，因湿性下趋。

（二）辨舌象与脉象

辨舌象　即望舌质与舌苔。舌质红为热象，红而起刺为血热；舌尖红者为心火；舌边红，苔薄白者为风热；舌质红，苔薄黄者为湿热之湿轻热重，而苔薄黄腻者为湿重热轻，苔黄厚腻或带灰者为湿热俱重；黄燥者为脾胃积热；舌质红绛，苔光剥或干而裂纹者为阴虚有热或邪热入营；舌质淡红，苔薄白干燥者为风燥；舌质淡，苔净者为血虚，苔白滑者为风寒；舌淡胖嫩，苔白者为阳虚者有寒，舌边有齿痕者为脾气虚；舌质青紫或有瘀斑者为血瘀。

辨脉象　风证常见弦脉、浮脉；湿证常见濡脉、滑脉、缓脉；热证常见数脉，风热袭于肌表，脉多见浮数或弦数；风寒证脉弦而迟或弦而紧；湿热证脉见滑数；脾虚证脉见缓而滑；血虚证常见细脉；阴虚证常见细数脉。

把以上所述辨证内容做一综合分析，最后将病因（包括外因和内因）、部位（包括脏腑、经络、阴阳、气血）、病性（寒热虚实）概括为几个证型，然后进行论治。

整体思维辨治皮肤病变，需要注意的是：有些皮肤病，皮肤虽为主要病位，但四诊后全身状况都有不同程度的失调时，其思路是整体辨治，兼顾皮肤。临床有许多病患本身是亚健康状态，或欲病、小病状态，如病患或多或少已有失眠、胃肠功能紊乱等躯体症状，但不至于影响正常的工作和学习生活，而此时出现了一些明显的皮肤症状，如银屑病、神经性皮炎等皮损。按中医辨证思维来说，此时的皮肤病是内在出了问题，是脏腑气血失调的外在反映。

温教授特别强调，整体思维辨治皮肤病变，还需要注意的一点是：有些皮肤病，皮肤病变实际是一种排病反应，此时更加需要整体辨别，了解疾病的具体表现及治疗过程中患者的全身反应。虽然出现了皮肤病变的症状，但患者食纳、二便、睡眠情况并未转差，甚至精神、气力有增，此种情况属于中医的“里邪出表”现象，当不治皮肤。也就是说，不治皮肤也是一种辨治，是整体思维下的辨治。

三、培土生金，健脾实肺

醒脾和胃，注重后天之本的作用，也是温象宽在皮肤病辨证治疗中一直强调的核心思想。

脾与胃居于中焦，是升降的枢纽，其升降影响着各脏腑的阴阳升降，因此，脾胃健运，脏腑才能和顺协调，元气才能充沛。如《素问·经脉别论》云："食气入胃，散精于肝，淫气于筋；食气入胃，浊气归心，淫精于脉；脉气流经，经气归于肺，肺朝百脉，输精于皮毛……饮入于胃，游溢精气，上输于脾，脾气散精，上归于肺，通调水道，下输膀胱，水精四布，五经并行，合于四时五藏阴阳，揆度以为常也。"脾胃通过升清功能将饮食水谷精微上输于心肺，外达及四末，以化生卫气营血，进而滋养皮肤。李东垣在《脾胃论·脾胃盛衰论》中说："饮食入胃，阳气上行，津液与气，入于心，贯于肺，充实皮毛。"并说明脾胃运化功能正常，才能将水谷化成精微，生化气血，进一步通过肺的宣发，才可使皮肤得以充养。

在生理上，脾气健运，水谷精微不仅可以输布于皮肤，维持皮肤的润泽，而且可以维持皮肤的防御功能；病理上，脾气虚弱，运化失常，不得输精于皮肤和维持皮肤的防御功能，是许多皮肤病发生的重要因素。

基于此，温象宽教授在临床治疗皮肤病的过程中，始终不忘脾胃这个根本，不仅在疾病的整个治疗过程中兼顾脾胃功能，而且在临证之余，亲自精心研发了一些保健调养之处方，指导病患进行脾胃调理。2001 年 4 月 19 日，温象宽教授研发的“醒脾和胃保健醋”获得了国家发明专利。

四、治病与防病共举

温象宽教授在临床带教时，经常会教导学生：皮肤病预防与治疗同等重要，尤其对于临床容易复发的疾病，除治病外，我们更多的是要指导患者如何防病。在治病的同时，指导患者如何保护我们的皮肤，才能更有效地治疗皮肤病。如银屑病（俗称“牛皮癣”）是一种慢性炎症性皮肤病，其在我国的发病率接近1%，因其高发病率、极易复发、长病程、发病以青壮年为主，故对患者的身体健康及精神状况影响较大。临床研究发现：罹患该病者与咽部感染及皮肤护理不当等有很大关系。此类患者在皮肤病研究所的就诊率也很高，很多跟随温教授求学的学生都会提到：在和患者的沟通过程中，患者会反馈是皮肤病研究所温教授细心、认真的解说，让他们对银屑病有了更多、更好的认识，以往每年反复发作的银屑病可以多年不复发。

痤疮也称为“青春痘”，是一种常见的损容性皮肤病，一般多见于青少年，所以对于很多爱美的男孩女孩来说，造成了“美丽的困惑”，加之不正确的处理方式，往往使小问题演变成了大麻烦。一张张急切的面孔出现在诊所时，温教授会首先明确病患的大小缓急，简单的、小的皮损则从简，可单用中成药或西药，或单用内服或外治，即可解决，总以简便灵验、解除患者疾苦为宗旨，更不会危言耸听，谋求利润。疑难者、病久者则以中医为主，西医为辅，中西医结合，内外并用，保护脾胃，经过系统治疗后，又重新呈现出光洁的面容。

五、求实与创新共举

求实创新是对温象宽在医学道路行进中一个较为合宜的评价。

走进温象宽诊所，映入眼帘的设施可以用“简陋”二字形容，除了必备的桌子、凳子、药斗柜之外，最醒目的是一列列病案登记本，这里保存了 20 世纪 90 年代以来 4 万余名病患的病历信息。翻开病历你会发现来诊的患者几乎涵盖了全省各地市、县区，以及陕西、青海、内蒙古、上海、广东、台湾、湖南、黑龙江、北京、河南、河北等。诊室几十年如一日，甚至连门口的招牌都未曾更换，但患者一波又一波，或慕名而来，或亲朋好友介绍而来。不变的还有这位老者，温文尔雅，耐心细致，医道高尚，医术精湛。面对患者，无论其贵贱、贫富，温教授始终一视同仁，对每一个患者都一丝不苟。诊室光线不是很好，每次诊病看患者舌象时，温教授都要站起身，让患者把舌头伸向有光线的地方，仔细审察，每个患者都不省略这一步骤，整个上午会有 30 ~ 40 次的重复，但温教授总是不厌其烦。常年跟诊的任俊兰医师曾提到一件令其印象深刻的事：有一位常年在美国居住的患者，因患有带状疱疹回国治疗。来到温教授诊所时，带着英文处方、药物的英文说明书。温教授接诊后，特别想了解患者的病史，但他看不懂英文药物处方，便起身回到里间拿出字典，逐个英文单词进行翻译，最终了解了患者曾经服用过的药物及药物的英文说明，并通过辨证开出了自己的中药处方。

自古以来，中医多有门派之争，各家言各家之理，同行多秉自家之理，执自身之术而诊治。但温象宽教授自西学中，集中医各家之长成自身学术体系，更无门户之见。几十年临床实践过程中，他在皮肤科常见疾病（如银屑病、痤疮、湿疹等病）的诊疗方面，积累了丰富的经验，形成了独特的治疗方案。其秉承中医临床各大家如赵炳南、祝谌予等之所长，并融入了自身经验及心得。作为皮肤科专家，温教授从不避讳什么，在很多情况下，其会借用其他医者的名方名药来治疗，只要对患者的病情有效，各种有益的方法其都会一试。在专业方面，温教授坚持年复一年、日复一日地不断学习。诊室订阅了皮肤科的各类杂志和报刊，诊室的年轻人最熟悉的景象，就是八十多岁的老人手拿放大镜，时而低头阅读，时而抬头思考的画面。很多跟诊的医生会发现：每隔一段时日，老师的处方就有新的变化。

“清丽香皂”的研制过程是温象宽教授创新研究过程的一个缩影。“清丽香皂”从有想法到用于患者，中间经历了数年的时间，皮肤病研究所一套老旧且磨损严重的工具见证了这一切。皮肤病研究所的老师们说：香皂刚刚研发成功时，都是诊室工作的同事和亲戚朋友们试用的，每个人都需要向温教授反馈使用“清丽香皂”后皮肤的感受及变化。数年后，温教授才认为“清丽香皂”达到了满意的效果，开始投入到临床的应用，应用于临床的初期就获得了非常好的反响。很多学院的教职工、学生都是“清丽香皂”的忠实粉丝，因为他们都见证了温教授对制备“清丽香皂”的认真。香皂中所使用的药材都是温教授和侯老师（侯凤英老师，山西省以严格出名的老药工）亲自选择。需要炮制、加工的药材，其都会亲自监工，甚至包括蜂蜜的选择都是特殊定制的。1991 年，“清丽牌中草药香皂的临床研究”被录入世界名医论坛，并被评为优秀论文（World network of traditional chinese medicine U.K）。1994 年 8 月，在沈阳召开的全国第三届中医药美容学术研讨会上，温教授以“多功能玉容香皂的临床研究”为题，做了大会发言。1995 年 5 月 30 日，山西中医学院皮肤病研究所“清丽牌”高级香皂被评为 1995 年太原首届全国轻工产品博览会银奖。1996 年 10 月，山西省科技进步奖评审委员会授予温象宽三等奖，其奖励多功能玉容香皂的研制在推动我省科学技术进步中作出的显著成绩。1996 年 11 月，清丽香皂获第八届中国新技术新产品博览会金牌。2005 年 4 月，《清丽牌中草药香皂的临床研究》在 2005 年度全国医药卫生优秀成果学术交流会（一期）评选活动中荣获一等奖。2000 年 1 月 1 日，中华人民共和国国家知识产权局予以“多功能保健香皂及制备方法”授予其专利权。

（刘琳整理）

附一：常用经验方及成方

一、内服方

1. 多皮饮（赵炳南经验方）

药物组成：五加皮、干姜皮、陈皮、桑白皮、白鲜皮、牡丹皮、地骨皮、冬瓜皮、茯苓皮、大腹皮、扁豆、浮萍、当归各 10g。

功用：健脾除湿，疏风和血。

主治：亚急性、慢性荨麻疹。

2. 过敏煎（祝谌予经验方）

药物组成：防风、乌梅、五味子、银柴胡、甘草。

功用：益气固表，调和阴阳。

主治：各种过敏性疾病，如过敏性鼻炎、荨麻疹、花粉症、过敏性皮炎、湿疹、过敏性紫癜等。

3. 调神汤（刘绍武经验方）

药物组成：生石膏 30g、牡蛎 30g、桂枝 10g、大黄 10g、车前子 10g、柴胡 15g、黄芩 15g、党参 30g、苏子 30g、川椒 10g、甘草 10g、红枣 10 枚。

功用：疏肝解郁，协调阴阳。

主治：因长期精神压力而造成的神经功能紊乱者。

4. 痤疮胶囊（温象宽经验方）

药物组成：白花蛇舌草、连翘、白芷、皂角刺、浙贝母、山慈菇等。

功用：清热解毒，化痰散结。

主治：痤疮、酒渣鼻、皮脂溢出等。

用法用量：每日 3 次，每次 5 粒。

5. 乌白胶囊（朱仁康经验方）

药物组成：白附子、蒺藜、白芍、乌梢蛇、僵蚕等。

功用：祛风，止痒，退癣。

主治：银屑病、皮肤瘙痒等。

用法用量：每日 3 次，每次 5 粒。

6. 湿毒清片

药物组成：地黄、当归、丹参、蝉蜕、苦参、白鲜皮、甘草、黄芩、土茯苓等。

功用：养血润燥，化湿解毒，祛风止痒。

主治：用于皮肤瘙痒症属血虚湿蕴皮肤者。

用法用量：口服。每日 3 次，每次 3 ~ 4 片（每片重 0.6g，相当于饮片 3.1g）。孕妇、有药物肝损伤个人史的患者禁用。

7. 湿毒清胶囊

药物组成：地黄、当归、丹参、蝉蜕、苦参、白鲜皮、甘草、黄芩、土茯苓。

功用：养血润肤，祛风止痒。

主治：用于血虚风燥所致的风瘙痒，症见皮肤干燥、脱屑、瘙痒，伴有抓痕、血痂、色素沉着；皮肤瘙痒症见上述证候者。

用法用量：口服。每日3次，每次3～4粒。

8. 凉血解毒颗粒

药物组成：黄柏、黄芩、栀子、生石膏、大黄、金银花、紫草、牡丹皮、地黄、白茅根、茵陈、土茯苓、龙骨、牡蛎、甘草。

功用：清热除湿，凉血解毒，化瘀散结。

主治：适用于湿热毒瘀蕴结引起的寻常型痤疮。

用法用量：开水冲服，每日两次，每次两袋（每袋装10g）。

9. 黄地养阴颗粒

药物组成：大黄、生地黄、麦冬、红花、乌梅、赤芍、玄参、木贼、桑白皮、丹参。

功用：养阴清肺，清热除湿，凉血通络。

主治：肺肾阴虚、湿热内蕴、血热瘀阻所引起的寻常型痤疮。

用法用量：开水冲服。每日两次，每次1袋（每袋装12g）。

10. 连翘败毒丸

药物组成：连翘、金银花、苦地丁、天花粉、黄芩、黄连、黄柏、大黄、苦参、荆芥穗、防风、白芷、羌活、麻黄、薄荷、柴胡、当归、赤芍、甘草。

功用：清热解毒，散风消肿。

主治：用于脏腑积热，风热湿毒引起的疮疡初起，红肿疼痛，憎寒发热，风温疙瘩，遍身刺痒，大便秘结。

用法用量：口服。每日两次，每次1袋（6g）。

11. 消风止痒颗粒

药物组成：防风、蝉蜕、地骨皮、炒苍术、亚麻子、当归、地黄、木通、荆芥、石膏、甘草。

功用：消风清热，除湿止痒。

主治：丘疹样荨麻疹，也用于湿疹、皮肤瘙痒症。

用法用量：口服。1岁以内每日1袋（15g），1~4岁每日2袋，5~9岁每日3袋，10~14岁每日4袋，15岁以上每日6袋，分2~3次服用，或遵医嘱服用。

12. 贞芪扶正颗粒

药物组成：女贞子、黄芪。

功用：提高人体免疫功能，保护骨髓和肾上腺皮质功能。

主治：用于各种疾病引起的虚损症状；配合手术、放射线、化学治疗，促进功能的恢复。

用法用量：口服。每日两次，每次1袋（15g）。

13. 防参止痒颗粒

药物组成：荆芥、防风、苦参、苍术、蝉蜕、牛蒡子、木通、当归、知母、生地黄、石膏、亚麻子、甘草。

功用：消风止痒，润燥生津。

主治：用于急性荨麻疹风热型，症见风团色红、灼热、瘙痒，遇热加重，或皮肤划痕征阳性，舌红，苔薄白、白腻或黄腻等。

用法用量：饭后开水冲服。每日 3 次，每次 1 袋（10g）。疗程 1 周。

14. 乌梢蛇止痒丸

药物组成：乌梢蛇、防风、蛇床子、苦参、黄柏、苍术、人参须、牡丹皮、蛇胆汁、人工牛黄、当归。

功用：养血祛风，燥湿止痒。

主治：用于皮肤瘙痒、荨麻疹。

用法用量：口服。每日 3 次，每次 2.5g。

15. 防风通圣丸

药物组成：防风、荆芥穗、薄荷、麻黄、大黄、芒硝、栀子、滑石、桔梗、石膏、川芎、当归、黄芩、连翘、甘草、白芍、炒白术等。

功用：解表通里，清热解毒。

主治：用于外寒内热，表里俱实，憎寒壮热，头痛咽干，小便短赤，大便秘结，风疹湿疮。

用法用量：口服。每日两次，每次 1 袋（6g）。

16. 利咽解毒颗粒

药物组成：连翘、金银花、薄荷、山楂（炒焦）、牛蒡子、玄参、桔梗、麦冬、僵蚕、大青叶、大黄、地黄、黄芩、天花粉、川贝母。

功用：清肺利咽，解毒退热。

主治：外感风热所致的风热乳蛾、风热喉痹、痄腮，伴有咽痛、咽干、喉核红肿、发热恶寒等症，以及急性扁桃体炎，急性咽炎见有上述表现者。

用法用量：口服。每日 3～4 次，每次 1 袋（20g，相当于饮片 19g）。

17. 龙胆泻肝丸

药物组成：龙胆草、柴胡、黄芩、炒栀子、泽泻、木通、车前子(盐炒)、当归(酒炒)、地黄、炙甘草。

功用：清肝胆，利湿热。

主治：用于肝胆湿热所致的头晕目赤，耳鸣耳聋，耳肿疼痛，胁痛口苦，尿赤涩痛，湿热带下。

用法用量：口服。每日两次，每次 3～6g。

18. 丹栀逍遥丸

药物组成：牡丹皮、栀子（炒焦）、柴胡（酒制）、白芍（酒炒）、当归、茯苓、白术（土炒）、薄荷、甘草（蜜炙）。辅料为姜汁。

功用：疏肝解郁，清热调经。

主治：用于肝郁化火，胸胁胀痛，烦闷急躁，颊赤口干，食欲不振或有潮热，以及妇女月经先期，经行不畅，乳房与小腹胀痛。

用法用量：口服。每日两次，每次 6～9g。

19. 桂枝茯苓丸

药物组成：赤芍、茯苓、桂枝、牡丹皮、桃仁。

功用：活血，化瘀，消癥。

主治：用于妇人宿有癥块，或血瘀经闭，行经腹痛，产后恶露不尽。

用法用量：口服。每日 1～2 次，每次 1 丸（6g）。

20. 大败毒胶囊

药物组成：大黄、蒲公英、陈皮、木鳖子、白芷、天花粉、金银花、黄柏、乳香、当归、赤芍、甘草、蛇蜕、干蟾、蜈蚣、全蝎、芒硝。

功用：清血败毒，消肿止痛。

主治：用于脏腑毒热，血液不清引起的梅毒、血淋、白浊、尿道刺痛、大便秘结、疥疮、痈疽疮疡、红肿疼痛等。

用法用量：口服。每日 4 次，每次 5 粒（每粒 0.5g）。

二、外用方

1. 七参连湿疹膏

成分：黄连、苦参、苍术、重楼、三七、白鲜皮、炉甘石、花椒、冰片、甘草等。

功能：清热燥湿，活血消肿，祛风止痒。

主治：用于因风湿热毒瘀阻所引起的渗出不多的湿疹。

用法用量：外用。每日 3～4 次，涂抹患处。

2. 除湿止痒洗液

成分：蛇床子、黄连、黄柏、白鲜皮、苦参、虎杖、紫花地丁、地肤子、萹蓄、茵陈、苍术、花椒、冰片等。

功能：清热除湿，祛风止痒。

主治：用于急性、亚急性湿疹证属湿热或湿阻型的辅助治疗。

用法用量：外用。每日 3~4 次，涂抹患处，也可用水稀释 10 倍后洗浴。

3. 除湿止痒软膏

成分：蛇床子、黄连、黄柏、白鲜皮、苦参、虎杖、紫花地丁、地肤子、萹蓄、茵陈、苍术、花椒、冰片等。

功能：清热除湿，祛风止痒。

主治：用于急性、亚急性湿疹证属湿热或湿阻型的辅助治疗。

用法用量：外用。每日 3 ~ 4 次，涂抹患处。

4. 湿毒清软膏

成分：狼毒、芦荟、苦参、蛇床子、白鲜皮、百部、醋酸氯己定、维生素 E、冰片、天然薄荷脑、硬脂酸、医用凡士林、轻质液体石蜡、甘油、三乙醇胺、纯化水。

功用：用于抑制金黄色葡萄球菌、白色念珠菌、大肠杆菌。

用法用量：外用。清洁皮肤后取适量本品涂抹，按摩片刻，助其渗透。

5. 痤疮涂膜剂

成分：石膏、大黄、黄芩、连翘、牡丹皮、赤芍、白茅根、夏枯草、苍术、白术、薏苡仁、苦参、玫瑰花、鸡冠花。辅料为乙醇、聚乙烯醇、甘油、羧甲基纤维素钠、香精、氮酮。（本品为棕黄色的黏稠液体，气味芳香。）

功用：清热燥湿，凉血解毒，化瘀散结。

用法用量：将面部洗净拭干，沿同一方向涂敷本品于面部。0.5～1毫米厚，20～30分钟可以成膜，成膜后20分钟揭去膜体，每日1次。

6. 姜黄消痤搽剂（七味姜黄搽剂）

成分：姜黄、重楼、杠板归、一枝黄花、土荆芥、绞股蓝、珊瑚姜等。

功能：清热祛湿，散风止痒，活血消痤。

主治：适用于湿热郁肤所致的粉刺（痤疮）、油面风（脂溢性皮炎）。

用法用量：外用药，禁止内服。用棉签蘸取本品涂患处，每日2～3次。

7. 牡丹皮酚软膏

成分：牡丹皮酚、丁香油等。

功能：消炎止痒，抗过敏。

主治：用于湿疹、皮炎、皮肤瘙痒、蚊虫叮咬红肿等各种皮肤疾患，对过敏性鼻炎的治疗和感冒的防治也有一定效果。

用法用量：外用。涂敷患处，每日2～3次。防治感冒可涂鼻下上唇处，鼻炎涂鼻腔内。

8. 紫金锭

主要成分：山慈菇、朱砂、五倍子、雄黄、红大戟、穿心莲、千金子、三七、冰片、丁香罗勒油。

功能：解毒消炎。

主治：用于痈疽疮毒，虫咬损伤，无名肿毒。

用法用量：外用。洗净患处，将药锭研碎，用温水或白醋调敷。

9. 复方黄柏液

成分：连翘、黄柏、金银花、蒲公英、蜈蚣。

功能：清热解毒，消肿祛腐。

主治：用于疮疡溃后，伤口感染，属阳证者。

用法用量：外用。浸泡纱布条外敷于感染伤口内或破溃的脓肿内，若溃疡较深，可用直径 0.5 ~ 1.0 厘米的无菌胶管插入溃疡深部，以注射器抽取本品进行冲洗，用量一般为 10~20ml，每日 1 次，或遵医嘱。

10. 贝一美软膏

成分：狼毒、苦参、金银花、野菊花、芦荟等。

功能：清热解毒。

主治：抑制皮肤金黄色葡萄球菌、大肠杆菌、白色念珠菌等，具有很好的效果。

用法用量：外用。清洗皮肤后，取适量本品涂抹于皮肤上即可。

11. 康复新液

成分：美洲大蠊干燥虫体的乙醇提取物，辅料为甘油、苯甲酸钠、山梨酸。

功能：通利血脉，养阴生肌。

主治：内服用于瘀血阻滞，胃痛出血，胃十二指肠溃疡，以及阴虚肺痨（肺结核）的辅助治疗，外用用于金疮、外伤、溃疡、瘘管、烧伤、烫伤、褥疮之创面。

用法用量：口服，每日 3 次，每次 10ml，或遵医嘱。外用，用医用纱布浸透药液后敷患处，感染创面先清创后再用本品冲洗，并用浸透本品的纱布填塞或敷用。

12. 川百止痒洗剂

成分：苦参、西河柳、蛇床子、川芎、荆芥、白鲜皮、百部、蜂房等。

功能：疏风止痒，燥湿解毒。

主治：适用于风邪外来，湿毒内蕴，腠理失和所致的皮肤、阴部瘙痒症。

用法用量：外用。可直接涂于患处或经稀释 4 倍后洗浴患处，每日 1～2 次。

13. 汉草萃

成分：百部、地肤子、五倍子、鞭蓉叶、皂角刺、独角莲、土茯苓、黄柏、蛇床子、七星刺、铁冬青、苦参、白鲜皮等。

功能：抑制各种皮肤不适，清洁消毒，加固皮肤深层抑菌。

用法用量：外用。需要时取适量本品涂抹于患处。

14. 侧柏叶酊（温象宽经验方）

成分：侧柏叶、桑叶、甘油等。

功能：去头屑，止痒，生发。

主治：头皮糠疹、脂溢性皮炎（干性）、脂溢性脱发。急性炎症期不可用。

用法用量：外用。需要时取适量本品涂抹于患处。

15. 止痒酊（温象宽经验方）

成分：苦参、蒺藜、苍耳子、蛇床子、防风、川椒、冰片、酒精。

功能：祛风燥湿，杀虫止痒。

主治：各种干性皮肤瘙痒等。

用法用量：涂于皮损部位，每日数次。

注意：①切勿使药液渗入眼内。

②急性炎症性皮肤病不宜用。

16. 荨麻疹酊（温象宽经验方）

成分：黄连、雄黄、冰片等。

功能：清热，杀虫，止痒。

主治：荨麻疹、皮肤瘙痒等。

用法用量：外用。涂患处，每日 3～4 次。

17. 复方补骨脂酊（温象宽经验方）

成分：补骨脂、红花、白芷、丹参等

功能：温通气血，调和营卫。

主治：白癜风，以及各种白斑、斑秃及脱发。

用法用量：外用。涂患处，每日 2～3 次。

18. 薰衣草疤痕抑菌凝胶

成分：苦参、黄柏、蛇床子、芦荟、鸡血藤、千金藤等中药材的提取液，添加醋酸氯己定、维生素 E、三乙醇胺、甘油、卡波姆、纯化水等。

功能：对白色念珠菌、金黄色葡萄球菌、大肠杆菌等病原体微生物有抑菌的作用。

用法用量：仅限外用，洗净并涂于患处。取适量本品涂于患处皮肤表面，并轻轻按摩至完全吸收。

19. 万克肤疾宁抑菌液

成分：石决明、海螵蛸、鱼腥草、冰片等。

功能：可迅速清除金黄色葡萄球菌等多种病原菌。

主治：适用于皮肤表面清洁除菌；也用于牛皮癣、神经性皮炎、湿疹、皮肤瘙痒、手足癣、头癣、灰指甲等人群。

用法用量：外用。洗净并涂于患处。

20. 积雪苷软膏

成分：积雪苷总苷。

功能：有促进创伤愈合作用。

主治：用于治疗外伤，如手术创伤、烧伤、疤、瘢痕疙瘩及硬皮病。

用法用量：外用。涂患处，每日 3～4 次。

21. 肤疾洗剂

成分：苦参、百部、花椒、白鲜皮、雄黄。

功能：解毒杀虫，止痒收敛，活血祛瘀。

主治：用于疥疮、湿疹、脂溢性皮炎、瘙痒性皮肤病、花斑癣。

用法用量：外用。用温水将患部洗净，使用前将所附的小袋雄黄颗粒加入药液中摇匀，取出部分药液，按 1∶150 的比例用温水稀释，外搽或外洗患部，早、晚各 1 次，用量可按患部面积大小而定，或遵医嘱。

22. 复方土槿皮酊

成分：土槿皮、苯甲酸、水杨酸。

功能：杀菌止痒。

主治：用于趾痒、皮肤瘙痒及一般癣疾。

用法用量：外用。在塑料瓶内塞顶部用针插一小孔，将药液挤出涂患处，每日 1～2 次。儿童、孕妇禁用；水疱型、糜烂型手足癣禁用。

附二：温象宽手写处方例

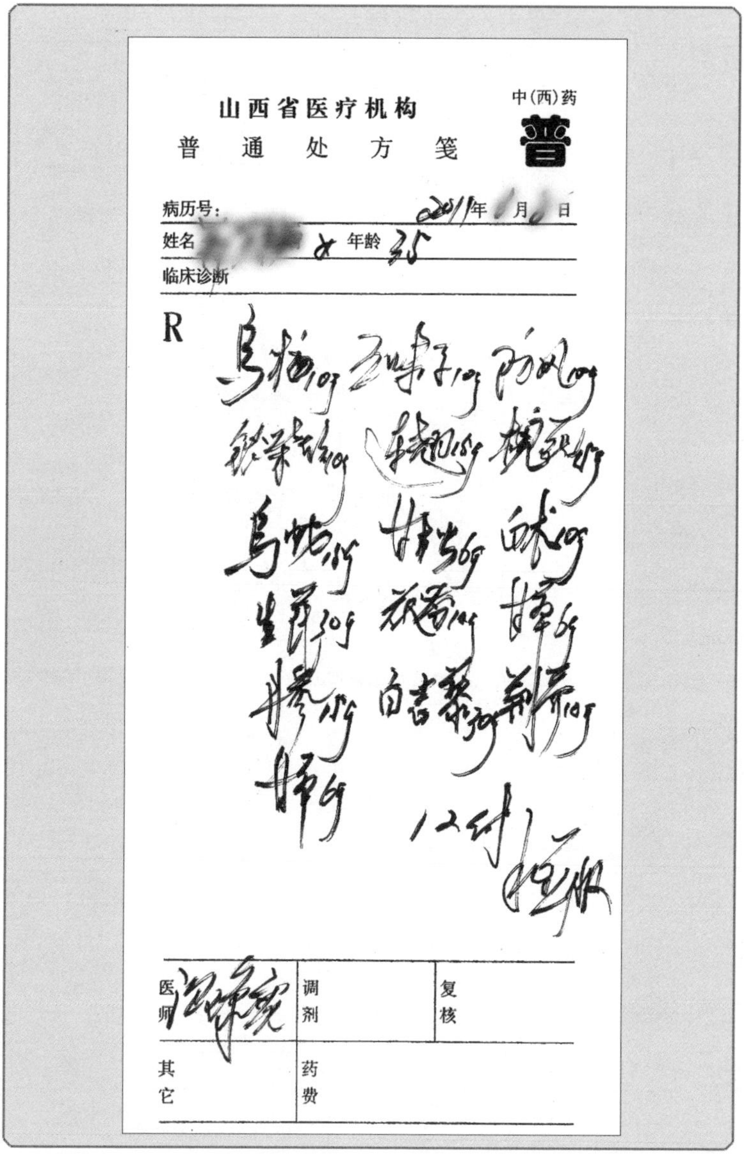
山西省医疗机构

普　通　处　方　笺

中(西)药

普

病历号：　　　2011年　月　日

姓名　　　年龄

临床诊断

R

医师	调剂	复核
其它	药费	

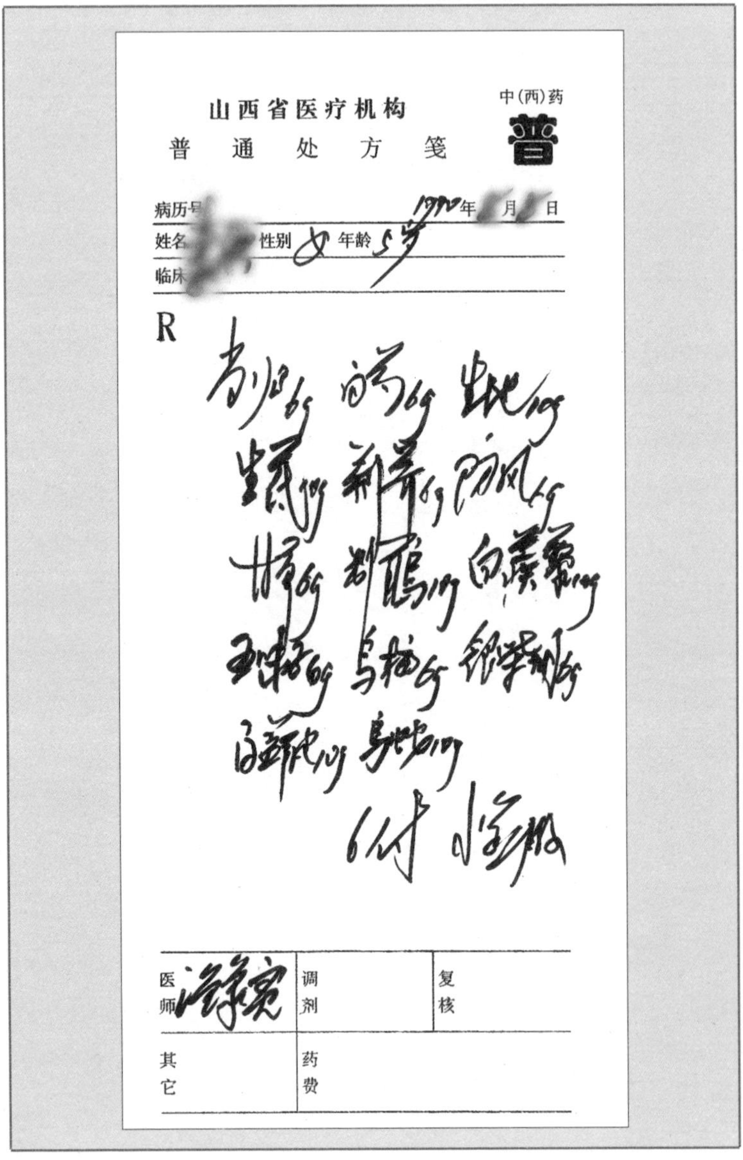
山西省医疗机构
普通处方笺
中(西)药
普
病历号
年 月 日
姓名
性别
年龄
临床
R
医师
调剂
复核
其它
药费

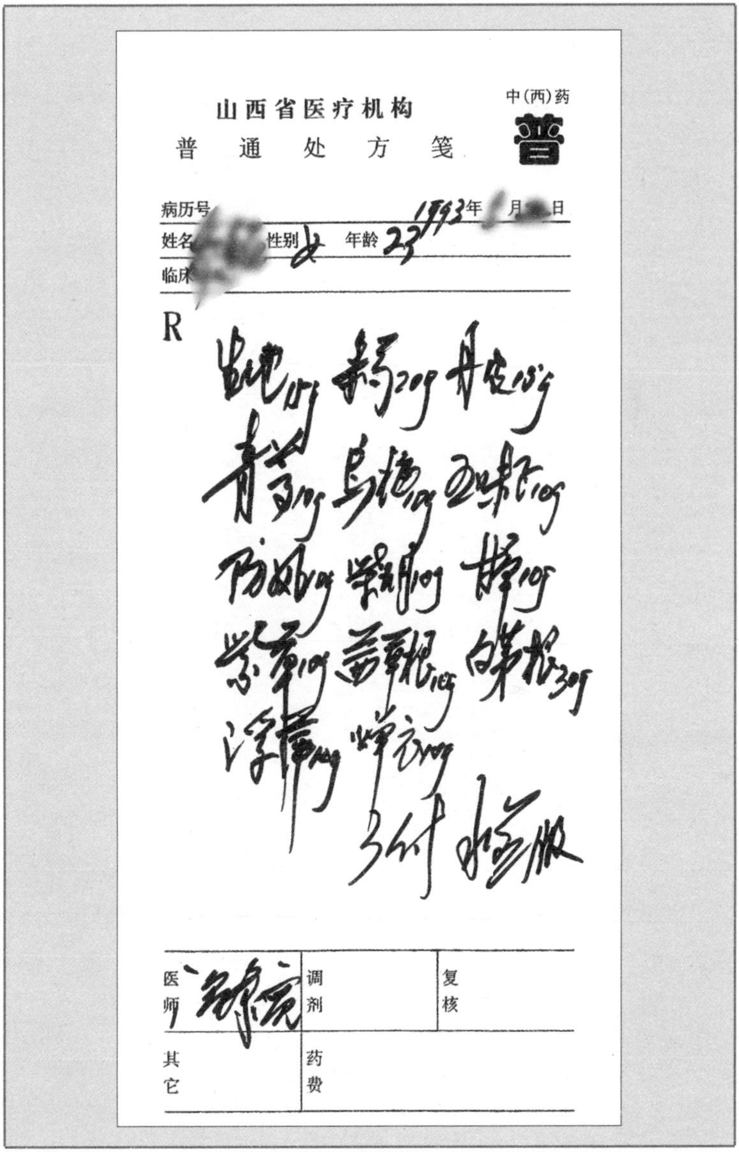

山西省医疗机构
普 通 处 方 笺
中(西)药 普

病历号[redacted] 1993年[redacted]月[redacted]日
姓名[redacted] 性别 女 年龄 23
临床[redacted]

R
生地15g 赤芍20g 丹皮15g
青黛10g 乌梅10g 五味子10g
防风10g 柴胡10g 甘草10g
紫草10g 茜草根15g 白茅根30g
浮萍10g 蝉衣10g
3付 水煎服

医师 温象宽 调剂 复核
其它 药费

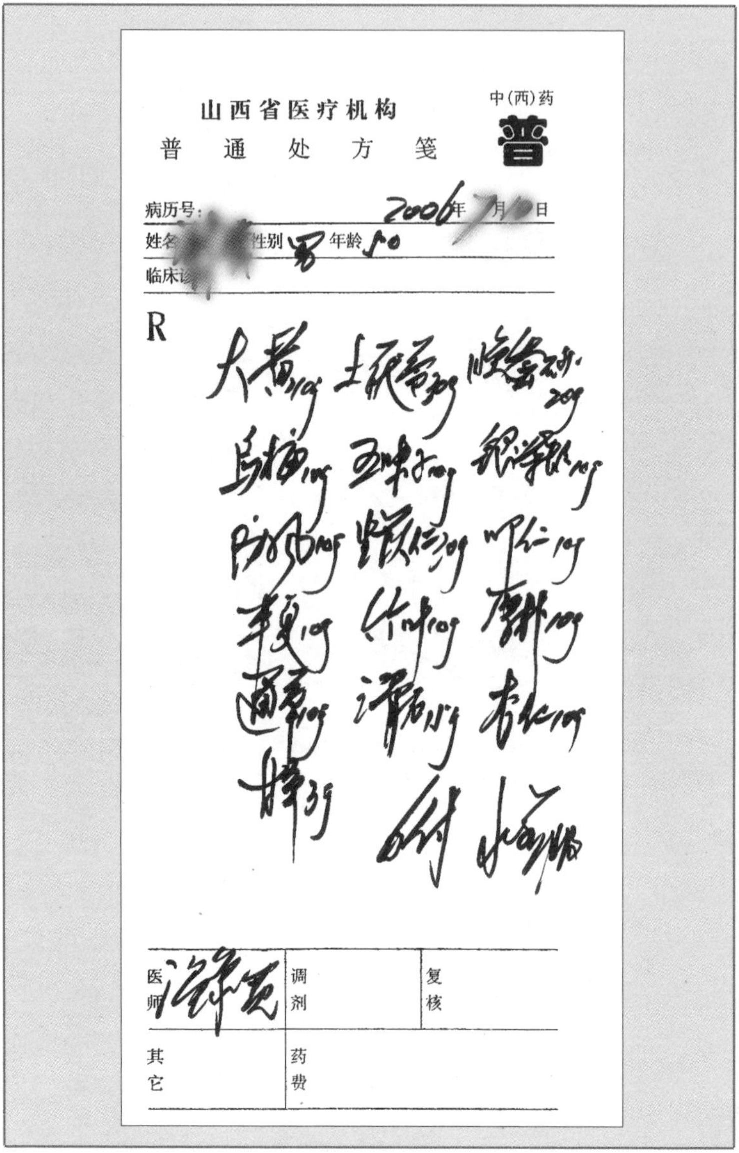

山西省医疗机构

普 通 处 方 笺

中(西)药

普

病历号：[redacted] 2006年[redacted]日

姓名[redacted]性别 男 年龄 50

临床诊[redacted]

R

医师

调剂

复核

其它

药费

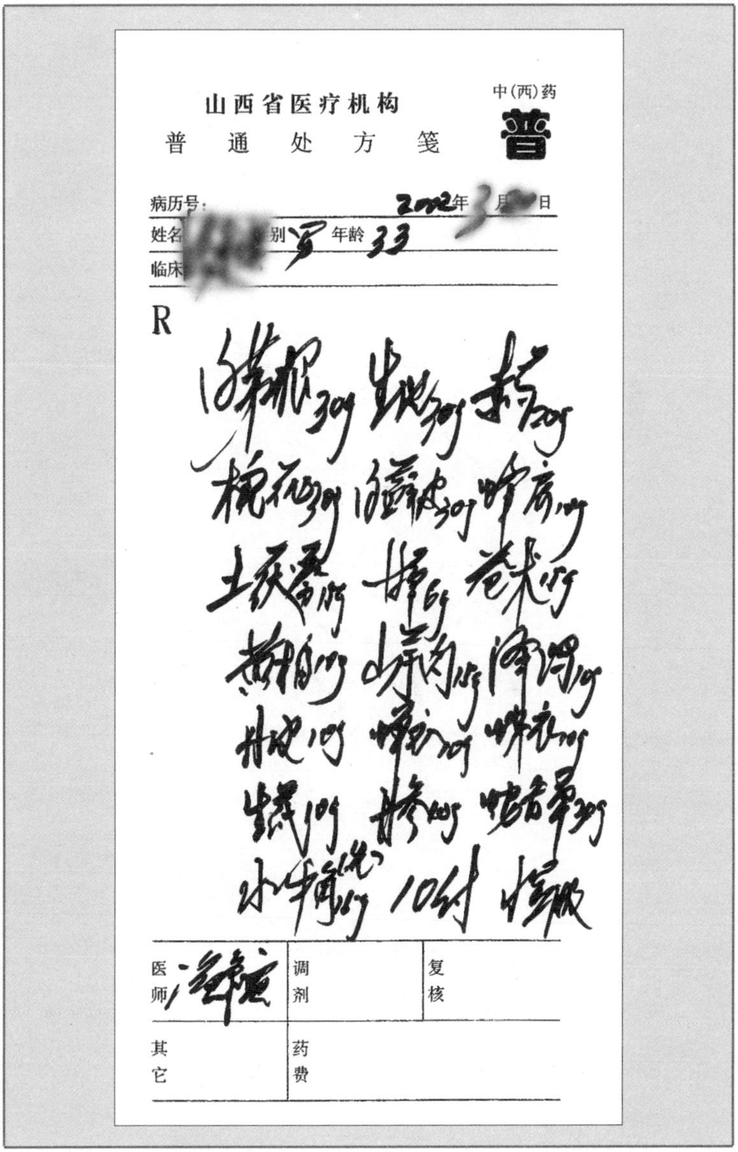

山西省医疗机构

普　通　处　方　笺

中(西)药

普

病历号：　　2002年3月[illegible]日

姓名[illegible]　性别 男　年龄 33

临床[illegible]

R

白茅根30g　生地30g　赤芍20g

槐花30g　白鲜皮30g　蜂房10g

土茯苓15g　甘草6g　苍术15g

[illegible]10g　山萸肉15g　泽泻10g

升麻10g　[illegible]10g　[illegible]10g

[illegible]10g　[illegible]10g　[illegible]30g

水牛角15g　10付　煎服

医师 [illegible]　调剂　复核

其它　药费

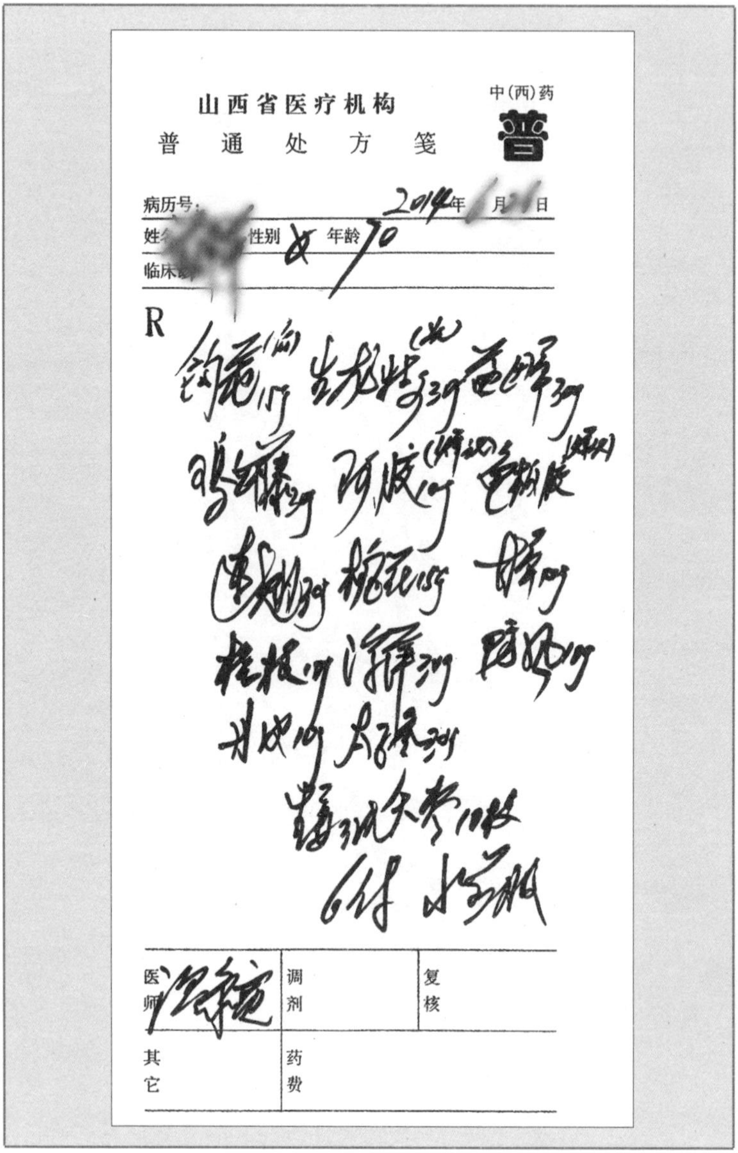
山西省医疗机构
普通处方笺
中(西)药
普
病历号：[redacted]
2014年 月 日
姓名[redacted] 性别 女 年龄70
临床诊断[redacted]
R
医师
调剂
复核
其它
药费

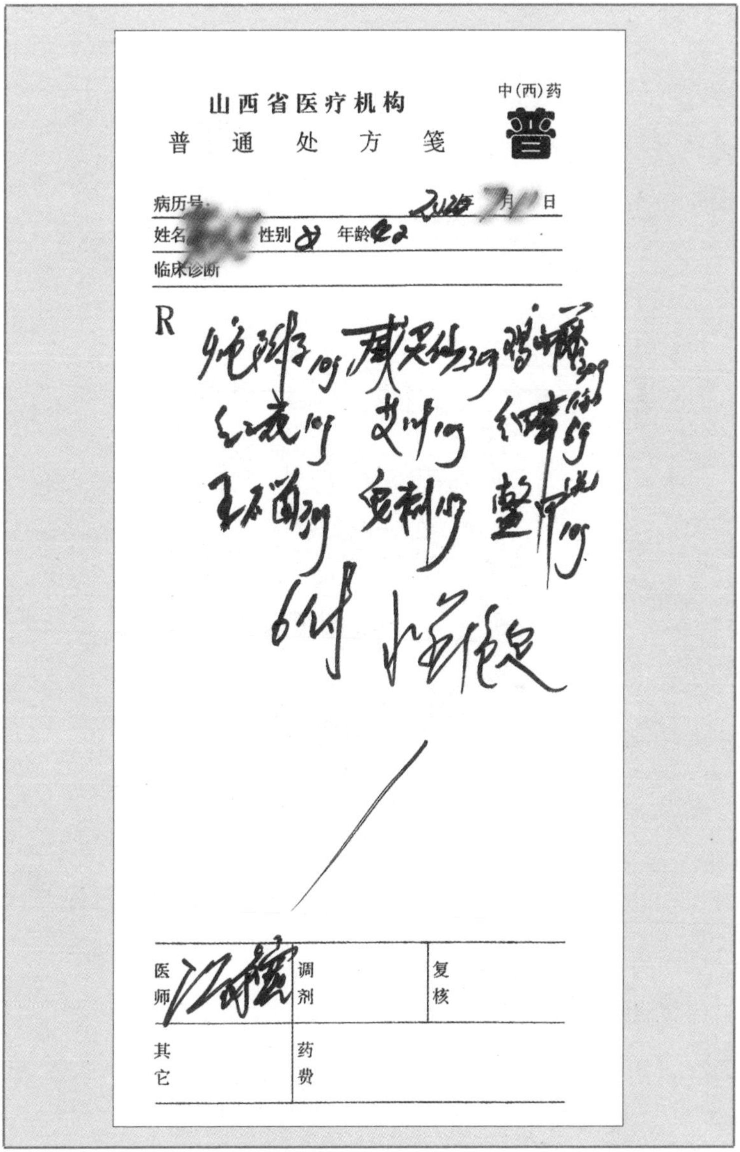
山西省医疗机构
普 通 处 方 笺
中(西)药
普

病历号 　　　　　　　　月　日
姓名　　性别　　年龄
临床诊断

R

医师　　调剂　　复核
其它　　药费

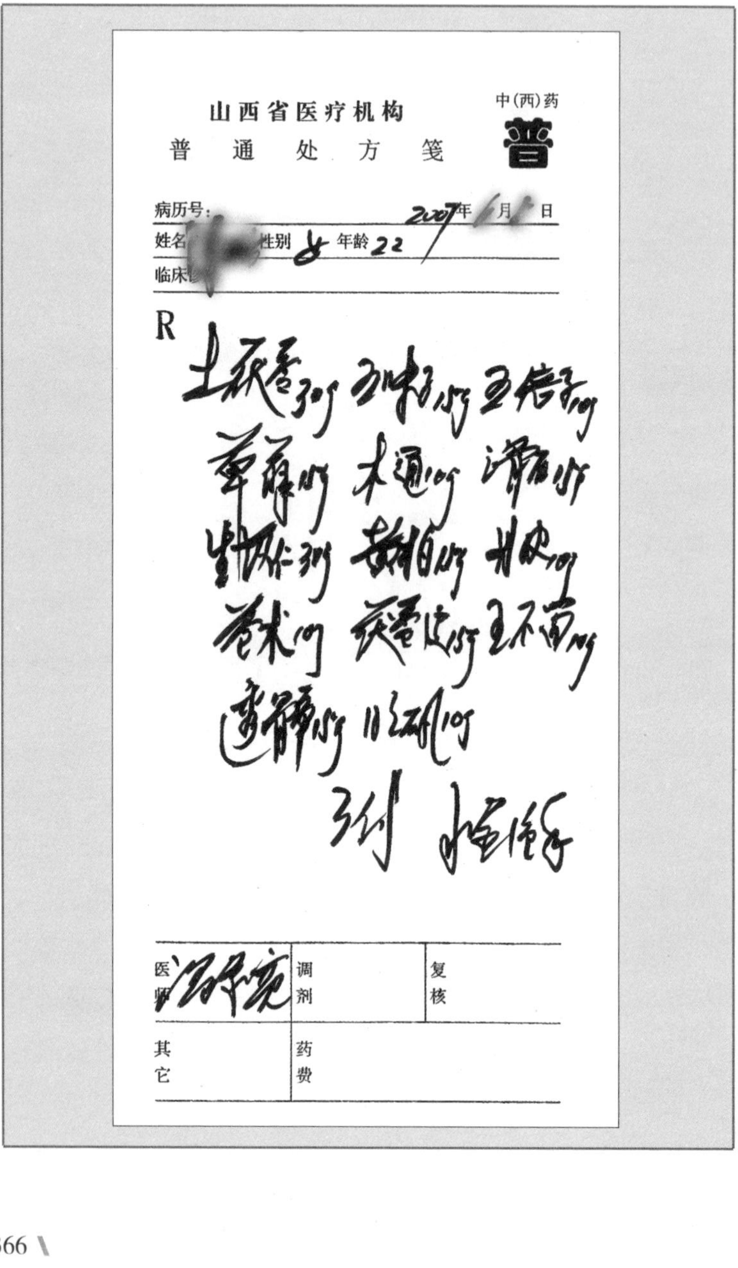

山西省医疗机构

普　通　处　方　笺

中(西)药　普

病历号：

2007年　月　日

姓名　性别 女　年龄 22

临床诊断：

R

土茯苓30g　五味子15g　五倍子10g

萆薢15g　木通10g　滑石15g

紫贝齿30g　黄柏15g　丹皮10g

苍术10g　茯苓皮15g　王不留15g

透骨草15g　川石斛10g

3付　水煎服

医师	调剂	复核
其它	药费	

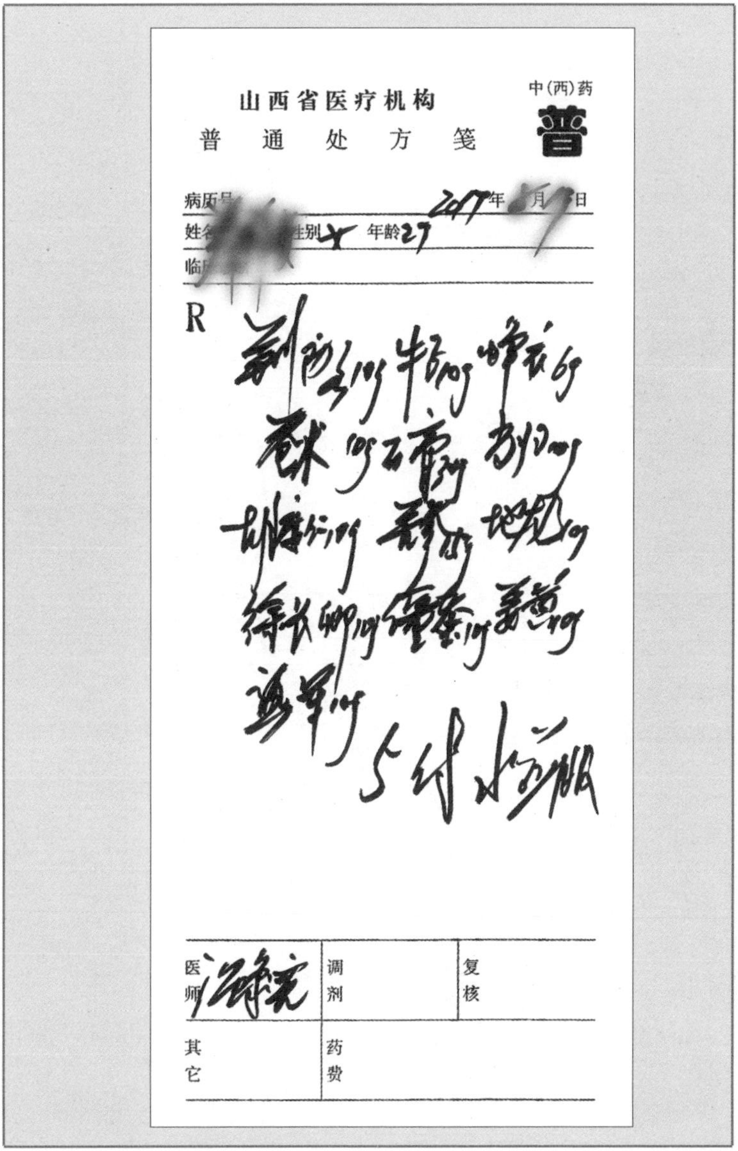
山西省医疗机构

普　通　处　方　笺

中（西）药

普

病历号[redacted]　年　月　日

姓名[redacted]　性别　年龄

临[redacted]

R

医师

调剂

复核

其它

药费

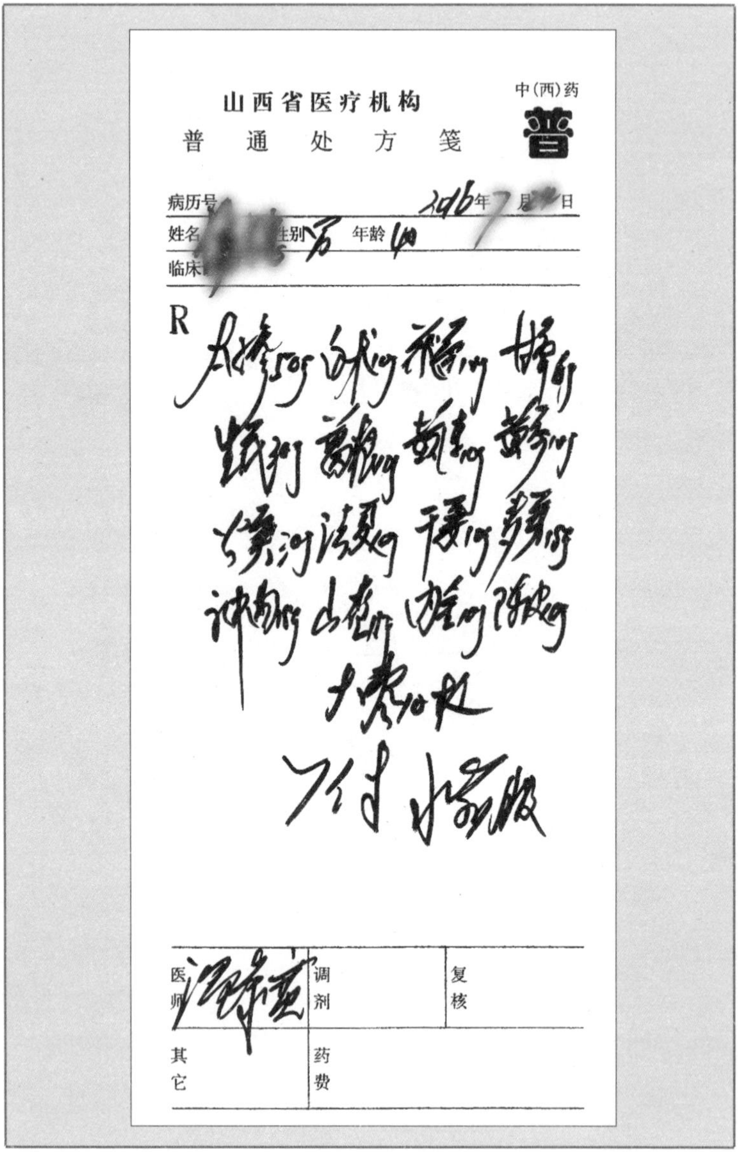

山西省医疗机构

普通处方笺

中(西)药

普

病历号 [redacted] 年 月 日

姓名 [redacted] 性别 年龄

临床 [redacted]

R

医师 调剂 复核

其它 药费

常见皮肤病图片

白癜风

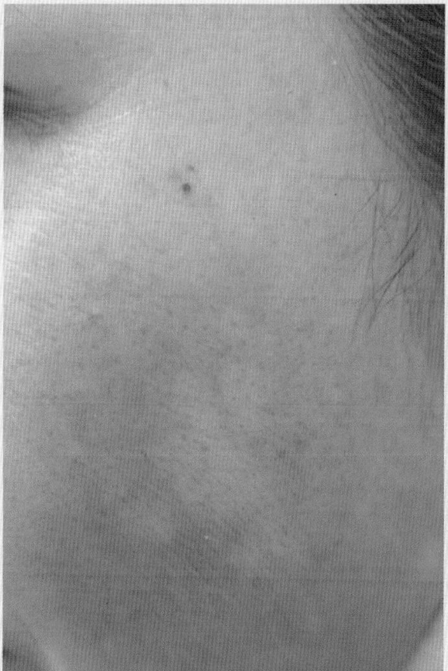

白癜风（1）

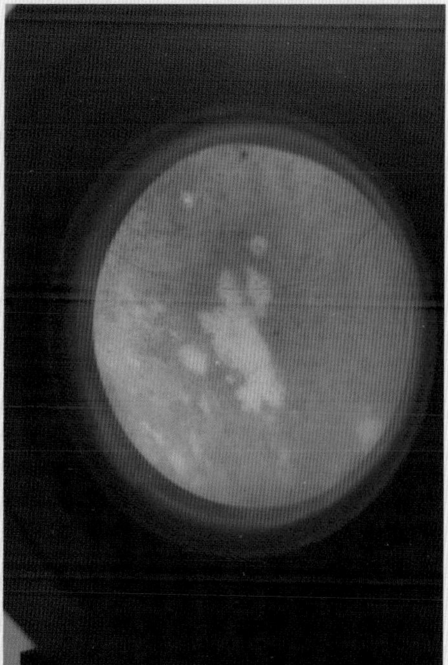

白癜风（2）

痤疮

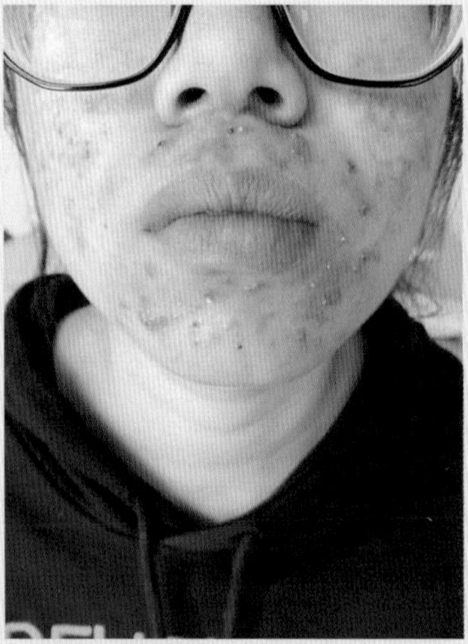

痤疮（1）

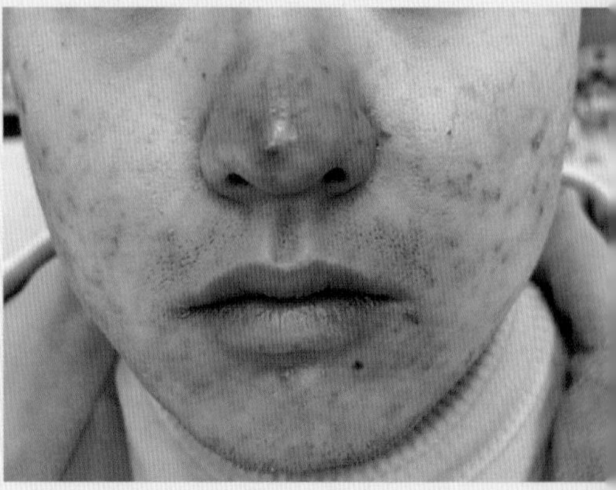

痤疮（2）

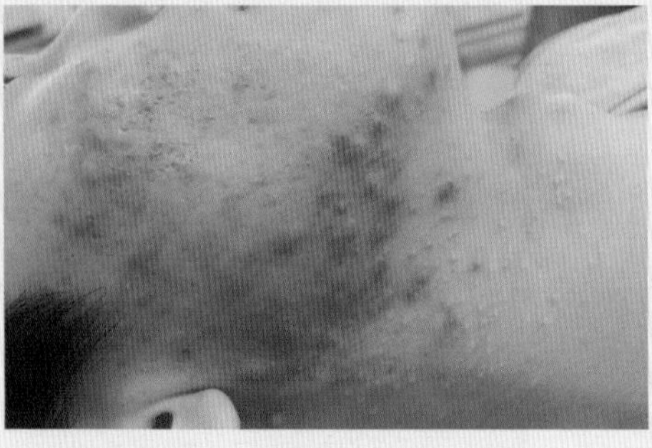

囊肿性痤疮

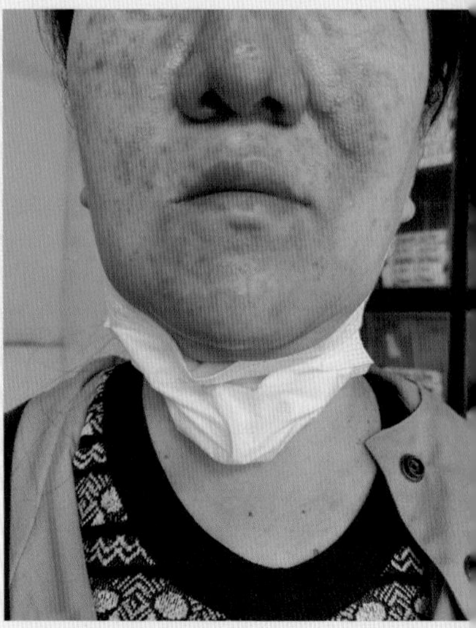

玫瑰痤疮

带状疱疹

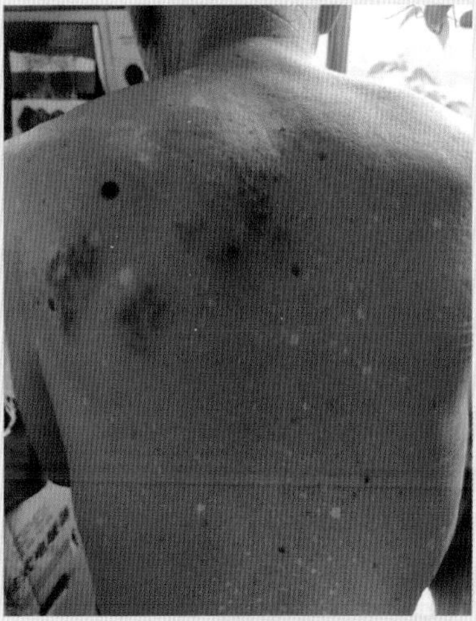

带状疱疹（1）

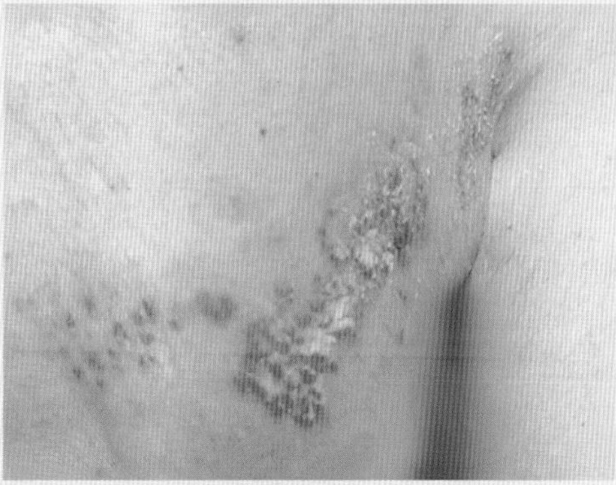

带状疱疹（2）

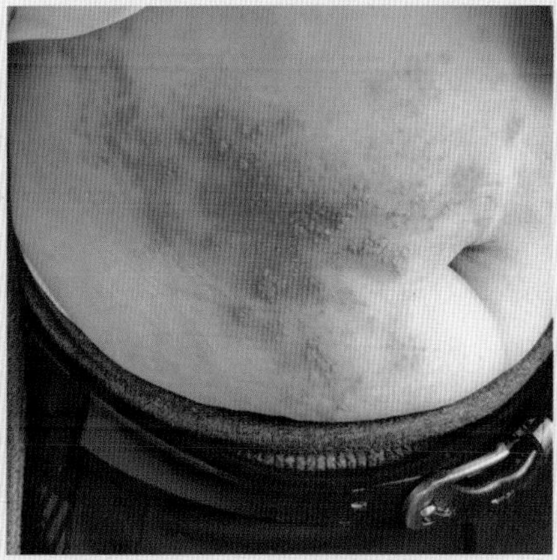

带状疱疹（3）

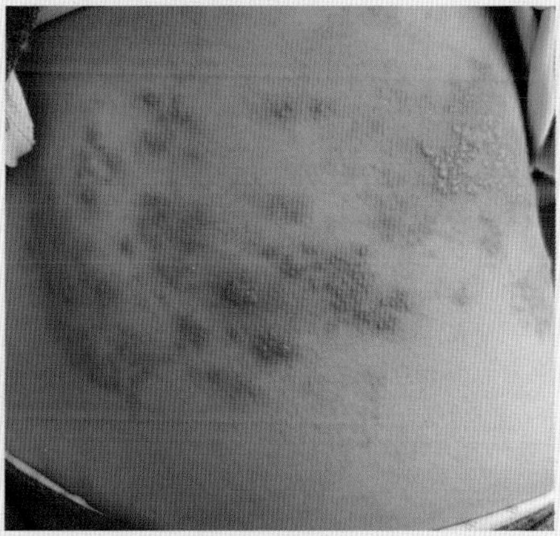

带状疱疹（4）

毛囊炎

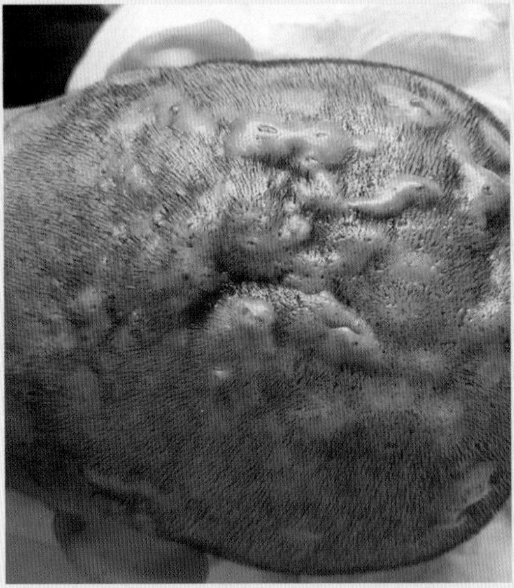

穿掘性毛囊炎

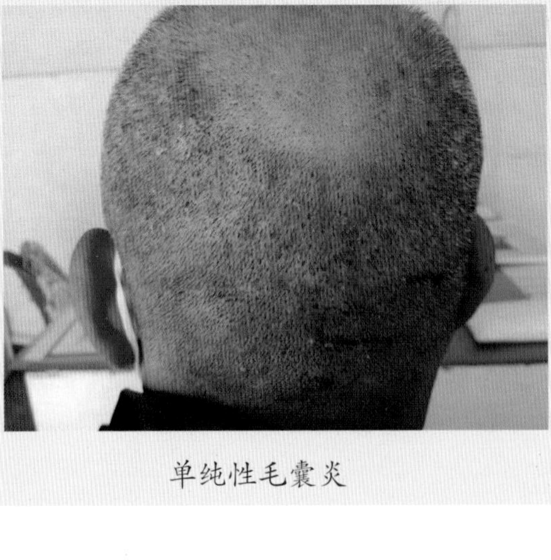

单纯性毛囊炎

荨麻疹

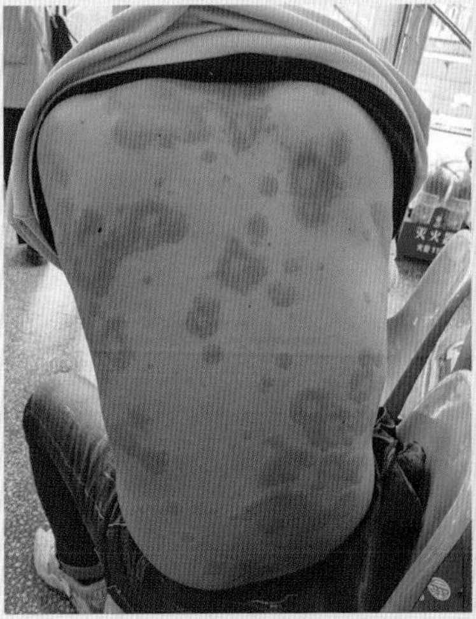

急性荨麻疹（1）

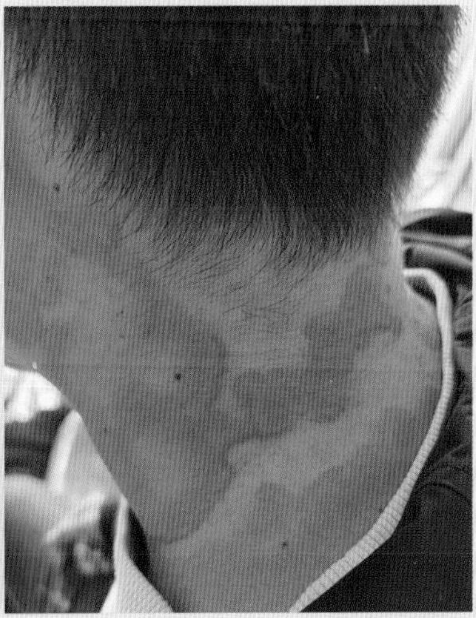

急性荨麻疹（2）

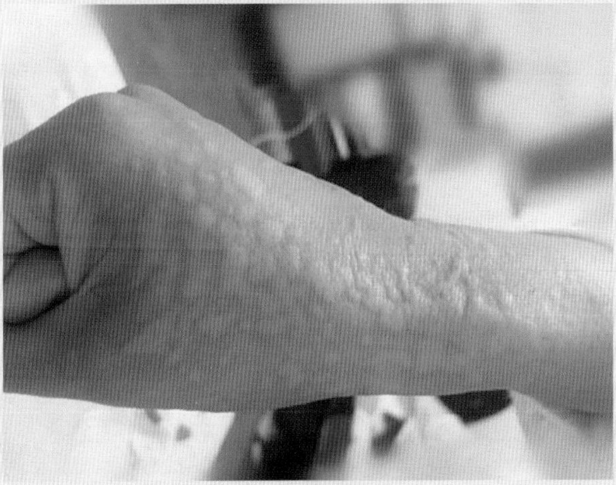

荨麻疹

日光性皮炎

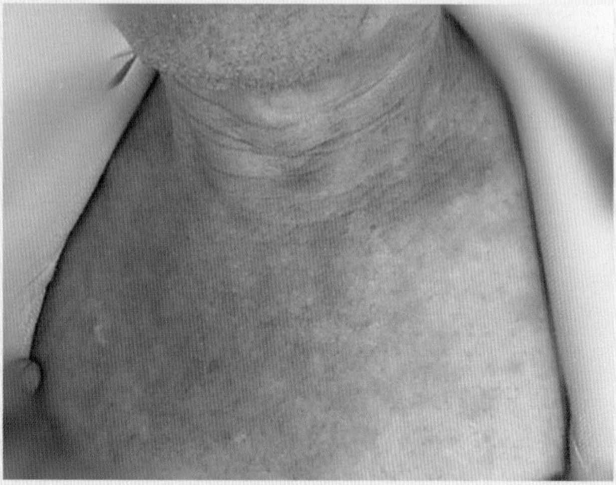

日光性皮炎（1）

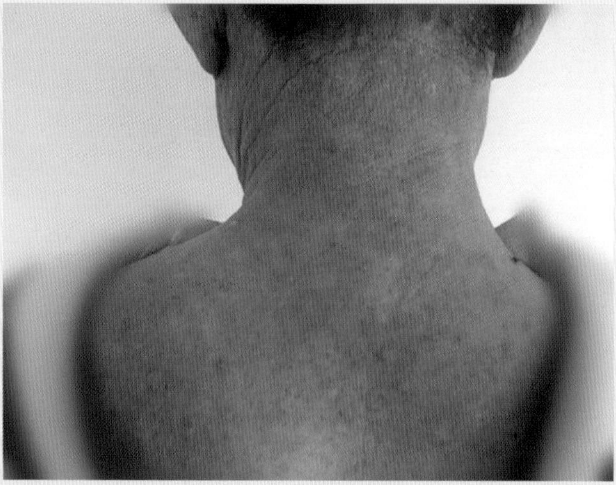

日光性皮炎（2）

神经性皮炎

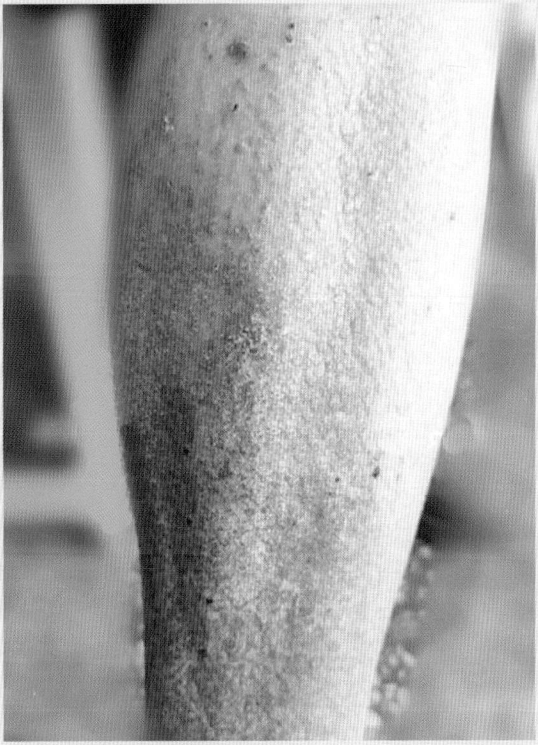

神经性皮炎

湿疹与皮炎

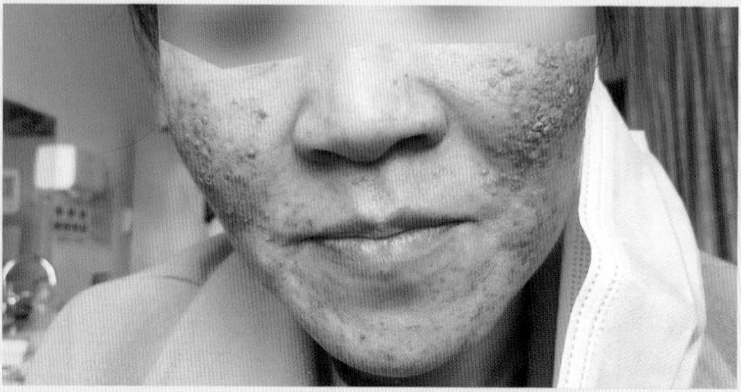

激素依赖性皮炎（1）

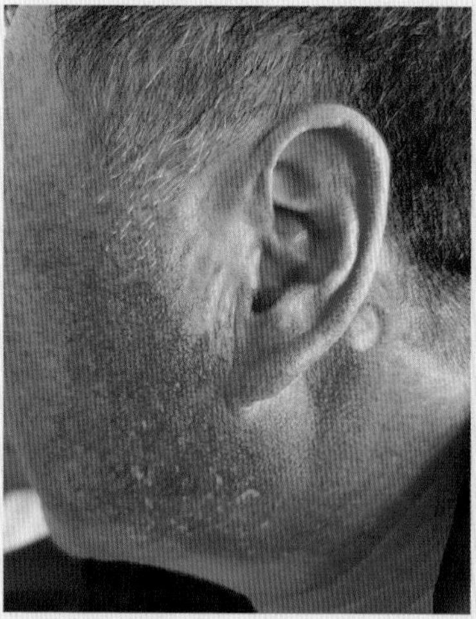

激素依赖性皮炎（2）

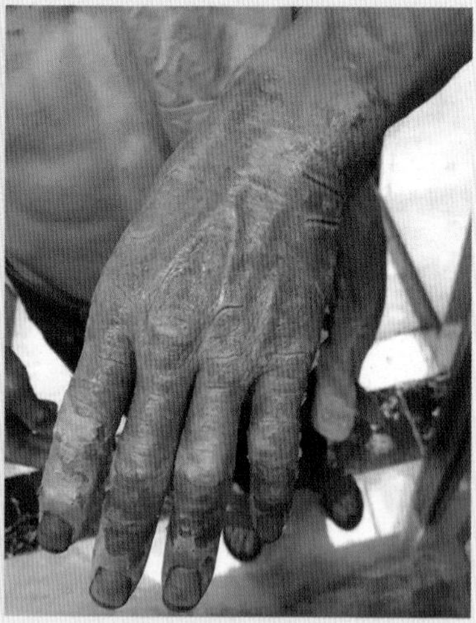

接触性皮炎

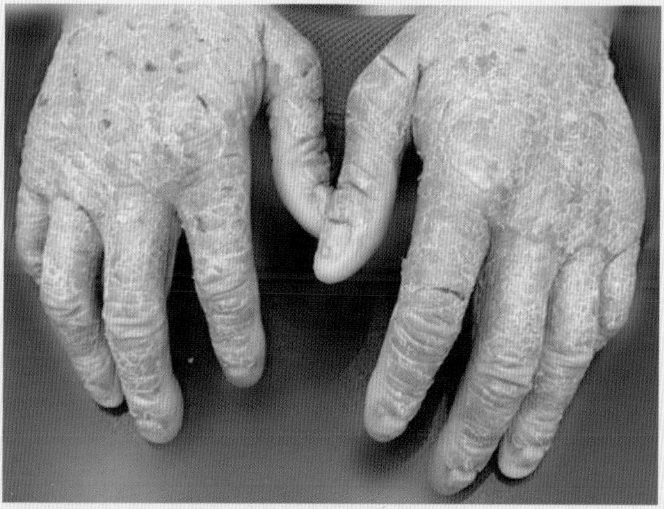

慢性湿疹

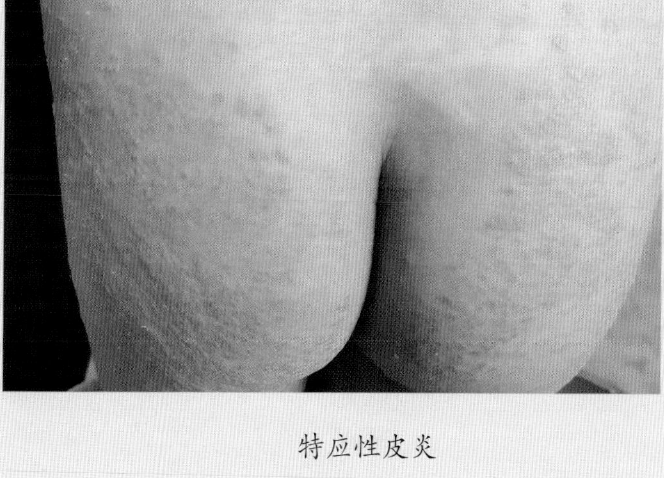

特应性皮炎

手足口病

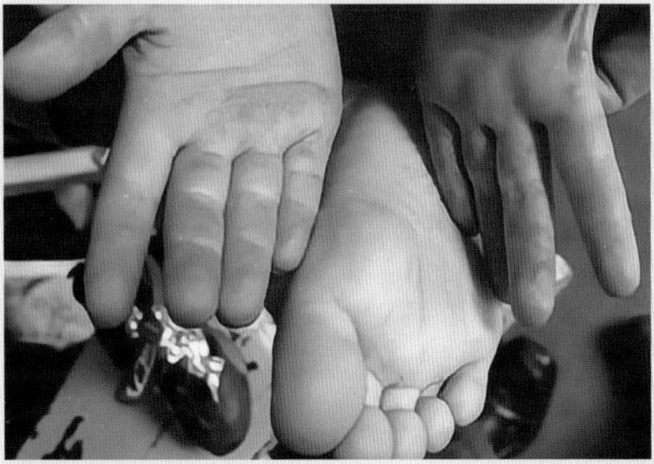

手足口病（1）

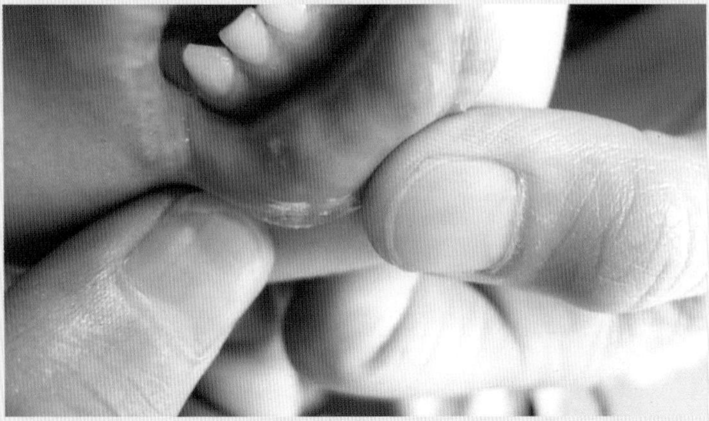

手足口病（2）

脱 发

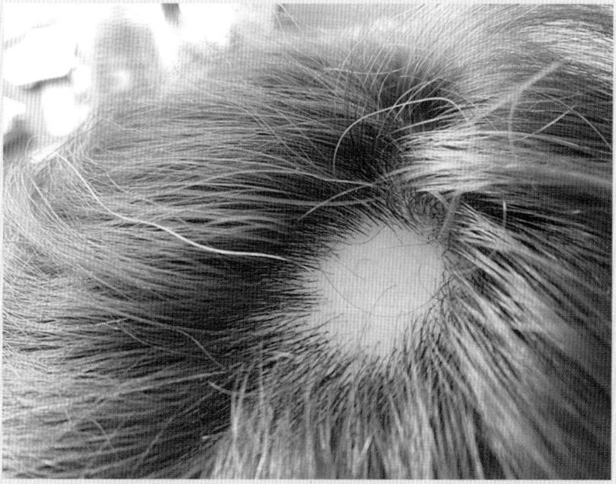

斑秃

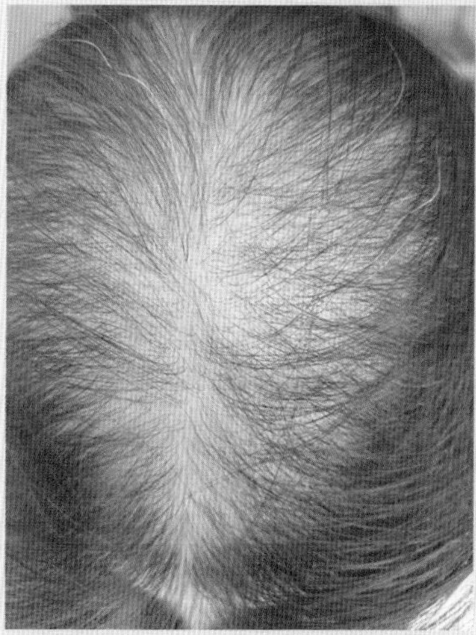

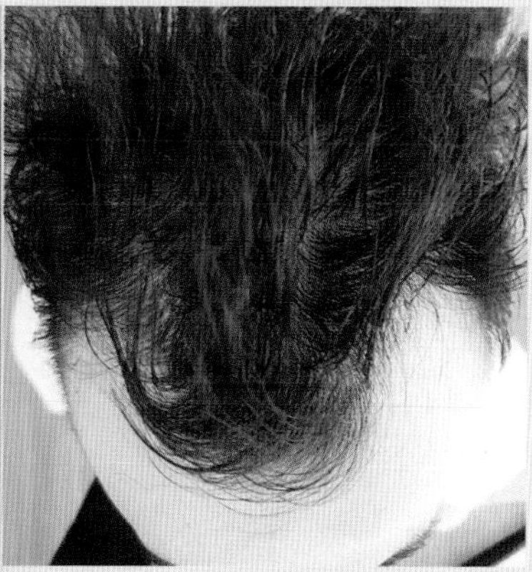

雄激素性脱发

女性雄激素性脱发

癣病

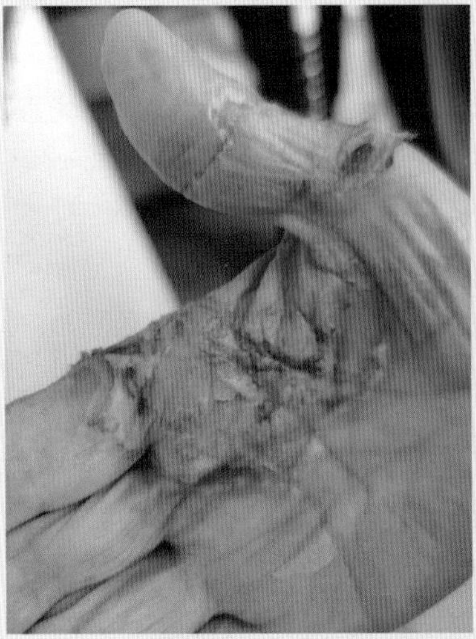

手癣（1）

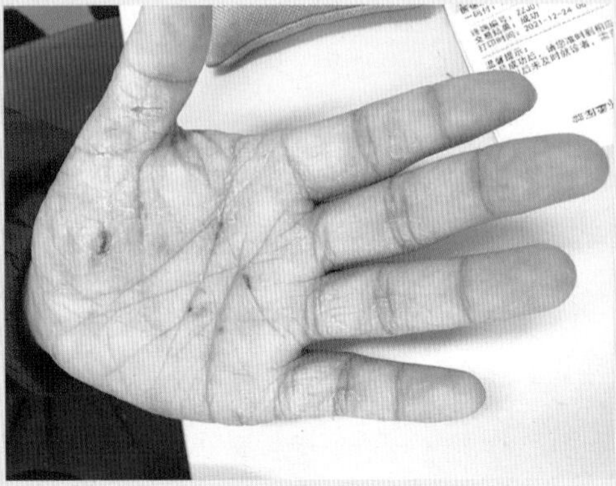

手癣（2）

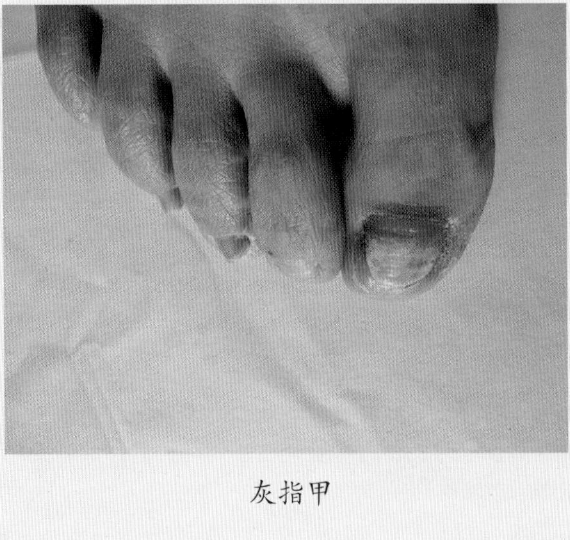

灰指甲

银屑病

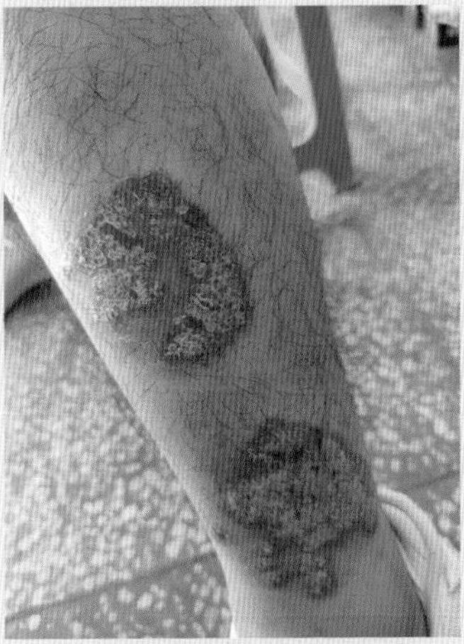

寻常型银屑病（1）

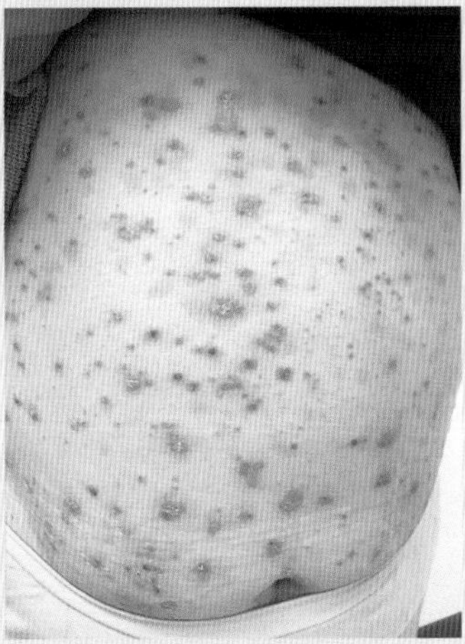

寻常型银屑病（2）

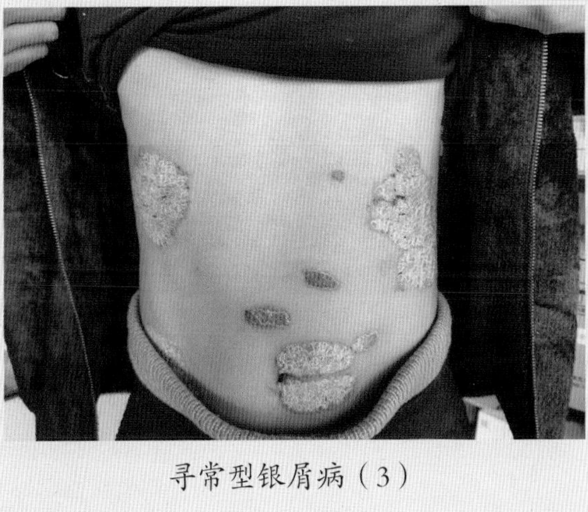

寻常型银屑病（3）

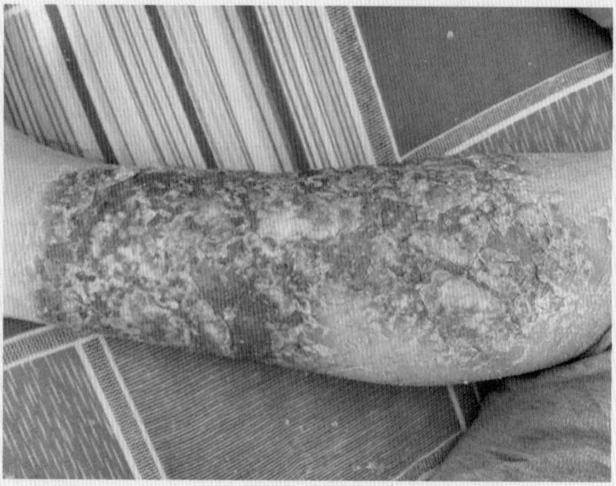
脓包型银屑病

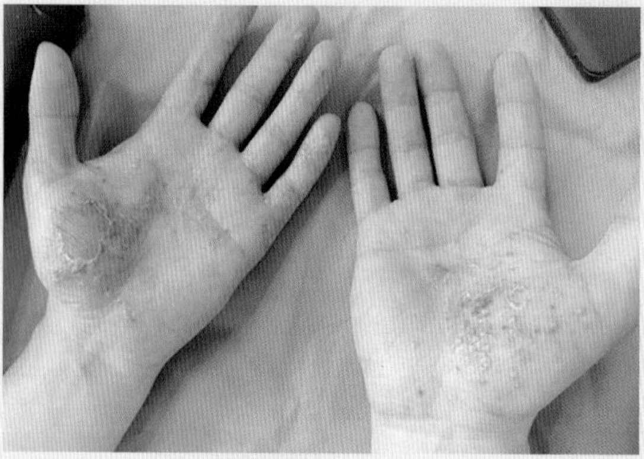
掌跖脓疱病（1）

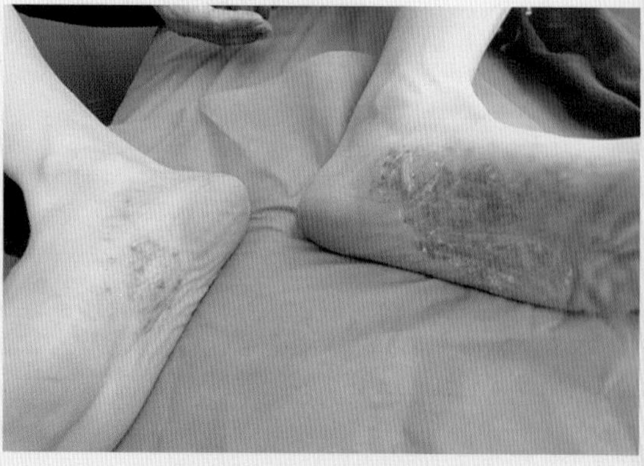
掌跖脓疱病（2）

疣

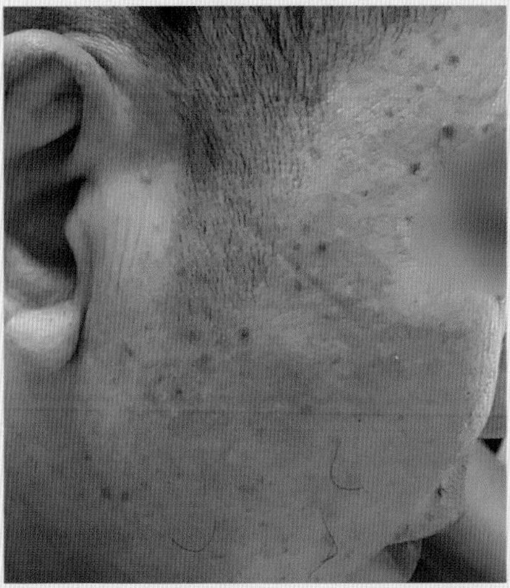

扁平疣

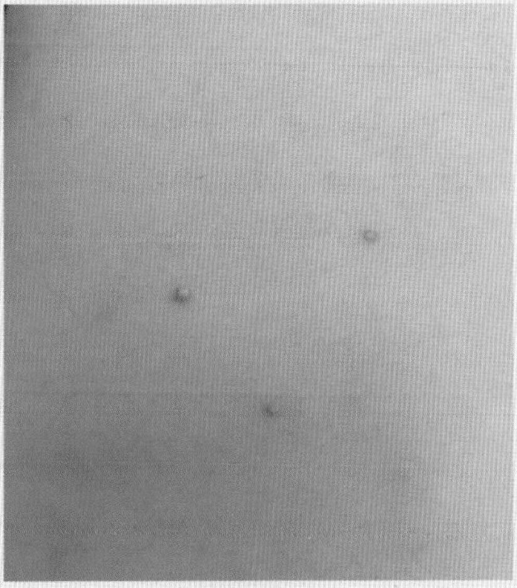

传染性软疣

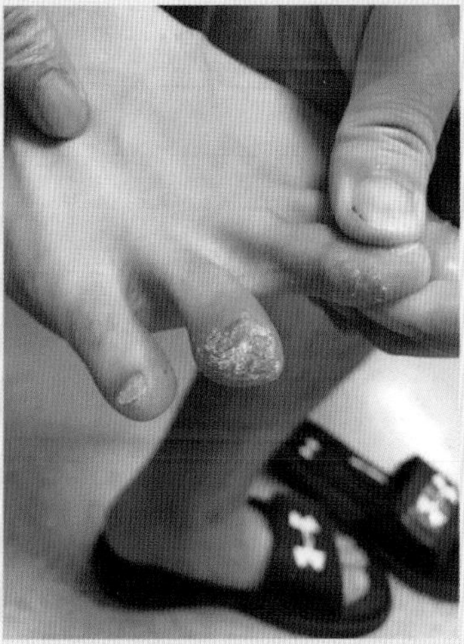

足癣

其他疾病

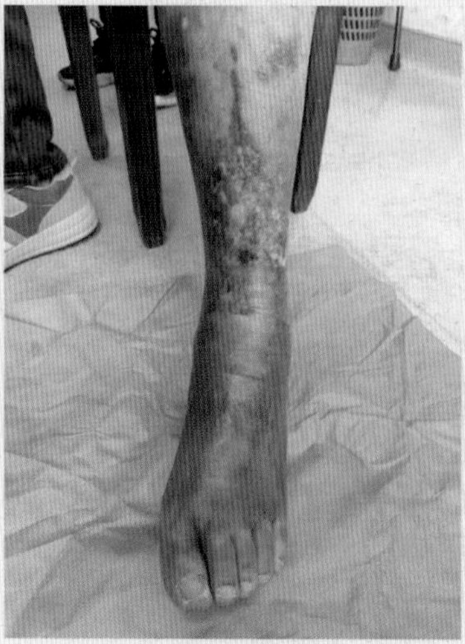

变应性血管炎

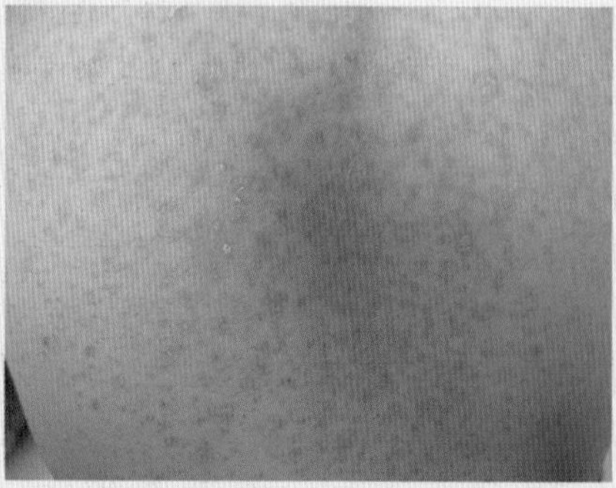

玫瑰糠疹

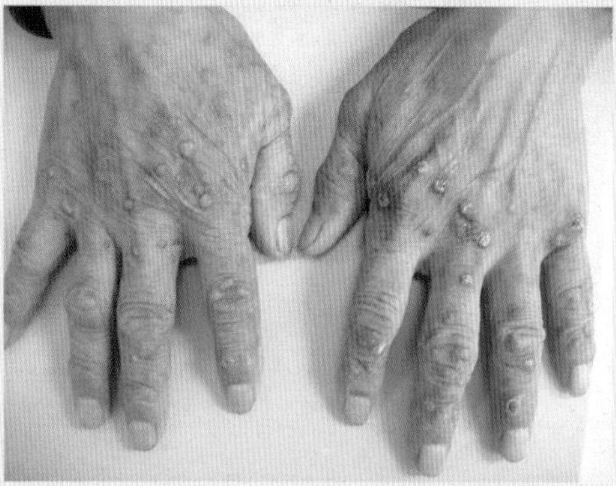

痒疹

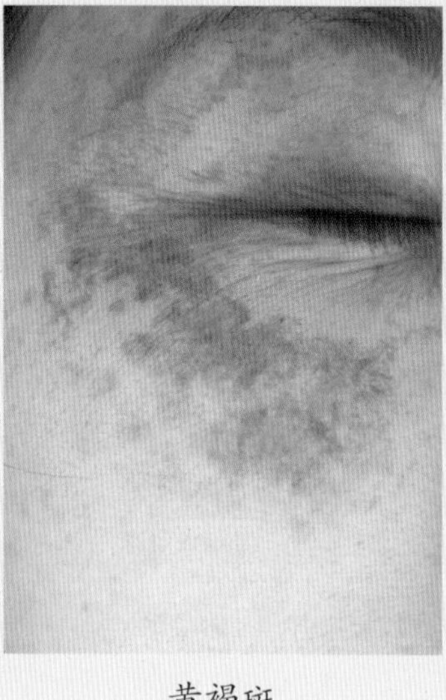

黄褐斑